PROPEDÊUTICA NEUROLÓGICA

DO SINTOMA AO DIAGNÓSTICO

PROPEDÊUTICA NEUROLÓGICA
DO SINTOMA AO DIAGNÓSTICO

Eduardo Genaro Mutarelli

Sarvier, 1ª edição, 2000
Sarvier, 2ª edição, 2014

Projeto Gráfico
CLR Balieiro Editores Ltda.

Revisão
Maria Ofélia da Costa

Impressão/Acabamento
Graphium Editora

Direitos Reservados
Nenhuma parte por ser duplicada ou
reproduzida sem expressa autorização do Editor

sarvier

Sarvier Editora de Livros Médicos Ltda.
Rua dos Chanés 320 – Indianópolis
04087-031 – São Paulo – Brasil
Telefax (11) 5093-6966
sarvier@sarvier.com.br
www.sarvier.com.br

Dados Internacionais de Catalogação na Publicação (CIP)
(Câmara Brasileira do Livro, SP, Brasil)

Mutarelli, Eduardo Genaro
　　Propedêutica neurológica : do sintoma ao diagnóstico / Eduardo Genaro Mutarelli, Mônica Santoro Haddad, Fabrício Ferreira Coelho. – 2. ed. – São Paulo : SARVIER, 2014.

　　Bibliografia.
　　ISBN 978-85-7378-243-1

　　1. Neurologia – Estudo e ensino 2. Sistema nervoso – Doenças – Diagnóstico I. Haddad, Mônica Santoro. II. Coelho, Fabrício Ferreira. III. Título.

14-04663	CDD-616.807
	NLM-WL 18

Índices para catálogo sistemático:

1. Neurologia : Propedêutica : Medicina　616.807
2. Propedêutica neurológica : Medicina　616.807

PROPEDÊUTICA NEUROLÓGICA

DO SINTOMA AO DIAGNÓSTICO

Eduardo Genaro Mutarelli

Fabrício Ferreira Coelho

Mônica Santoro Haddad

Desenhos Técnicos

Eduardo Genaro Mutarelli

Frederico Fomm

2ª edição

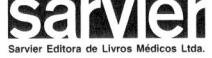

Sarvier Editora de Livros Médicos Ltda.

Colaboradores

EDUARDO GENARO MUTARELLI

Professor Assistente Doutor do Departamento de Neurologia da FMUSP. Responsável pelo Curso de Propedêutica Neurológica da FMUSP. Membro Titular da Academia Brasileira de Neurologia. Coordenador do Núcleo de Neurociência do Hospital Sírio Libanês. Fellow da American Academy of Neurology. Neurologista da Clínica DFVNEURO.

FABRÍCIO FERREIRA COELHO

Doutor em Clínica Cirúrgica pela Faculdade de Medicina da USP. Médico Assistente do Serviço de Cirurgia do Fígado e Hipertensão Portal da Faculdade de Medicina da USP. Médico Assistente do Serviço de Transplantes da Santa Casa de Misericórdia de São Paulo.

MÔNICA SANTORO HADDAD

Membro Titular da Academia Brasileira de Neurologia. Mestre em Neurologia pela Faculdade de Medicina da USP. Neurologista da Divisão de Neurologia do Hospital das Clínicas da FMUSP e integrante do Ambulatório de Distúrbio dos Movimentos.

*A Natalina, Adriana e
mães que ajudam seus filhos
a superarem suas dificuldades.*

Prefácio da 2ª edição

É com grande satisfação que lançamos a 2ª edição deste livro de propedêutica neurológica. A 1ª edição esgotou-se rapidamente, demonstrando a boa aceitação da obra, que aborda assunto complexo tentando simplificar ao máximo. Nesta nova edição acrescentamos três novos capítulos: Avaliação neurológica do paciente em coma, Déficit neurológico não orgânico e Nervo olfatório e lesão combinada de nervos cranianos.

Com os avanços da medicina e da saúde pública e consequente aumento da idade da população, as alterações neurológicas serão cada vez mais frequentes, obrigando os vários profissionais de saúde a ter que lidar com o exame neurológico.

Mesmo com os avanços tecnológicos dos vários exames complementares disponíveis hoje, é de importância fundamental saber como solicitá-los, por que solicitá-los e de onde solicitá-los, não sendo infrequente receber paciente no consultório com uma pilha de exames e sem diagnóstico. Sem a localização correta da lesão neurológica solicitam-se exames que não podem ajudar no diagnóstico. Como exemplo, outro dia foi avaliada uma paciente com todos os exames normais, eletroneuromiografia, ressonância de crânio e vários exames de sangue, que foi encaminhada com o diagnóstico de somatização (déficit neurológico não orgânico), porém, seu exame neurológico estava inequivocamente alterado, reflexos vivos, tremor de ação, dismetria, decomposição do movimento, olhos arregalados e seguimento ocular com sacadas, tudo de instalação incidiosa e evolução lentamente progressiva, levando ao diagnóstico de uma ataxia espinocerebelar. A máxima da medicina segue sendo válida: "A clínica é soberana". O diagnóstico de uma doença neurológica só é possível com um bom exame neurológico.

Eduardo Genaro Mutarelli

Prefácio da 1ª edição

Simplificando o dito complicado. Acredito firmemente ter escrito este livro com o objetivo de tornar acessível o diagnóstico neurológico aos diversos profissionais de saúde.

Tradicionalmente, o aprendizado de neurologia tem sido considerado enfadonho, chato e, para alguns, desnecessário, uma vez que diversos profissionais pensam "eu não vou fazer neurologia, quando precisar eu chamo um especialista".

Entusiasmei-me em escrever este livro pelas altas notas recebidas pelo curso de propedêutica neurológica da FMUSP, pelas avaliações dos alunos nos últimos 5 anos e pelo último número de 1999 do periódico "O Bisturi", publicação do CAOC, na qual, em pesquisa realizada com os alunos da FMUSP, o curso foi considerado o segundo melhor daquele ano. Se uma matéria que é pesada para os alunos, pensei eu, tem este tipo de aceitação é porque o departamento de neurologia tem ensinado esta matéria de maneira eficiente e prazerosa. Assim moldei o livro com o formato do curso, ou seja, ensinamos neurologia pelos sintomas, como mostra os diversos capítulos, por meio de algoritmos, de fluxogramas, nem sempre explicitados. Saber como proceder para chegar a um diagnóstico neurológico tem sido uma conquista deste curso. Como disse-me uma aluna: "saí do curso segura para bordar um paciente com problemas neurológicos".

Esta segurança não ocorre por acaso, para firmar-se um diagnóstico em neurologia é necessário saber o básico de neuroanatomia, a técnica do exame neurológico e a prática.

Procurei oferecer os elementos necessários para tal aprendizado, o qual é um processo que requer algum esforço.

Reconhecimento. Este livro não existiria sem a colaboração do acadêmico Fabrício Ferreira Coelho. O Fabrício trabalhou por horas a fio, seguindo a filosofia do curso, as anotações de aula e enriquecendo o texto com informações além das ministradas em aula.

Agradeço a ajuda inestimável e imprescindível dele. Agradeço também o acadêmico Frederico Fomm, por ajudar-me com as ilustrações, algumas das quais inéditas, para tornarem o aprendizado mais claro.

Agradeço ao Prof. Dr. Luiz Alberto Bacheschi, pela leitura atenta e sugestões, que de maneira sistemática foram aceitas.

Eduardo Genaro Mutarelli

Conteúdo

1. Anamnese 1
2. Déficit de Força Muscular 29
3. Distúrbios de Sensibilidade 67
4. Incoordenação, Desequilíbrio e Tontura 90
5. Alteração Visual e Sintomas Correlatos 111
6. Dificuldade para Engolir, Falar e Compreender 140
7. Alteração de Memória, Comportamento e Sintomas Correlatos da Cognição .. 159
8. Distúrbios do Movimento 187
   Mônica Santoro Haddad
9. Avaliação Neurológica do Paciente em Coma 201
10. Nervo Olfatório e Lesão Combinada de Nervos Cranianos 219
11. Déficit Neurológico Não Orgânico 223
12. Roteiro do Exame Neurológico 228

Índice Remissivo 231

CAPÍTULO 1

Anamnese

A anamnese é, sem dúvida, a parte mais importante da avaliação clínica. É o momento em que o médico inicia o relacionamento com seu cliente, conhece a pessoa, sua personalidade e suas reações. E é nesse momento em que se inicia a relação médico-paciente, quando este irá reconhecer o interesse do médico por seu problema. Muitos pacientes deixam de seguir a orientação dada por seu médico por sentirem que não foram escutados. Sugiro fortemente que se pergunte ao paciente: 1º) o que ele espera da consulta; 2º) quais são suas preocupações; e 3º) o que ele acha que pode ser seu problema. Justifico dizendo que muitos pacientes vêm ao consultório procurando ajuda por um problema e o médico descobre um outro de maior gravidade, mas que de maneira nenhuma incomoda o paciente. Se o incômodo não for contemplado nos exames, medicamentos e nas explicações, é quase certo o sentimento de que a doença abordada não tem nada a ver com ele ou de que o médico errou seu diagnóstico.

Não temos a intenção de esgotar o assunto neste capítulo, mas o principal aqui é chamar a atenção para o fato de que todas as fases da anamnese trazem informações importantes para o futuro diagnóstico.

Como demonstra a prática clínica, 80% dos diagnósticos são feitos durante a anamnese, ou seja, se, ao final dela, o médico não tiver uma hipótese diagnóstica, o exame físico e os exames complementares podem não ser de grande valia, mesmo porque a orientação para o pedido correto desses exames é feita a partir da anamnese.

Alguns diagnósticos só podem ser feitos durante a anamnese, como é o caso dos distúrbios do sono, das perdas de consciência, por epilepsia, síncope ou hipoglicemia, e também de vários tipos de cefaleia, já que sua caracterização é feita quase exclusivamente pela história do paciente.

Tanto no caso das perdas de consciência como no das cefaleias, o paciente, na grande maioria das vezes, apresenta-se ao médico completamente normal e, portanto, o diagnóstico não será feito pelo exame físico nem pelos exames complementares. Em outras ocasiões, como veremos, os exames complementares podem atrapalhar ou enganar o médico. Dessa maneira, o melhor é fazer um bom histórico do paciente.

Algumas dicas são importantes: em primeiro lugar, o paciente deve contar sua história espontaneamente. É necessário distinguir dois tipos de paciente: aquele mais prolixo, que deve ter sua história mais direcionada, e aquele mais tímido, que precisa ser incentivado e questionado. Também, é muito importante que o paciente não seja induzido e deve contar sua história com suas próprias palavras.

É comum o médico induzir o paciente, pois naquele momento em que ele está sofrendo, angustiado, precisando de ajuda, se o médico fizer uma pergunta que induza uma determinada resposta, o paciente, muitas vezes, não tem condições de refletir e de responder o que realmente aconteceu. Assim, se o médico perguntar, por exemplo, se a dor de cabeça é pulsátil ou é na região temporal, muitas vezes o paciente não se sente em condições de negar ou até mesmo passa a acreditar em uma dessas afirmações. Por essa razão, é muito importante ter cuidado ao formular as perguntas.

Na anamnese neurológica, além da identificação clássica, com nome, idade, sexo, cor, profissão e procedência, é importante identificar também a escolaridade e a mão de preferência. Conhecer o grau de escolaridade reveste-se de importância pela necessidade dessa informação para interpretar os resultados, por exemplo, de exames neuropsicológicos. As notas de corte destes exames são diferentes, de acordo com a escolaridade. Em nosso meio, o miniexame de estado mental, que vai de 0 a 30, é considerado normal até 26 para pessoas que tenham formação universitária, enquanto para analfabetos devemos considerar um nível até 16.

O conhecimento da mão de preferência mostra, por exemplo, durante o exame neurológico, que os flexores da mão esquerda de um indivíduo canhoto devem ser mais fortes, ou mais hábeis, do que os da mão direita, e que a sensibilidade vibratória, palestesia, deve ser ligeiramente maior na mão de preferência. Também é importante porque o hemisfério dominante para a fala nos destros é, quase 100% das vezes, o hemisfério cerebral esquerdo. Nos sinistros, o hemisfério cerebral dominante, na maioria das vezes, é também o esquerdo, mas em até 30% o hemisfério cerebral direito é o dominante para fala, a qual é dividida entre os hemisférios.

É de fundamental importância perguntar sobre o início dos sintomas: há quanto tempo eles se iniciaram, como foi sua evolução ou ordem de aparecimento, quanto tempo demorou para o quadro se instalar completamente, se ainda está piorando, se a evolução se modificou com alguma medida principalmente terapêutica. O conhecimento de todos esses dados leva o médico aos possíveis diagnósticos.

Por exemplo, nos quadros 1.1 e 1.2 está o tempo de instalação dos sintomas de um déficit neurológico focal por diversas etiologias, só esse dado já pode sugerir determinada doença. Assim, diante de um paciente com hemiparesia de instalação rápida (em poucos minutos), devemos pensar em um quadro vascular, isquêmico ou hemorrágico. Se essa hemiparesia teve instalação em algumas horas, podemos pensar em esclerose múltipla, hematomas subdural e extradural e em encefalites. No entanto, se essa instalação demo-

Quadro 1.1 – Déficit neurológico central e exemplos de doenças neurológicas.

Tempo de instalação	Doença sugerida
Minutos	Vascular (isquemia ou hemorragia)
Horas	Esclerose múltipla, hematomas subdural e extradural, encefalite
Dias	Encefalite, abscesso
Semanas	Tumores, hematoma subdural
Meses	Degenerativas

Quadro 1.2 – Déficit neurológico periférico e exemplos de doenças neurológicas.

Tempo de instalação	Doença sugerida
Minutos	Vasculite, traumatismo
Horas	Polirradiculoneurite, viral (paralisia facial periférica de Bell)
Dias	Polirradiculoneurite, porfiria, difteria, intoxicações
Semanas	Intoxicações, periarterite nodosa
Meses	Metabólicas, paraneoplásicas, carenciais
Anos	Degenerativas (Charcot-Marie, Dejerine-Sottas)

rou alguns dias, podemos pensar, por exemplo, em abscesso toxoplasmótico ou mesmo em encefalite viral, ao passo que, se ela demorou semanas para evoluir, podemos pensar em tumores ou em hematoma subdural crônico. Já as doenças degenerativas como, por exemplo, Parkinson e Alzheimer têm evolução lenta e gradativa durante meses.

Ajuda no diagnóstico sabermos como evolui a doença de nosso paciente. A evolução pode ser monofásica, progressiva ou recorrente (Quadro 1.3). A evolução monofásica caracteriza-se por apresentar uma piora inicial e evoluir ou com estabilização dessa piora, como ocorre, por exemplo, no acidente vascular cerebral, ou com melhora do quadro inicial, como ocorre na paralisia facial periférica de Bell. A evolução progressiva, por sua vez, é característica dos tumores e das doenças degenerativas.

Além dos exemplos citados, algumas alterações neurológicas são episódicas, recorrentes e, na maioria das vezes, não deixam nenhuma sequela ou sinal de sua existência e, portanto, só sendo diagnosticadas na anamnese (Quadro 1.4).

Nos próximos capítulos analisaremos as formas de diagnóstico localizatório para determinados sintomas. Mas, certamente, o diagnóstico nosológico vai depender do tempo de aparecimento das doenças, por essa razão, os quadros 1.1 e 1.2 devem ser de grande valia.

O interrogatório especial a respeito de alterações neurológicas deve incluir perguntas sobre desmaio, tontura ou vertigem, dor e/ou cefaleia, distúrbios sensitivos, distúr-

Quadro 1.3 – Tipo de evolução e exemplos de doenças neurológicas.

Tipo de evolução	Doença periférica	Doença central
Monofásica	Paralisia facial periférica de Bell, polirradiculoneurite, intoxicação	AVC, traumatismos, anoxia, encefalites virais, encefalomielite pós-virose, episódio isquêmico transitório
Progressiva	Tumor (compressão ou síndrome paraneoplásica), esclerose lateral amiotrófica, carencial (complexo B), degenerativas (Charcot-Marie, Dejerine-Sottas)	Tumor (compressão ou síndrome paraneoplásica), degenerativa (Parkinson, Alzheimer), carencial (déficit de B_{12}, B_1, ácido fólico)
Recorrente	Polirradiculoneurite, vasculite, porfiria, doença de Refsum, *miastenia gravis*, paralisia periódica	Esclerose múltipla, vasculite, epilepsia, episódio isquêmico transitório

Quadro 1.4 – Alterações recorrentes do sistema nervoso e possíveis diagnósticos.

> Enxaqueca
> Narcolepsia
> Catalepsia
> Síncope
> Hipoglicemia
> Episódio isquêmico transitório
> Epilepsia
> Ataques de pânico *vs.* fobias

bios esfincterianos, alteração de memória, alteração de sono e outras alterações do intelecto, pois são exemplos de sintomas de doenças em que o diagnóstico praticamente só pode ser firmado à anamnese.

É essencial que o médico tenha em mente as principais características para o diagnóstico diferencial de cada quadro, pois o uso de exames complementares, sem um bom manejo clínico, pode ser pouco ou nada conclusivo.

DOR E CEFALEIA

Em qualquer tipo de dor, incluindo a cefaleia, é importante perguntar sobre o tempo de início, frequência, intensidade, duração, irradiação, fatores de melhora, de piora e desencadeantes. Como características subjetivas, pode-se descrever a dor como em pontada, pulsátil, latejante, lancinante, em facada, em aperto, em peso, em queimação ou em choque.

Quadro 1.5 – Perguntas mínimas na anamnese de quem tem dor.

Há quanto tempo tem esta dor?
Quão forte é a dor?
Onde dói e para onde a dor irradia?
O que provoca a dor?
O que piora a dor?
O que melhora a dor?
Quanto dura a dor?
Ela é constante ou vem e vai?
A dor te acorda, impede de dormir ou trabalhar?
Alguma medida terapêutica modificou a dor?

Antes mesmo de discutirmos as cefaleias mais frequentes é importante indentificar, já na anamnese, as dores de cabeça que podem pôr o paciente em risco (Quadro 1.6).

Discutiremos a seguir a anamnese e o diagnóstico de algumas dores de cabeça mais frequentes e mais típicas (Quadro 1.7).

Tomando a enxaqueca por exemplo, o indivíduo pode contar uma história de sentir essa dor já há alguns anos, com frequência variável, de várias vezes por semana até uma vez a cada 6 meses.

Quadro 1.6 – Dados da anamnese e exame físico que podem alertar para possível risco.

História recente de traumatismo craniano
Dor intensa de início súbito após esforço ou que acorda o paciente durante o sono
A pior cefaleia já vivenciada
Dor em face ou olhos sem episódios anteriores de mesma intensidade
Ausência de melhora após 48-72 horas de tratamento
História de hipertensão arterial sistêmica
Paciente HIV-positivo ou imunossuprimido com cefaleia de início recente
Paciente com câncer e cefaleia recente
Idoso (acima de 55 anos) com cefaleia recente
Náuseas ou vômitos recorrentes
Febre
Alteração da consciência com desorientação ou confusão
Rigidez de nuca
Déficit neurológico focal como por exemplo:
Fraqueza ou formigamento em extremidade
Vertigem ou incoordenação
Alterações na fala

Quadro 1.7 – Classificação internacional das cefaleias (resumida – IHS-2013).

1. Migrânea
2. Cefaleia tipo tensional
3. Cefaleias trigêmino-autonômicas
4. Outras cefaleias primárias
5. Cefaleia associada a traumatismo craniano e/ou cervical
6. Cefaleia associada a transtornos vasculares
7. Cefaleia associada a transtornos não vasculares intracranianos
8. Cefaleia associada a substâncias ou sua suspensão
9. Cefaleia associada à infecção não cefálica
10. Cefaleia associada a transtornos metabólicos
11. Cefaleia associada a transtornos do crânio, pescoço, olhos, orelhas, seios da face, dentes, boca ou outras estruturas faciais ou cranianas
12. Cefaleia atribuída a desordens psiquiátricas
13. Neuropatias cranianas dolorosas e outras dores faciais
14. Não classificada

A duração também é variável, podendo ser de algumas poucas horas ou, às vezes, de até alguns dias. A característica da dor, em geral, é latejante ou pulsátil.

É relativamente comum, no caso da enxaqueca, que o indivíduo tenha um aviso, pródromo e/ou aura que precede a dor de cabeça. Este pródromo ocorre horas antes da cefaleia. Tipicamente, os pródromos da enxaqueca são alterações do humor, do comportamento e com certa frequência tensão da musculatura cervical. Já as auras ocorrem minutos antes da cefaleia, elas podem ser visuais, classicamente chamadas de escotomas cintilantes, uma vez que o escotoma central, ou seja, a perda de visão central é circundada ou margeada por alterações cintilantes da visão. O paciente pode ter, como aura, outros déficits neurológicos precedendo a enxaqueca, como, por exemplo, hemiparesia, afasia ou hemiparestesia. A aura instala-se de maneira progressiva por mais de 5 minutos e tipicamente dura de 5 a 60 minutos. Algumas vezes a aura pode ocorrer sem a dor de cabeça.

O indivíduo, em geral, refere que a dor piora com esforço físico, barulho e luz, melhorando no silêncio ou em uma sala escura e em repouso.

A Sociedade Internacional de Cefaleia propôs critérios diagnósticos para várias dores de cabeça (Quadro 1.8).

Já a cefaleia tipo tensão é uma cefaleia corriqueira (uma das mais comuns), sem caracterizar gravidade. Está associada a momentos de maior tensão (para alguns é por isso que leva esse nome), como na véspera de uma prova, de uma entrevista ou de uma partida importante. A dor, em geral, é bitemporal e costuma acometer as áreas com maior quantidade de músculo, ou seja, nas têmporas e na região occipitonucal. Esta é uma dor de cabeça que raramente leva o paciente ao médico. Os critérios diagnósticos

Quadro 1.8 – Critérios diagnósticos para migrânea (enxaqueca) segundo a Sociedade Internacional de Cefaleia (ICHD-III-2013).

A) Pelo menos 5 ataques preenchendo os critérios de B a D
B) Ataques duram de 4 a 72 horas (não tratados ou tratados sem sucesso)
C) Pelo menos 2 de 4 características:
   1. unilateral
   2. pulsátil
   3. moderada a grave intensidade
   4. piora com a atividade física de rotina ou o paciente evita tais atividades
D) Pelo menos um dos dois itens
   1. náuseas e/ou vômitos
   2. foto e fonofobia
E) Não mais bem explicada por outra causa (sem evidência de doença orgânica)

para cefaleia tipo tensão podem ser memorizados a partir dos critérios da enxaqueca, pois não deixa de ser a contraposição desta – não pulsátil, não unilateral, não intensa e assim por diante (Quadro 1.9).

Estas duas cefaleias primárias, bem como outras, podem evoluir para cefaleia crônica diária, esta caracteriza-se por sua alta frequência, mais de 15 vezes por mês, geralmente de fraca a média intensidade, associada, na maioria dos casos, a alterações de humor, como depressão, angústia, ansiedade e distimia, e tem como fator de risco o "abuso" de analgésicos, isto é, sua ingestão mais de 3 vezes por semana. A dor pode ter algumas características da enxaqueca ou da cefaleia tipo tensão, dependendo de sua origem, porém, frequentemente, occipitonucal e frontal e associada aos sintomas de depressão: inapetência, voracidade, cansaço, desânimo, tristeza, angústia, déficits de memória e de atenção.

Quadro 1.9 – Critérios diagnósticos de cefaleia tipo tensional episódica segundo a Sociedade Internacional de Cefaleia (ICHD-III-2013).

A) Pelo menos 10 episódios preenchendo os critérios de B a D
B) Duração de 30 minutos a 7 dias
C) Pelo menos 2 de 4 características:
   1. bilateral
   2. em pressão ou aperto (não pulsátil)
   3. leve a moderada (não impede as atividades)
   4. não agravada por atividade física rotineira
D) Preencher ambos os critérios:
   1. sem náuseas ou vômitos (pode ocorrer anorexia)
   2. sem fono ou fotofobia (só uma delas pode ocorrer)
E) Sem evidência de doença orgânica

A cefaleia em salvas (ou cefaleia de Horton) é caracterizada por ter a tendência de repetir-se sempre no mesmo horário e por alguns dias consecutivos (por isso, chamada em salvas). O mais comum é o paciente queixar-se de que aproximadamente 1 hora e meia após deitar-se para dormir vem a dor de cabeça, em geral de forte intensidade, pulsátil e que dura algumas horas. É típico, também, que ela se repita no mesmo período do ano; alguns pacientes, por exemplo, queixam-se de que a dor volta nos mesmos meses dos anos anteriores. Muitas vezes, é acompanhada de fenômenos autonômicos na face, como lacrimejamento, ingurgitamento nasal e coriza. O critério diagnóstico encontra-se no quadro 1.10.

Quadro 1.10 – Critérios diagnósticos de cefaleia em salvas segundo a Sociedade Internacional de Cefaleia (ICHD-III-2013).

A) Pelo menos 5 episódios preenchendo os critérios de B a D
B) Dor grave ou muito grave, orbitária, supraorbitária e/ou temporal unilateral que dure 15 a 180 minutos (se não tratada)
C) Acompanha a cefaleia ambos ou pelo menos um dos seguintes:
   1. Pelo menos um dos seguintes ocorre ipsilateralmente à dor:
     a) hiperemia conjuntival e/ou lacrimejamento
     b) congestão nasal e/ou rinorreia
     c) edema palpebral
     d) sudorese facial e da fronte
     e) *flushing* facial e da fronte
     f) sensação de plenitude auricular
     g) miose e/ou ptose
   2. Inquietude ou agitação
D) De um ataque em dias alternados até 8 por dia
E) Sem evidência de doença orgânica

Na arterite temporal, a dor de cabeça é latejante, temporal, melhora com a compressão das carótidas e piora ao deitar ou com a palpação das artérias temporais. Os pacientes com arterite temporal, tipicamente, têm mais de 50 anos de idade, uma artéria temporal enrijecida e hipopulsátil (em traqueia de passarinho). Laboratorialmente, a velocidade de hemossedimentação (VHS) encontra-se elevada. A arterite temporal deve ser prontamente reconhecida, uma vez que ela pode, se não tratada adequadamente, ter evolução grave, levando muitas vezes à cegueira.

Nos tumores, a cefaleia é em crescendo, ou seja, com o passar dos dias ela se intensifica. É característico da hipertensão intracraniana e dos pacientes com tumor cerebral que ela piore no final da noite ou no meio da madrugada, uma vez que com o aumento da pCO_2 durante o sono há uma vasodilatação intracraniana e, com ela, aumento da hipertensão intracraniana. Assim, a dor de cabeça melhora quando o paciente se levanta e passa a respirar normalmente. Algumas vezes vem acompanhada de vômitos em jato sem ser precedida de náuseas.

A dor de cabeça nos pacientes com tumor também pode ser lateralizada, identificando o lado do tumor. Além disso, ela pode identificar em que fossa está o tumor, por exemplo, dores occipitonucais são típicas de lesões da fossa posterior; lesões frontais, por sua vez, podem acarretar dores frontotemporais; curiosamente, tumores occipitais, às vezes, podem causar dores retro-oculares. Também podem melhorar com o passar das horas do dia e da posição, assim como com o uso de cortisona.

Nas sinusites, a dor de cabeça, em geral, é facial e piora também quando o paciente se deita, sendo caracteristicamente mais intensa pela manhã, já que durante a noite há acúmulo de secreções e que ao acordar, pela mudança de decúbito, essas secreções mudam de posição, estimulando as terminações nervosas da mucosa sinusal. Também piora com a compressão ou percussão dos seios, referindo o paciente, às vezes, que as narinas estão entupidas e outras com odor fétido.

No caso das meningites, a dor é mais difusa e constante, às vezes com maior intensidade na região nucal. Ela também piora com o barulho e com a luz e, em geral, o paciente apresenta febre e sinais de irritação meníngea como sintomas associados. Como nas meningites os pacientes com hemorragia intracraniana referem que "esta dor de cabeça é a pior que já tive na vida" ou, de característica diferente, "como nunca senti antes" e nestas circunstâncias, mesmo sem sinais meníngeos, ela deve ser investigada. Por sua natureza as dores de cabeça causadas por hemorragias são de início súbito, como um raio.

PERDA DE CONSCIÊNCIA

Inicialmente, devemos caracterizar alguns termos clínicos de uso corrente dentro dos quadros de perda da consciência: o termo desmaio refere-se à perda de consciência, por qualquer causa; já a síncope é um tipo de desmaio causada por déficit circulatório; enquanto a pré-síncope é provocada por um déficit circulatório insuficiente para causar uma síncope, cursando clinicamente com sensação de perda iminente da consciência ou de "mal-estar", caracterizada pelos pacientes como uma sensação de vertigem, zumbido, visão borrada, manchas no campo visual, ou que os objetos estão afastando-se. Inclusive, eles podem apresentar gestos estereotipados como abrir a boca, náuseas, vômitos e, mais raramente, outros distúrbios gastrintestinais, como desconforto epigástrico.

Uma outra causa de perda de consciência é a hipoglicemia, principalmente em casos graves e com queda abrupta do nível de glicose sérico; nos casos leves, como geralmente ocorre, o paciente não chega a perder a consciência. O desmaio deriva do fato de que o cérebro não recebe mais glicose sanguínea, elemento essencial para a produção de energia e para o funcionamento neuronal.

A principal característica de uma crise epiléptica é a alteração excessiva e abrupta da atividade neuronal com manifestações clínicas de alteração no nível de consciência, sensitiva, comportamental ou motora. Emprega-se o termo convulsão para caracterizar fenômenos de natureza motora (popularmente quando o paciente se debate) como nas crises tônicas, clônicas e tônico-clônicas generalizadas.

Aproximadamente um terço dos adultos jovens já teve ou tem quadros de desmaio, mais comumente síncope; por isso, ao nos depararmos com um caso de perda de consciência, é muito importante fazer corretamente o diagnóstico diferencial, pois, como vimos, suas causas e prognósticos podem ser extremamente variados.

É de extrema importância a realização de anamnese completa para a caracterização do episódio, sem a qual não é possível estabelecer o diagnóstico diferencial, e consequentemente a solicitação de exames complementares se não for bem indicada confunde o clínico e leva o paciente à realização de uma série enorme de exames de difícil interpretação. Assim, vamos caracterizar o quadro clínico dessas condições, bem como as ferramentas para seu diagnóstico diferencial (Quadro 1.11).

Quadro 1.11 – Anamnese dos pacientes com desmaio.

Início (idade)
Frequência
Duração
Fatores precipitantes
Antecedentes
Drogas
Hábitos
Posição ou decúbito no início do quadro
Sintomas associados
Descrição minuciosa da crise

Para a caracterização do desmaio é importante, sempre que possível, a presença de uma testemunha da crise, pois é fundamental sua descrição, já que o diagnóstico é feito basicamente pela história e não pelos exames físico e laboratoriais. Assim, a convocação ou um telefonema durante a consulta para uma dessas testemunhas é de primordial importância para o esclarecimento diagnóstico, além de, por outro lado, passar segurança para o paciente.

Nessa primeira parte, vamos fornecer os elementos básicos para o diagnóstico diferencial entre as causas mais comuns de perda de consciência: síncope, epilepsia e hipoglicemia, advertindo já que sua diferenciação pode ser muito difícil em alguns casos limítrofes, mesmo para médicos experientes. Dessa maneira, devemos nos cercar do maior número de dados para chegar ao diagnóstico correto. É fundamental termos a visão da floresta e não da árvore.

SÍNCOPE

A síncope é a causa mais frequente de perda de consciência ou desmaio, sendo muitas vezes confundida com crise epiléptica e vice-versa.

A síncope é definida como perda total e instantânea da consciência, em geral de curta duração e sem pródromos ou aura (ou seja, sem um aviso prévio da perda da consciência), acompanhada de perda do tônus muscular e recuperação espontânea, sem que haja sintomas neurológicos associados ou decorrentes desta. Embora característicos, os quadros sincopais, às vezes, podem ser difíceis de diferenciar de outros quadros como tonturas, crise epiléptica e fraquezas episódicas, muito embora nesta última, por exemplo, não ocorra acometimento do nível de consciência. As convulsões, sinal típico das crises epilépticas, são uma outra causa importante de alteração da consciência, sendo frequentemente de fácil diferenciação da síncope, no entanto, algumas vezes, esta pode ser difícil, porque, dependendo da gravidade e da etiologia da doença desencadeante, poderão existir características superponíveis entre as duas entidades.

Quando ocorrem pródromos, os sintomas mais comuns são escurecimento da visão, sensação de desfalecimento ou, dependendo do quadro clínico, batedeira no coração, porém, na maioria das vezes, o pródromo não é claro ao paciente e, por isso, as queixas que precedem a perda da consciência são mal definidas.

A duração da perda de consciência pode variar, assim como sua "intensidade", o paciente pode não perder completamente a consciência, ou seja, ele pode ficar parcialmente alheio ao que ocorre a sua volta, ou perdê-la completamente (estado comatoso), com total perda da percepção do mundo exterior, situação que pode durar desde alguns segundos até minutos.

Após perder a consciência, o paciente permanece imóvel até recobrá-la, os músculos esqueléticos, geralmente, encontram-se relaxados (pode haver algumas contrações, principalmente na região facial), no entanto o controle esfincteriano em geral se mantém.

Pelo colapso circulatório, o paciente apresenta pele fria e pálida, sinal importante na caracterização da síncope, principalmente na diferenciação com a crise epiléptica, quando o paciente apresenta a pele quente, ruborizada e cianótica. Ainda durante a síncope, o paciente raramente apresenta movimentos involuntários, ao contrário da epilepsia, em que o paciente, em geral, apresenta esses movimentos.

Pelo déficit circulatório, o pulso encontra-se fraco ou quase imperceptível. Como a perda de consciência se deve à hipotensão com diminuição do fluxo sanguíneo cerebral, como regra, o paciente, ao ficar em posição horizontal, recobra a consciência, pois elimina a influência da gravidade e melhora a perfusão cerebral, ao mesmo tempo que o pulso também começa a melhorar, bem como a palidez e a respiração.

Geralmente, a síncope não deixa sintomas neurológicos residuais após a crise, diferentemente das convulsões, vistas a seguir, que podem resultar em confusão mental, sonolência e cefaleia como sintomas residuais no período pós-crítico.

Se questionado, o paciente pode referir que seu desmaio ocorre, em geral, quando ele está em pé ou sentado, ao contrário das crises epilépticas, as quais ocorrem em qualquer postura. É verdade que as síncopes de origem cardíaca, principalmente as decorrentes de arritmia cardíaca, podem ocorrer com o paciente em qualquer postura, já as de outras causas são frequentemente associadas à postura ereta.

Várias são as causas de síncopes (Tabela 1.1), e pela história é possível caracterizar ou pelo menos fazer uma hipótese bem acurada da sua causa.

O principal tipo de síncope é a vasovagal (também conhecida por neurocardiogênica), sendo mais comum sua ocorrência em situações de estresse emocional (acidentes,

Tabela 1.1 – Causas de síncope e frequência.

Causas	%*	%**
Vasovagal	13	36
Idiopática	42	24
Cardíaca	19	13
Neurológica	1	11
Ortostática situacional	1	4
Psicogênica	6	3
Metabólica/drogas	2	2
Miscelânea	1	1-3

* Haddad MS, Mutarelli EG, Marchiore PE e Scaff M.
** Martin e Arron, 1997.

sangramentos, dor, ao receber uma notícia em que fique emocionado) e, particularmente, em dias muito quentes. Nesses casos, pela disautonomia, há queda da resistência vascular periférica e da pressão arterial, já que há perda dos reflexos vasorreguladores, por isso também chamada de síncope vasodepressora.

Outro tipo de síncope comum é a postural (ortostática), que também se dá por falha nos reflexos vasomotores, não havendo vasoconstrição adequada quando o paciente se levanta ou permanece muito tempo em pé e, consequentemente, sua pressão cai, juntamente com a pressão de perfusão cerebral. Esta se relaciona com a síncope situacional, em que o indivíduo tem seu desmaio ao urinar, tossir ou defecar.

Também podem ser citados outros tipos de síncope, como a hipersensibilidade do seio carotídeo. O seio carotídeo está situado na bifurcação da artéria carótida e contém receptores que, quando estimulados, desencadeiam um reflexo de bradicardia e vasodilatação. Nesse tipo de doença, mais comum em homens idosos, há hipersensibilidade do seio carotídeo e a síncope pode ser desencadeada pela rotação da cabeça ou por colarinho apertado. Classicamente, esse tipo de síncope tem período de inconsciência de alguns minutos.

Ressaltamos, também, a síncope cardíaca, que resulta de uma diminuição súbita do contingente circulatório (débito cardíaco) e é causada, mais frequentemente, por arritmias. Frequências cardíacas entre 35 e 180 batimentos por minuto, em pessoas normais, geralmente não causam déficit de perfusão cerebral, a não ser que o paciente tenha outros fatores complicadores como anemia, valvopatia ou arteriopatias, mas frequências cardíacas fora destes limites causam déficit circulatório, tendo como sintoma mais comum a perda da consciência, acompanhada ou não por sintomas premonitórios. As fibrilações e os bloqueios ventriculares são causas cardíacas de perda de consciência, já que nesses casos o coração perde sua eficiência e, assim, sua capacidade de mecanismo de bomba.

No diagnóstico diferencial das diversas causas de síncope, o tipo de início da crise reveste-se de grande importância: se súbito e sem pródromos, sugere distúrbio do seio carotídeo, fibrilação ventricular ou assistolia e se mais lento e arrastado sugere hipoglicemia ou hipotensão, já se relacionado com exercícios pode indicar estenose aórtica, subaórtica ou bradicardia acentuada. A palpitação pode indicar uma crise relacionada com ansiedade (hiperventilação) ou taquicardia. Crises instantâneas de apenas alguns segundos de duração sugerem síncope do seio carotídeo ou hipotensão, já crises mais demoradas podem indicar arritmia cardíaca ou mesmo hipoglicemia como causas mais prováveis.

O exame físico de um paciente com síncope, em geral, é absolutamente normal. Algumas vezes, podemos detectar a hipotensão postural colocando o paciente na posição deitada, por um tempo razoável, e medindo a pressão nessa posição, depois o colocando na posição ereta e medindo a pressão imediatamente e em intervalos de 1, 2 e 3 minutos. É característico da hipotensão postural a queda da pressão de 15 a 20mmHg na pressão sistólica e de 10mmHg na diastólica. Algumas vezes a queda de pressão só ocorre depois de 20 minutos na posição ereta.

A palpação da carótida pode também mostrar alterações hemodinâmicas como na estenose aórtica ou subaórtica. Algumas vezes, também, é possível detectar uma arritmia cardíaca só pela aferição do pulso.

EPILEPSIA

É um distúrbio neurológico frequente (atingindo cerca de 4% da população), sendo muito comum em crianças, pois estas têm um sistema nervoso central (SNC) ainda não totalmente desenvolvido, mais suscetível às lesões e, consequentemente, à hipersensibilidade neuronal. O termo crise epiléptica refere-se à situação em que existe uma descarga excessiva e sincronizada de um grupo neuronal em qualquer região do SNC, e a epilepsia, ao estado clínico de crises recorrentes.

As convulsões podem ser devidas a várias causas, como febre, intoxicações ou traumatismos, indicando sempre acometimento neurológico e tendo importância no diagnóstico diferencial de síncope quando a crise se desencadeia sem aviso ou pródromos, por breve período e com perda da consciência.

A perda de consciência ocorre em alguns tipos de crises epilépticas, mas não em outros, diferentemente da síncope que, como vimos, caracteriza-se essencialmente por perda de consciência acompanhada ou não de fenômenos vegetativos como bradicardia, sudorese, palidez.

O diagnóstico de uma crise epiléptica pode, às vezes, ser difícil, em virtude da etiologia muito variada e da fisiopatologia desconhecida em grande parte.

A epilepsia pode iniciar-se em qualquer local do cérebro e representa uma hipersensibilidade neuronal; por essa razão existem, frequentemente, alterações eletroencefalográficas perceptíveis com aparecimento de ondas e padrões anormais que ajudam no diagnóstico do quadro.

Fisiopatologia

Não se tem ainda todas as informações necessárias, mas sabe-se que a descarga neuronal sincrônica no foco epiléptico só ocorre por fatores tanto intrínsecos dos neurônios envolvidos quanto extrínsecos, ou seja, depende de um processo multifatorial, em que se supõe que esteja envolvido um excesso de estimulação neuronal, aliado a uma desinibição neuronal, circuitos recorrentes e pontes intercelulares excitatórias entre os neurônios contíguos.

Os principais tipos de neurônios relacionados com o foco epiléptico são os piramidais grandes, principalmente os encontrados no hipocampo e na área sensório-motora primária (córtex parietal). Esses neurônios têm alta concentração de canais de cálcio, o que prolonga a despolarização neuronal e aumenta sua excitabilidade. Assim, dependendo do grau de despolarização, podem surgir trens de potenciais em vez de um único potencial, como normalmente deveria ocorrer.

Além das características intrínsecas da membrana, outras também são necessárias, como os mecanismos sinápticos dependentes de neurotransmissores. Observa-se, por exemplo, diminuição da ação inibitória GABAérgica que abre canais de cloreto, sendo esta muito suscetível à falta de oxigênio, fato que pode, em parte, explicar o surgimento de crises epilépticas após episódios de anoxia cerebral. O GABA (principal neurotransmissor inibitório do SNC) abre canais de cloro, o que hiperpolariza os neurônios, causando os chamados PIPS (potencial inibitório pós-sináptico) e dificultando sua estimulação.

Ao contrário, o glutamato, o principal neurotransmissor excitatório do SNC, abre canais de sódio e cálcio, despolarizando os neurônios, causando um PEPS (potencial excitatório pós-sináptico), e podendo estar relacionado à estimulação neuronal excessiva no foco epiléptico. Pontes entre os neurônios vizinhos facilitam que a despolarização se propague contiguamente, o que facilita a sincronização dos trens de potenciais de ação dos neurônios contíguos e, por consequência, a instalação de um foco epiléptico.

Classificação

A classificação das crises convulsivas varia entre os diversos autores, aqui apenas apresentaremos os principais tipos de crises epilépticas e seus caracteres clínicos. Genericamente, podemos dividir as crises epilépticas em dois grandes grupos: as parciais e as generalizadas (Quadros 1.12 e 1.13).

As crises parciais são aquelas em que a descarga neuronal ocorre apenas em uma região de um hemisfério cerebral, com manifestações clínicas geralmente contralaterais. Entre as crises parciais temos as que não existe perda de consciência no início da crise, mas que podem evoluir difusamente pelo córtex, dando origem a uma crise generalizada (crise parcial que evolui para crise convulsiva bilateral), sempre com envolvimento de ambos os hemisférios e consequentemente perda da consciência. Nas crises parciais, o aparecimento de sinais clínicos pode indicar o local do foco epiléptico e, assim, se atingir a área motora (giro pré-central) haverá sinais motores estereotipados. Já se o giro pós-central for acometido, têm-se sinais de alterações sensitivas. Quando existe uma crise com manifestações motoras localizadas que se espalham para grupos musculares adjacentes, há a indicação da propagação dos impulsos pelo córtex cerebral.

Ainda em relação às crises parciais, têm-se ainda aquelas com alteração ou perda da consciência associadas a alterações ou à perda da consciência, com frequente en-

Quadro 1.12 – Classificação adaptada das crises epilépticas segundo a classificação da Liga Internacional contra a Epilepsia de 2010.

Crise generalizada
Tônico-clônica
Ausência
Típica
Atípica
Ausência com manifestação especial
Ausência mioclônica
Mioclonia palpebral
Mioclônica
Mioclônica
Mioclônica atônica
Mioclônica tônica
Clônica
Tônica
Atônica
Crise focal
Desconhecida
Espasmo epiléptico

Quadro 1.13 – Crises epilépticas parciais conforme o grau de acometimento pela classificação da Liga Internacional contra a Epilepsia de 2010.

Sem perda ou alteração de consciência
Com componente motor ou autonômico (corresponde à crise parcial simples*)
Fenômeno psíquico ou sensorial subjetivo puro (corresponde ao conceito de aura*)
Com perda ou alteração da consciência (corresponde à crise parcial complexa*)
Evoluindo para crise convulsiva bilateral (substitui a expressão "secundariamente generalizada")

*Classificação de 1981.

volvimento bilateral. Esse tipo de crise convulsiva difere do anterior pela presença de uma "aura" (é um tipo de crise parcial psíquica ou sensorial), que é uma manifestação consciente anterior à crise, geralmente desagradável e descrita pelo paciente, que indica o início da crise epiléptica. As experiências subjetivas encontradas na aura dos pacientes podem ser alucinações auditivas, olfativas, gustativas ou visuais. Quando o hipocampo (no lobo temporal) é sede do foco epiléptico, as crises têm como pródromos sensações produtivas da memória, como a sensação de *déjà vu* (já vivi esta cena antes). Quando o úncus é acometido pelo foco, geralmente, o paciente refere sensação de odores desagradáveis, como borracha queimada, anteriores à crise. Além das auras, é característico das crises complexas o rebaixamento da consciência associado com progressão para automatismos motores, dos quais o paciente não se recorda após a crise.

As crises generalizadas não costumam apresentar sintomas isolados que permitam o diagnóstico topográfico como as crises parciais, cursando, frequentemente, com perda precoce da consciência (o que indica acometimento bilateral precoce). As manifestações motoras, quando ocorrem, são bilaterais, já que ambos os hemisférios são acometidos pela descarga neuronal. Entre as crises generalizadas podemos destacar as tônico-clônicas (grande mal), as de ausência (pequeno mal) e as atônicas (ver Quadro 1.12).

As crises tônico-clônicas são as que mais o leigo identifica como epilépticas, geralmente evoluindo de crises parciais. É uma convulsão motora generalizada, começando com a abertura dos olhos, flexão dos membros superiores e extensão dos inferiores. Esse tipo de convulsão tem duas fases: uma tônica (com duração média de 15 a 30 segundos) com contração dos músculos respiratórios, resultando em vocalização (pode-se perceber um grito característico que anuncia a crise), seguindo-se fechamento da mandíbula com lesão da língua, cianose, pletora ou parada respiratória, além de liberação dos esfíncteres (incontinência fecal e urinária); logo após, o paciente entra na fase clônica, na qual ocorrem movimentos violentos e rítmicos no corpo inteiro, principalmente nos olhos e músculos respiratórios, podendo inclusive ficar em apneia, durando em média 1 minuto. Após a crise, o paciente geralmente adormece e a respiração volta ao normal paulatinamente, porém, após acordar (período pós-crítico), pode permanecer confuso, com fadiga muscular, mialgia ou letargia por horas.

Nas epilepsias, as alterações eletroencefalográficas são frequentes, e as crises parciais podem ser precedidas por aura, o que pode ajudar no diagnóstico topográfico da lesão e no diagnóstico diferencial de um episódio de síncope.

As crises atônicas são de difícil diagnóstico, pois ocorre súbita perda de consciência, sem pródromos, sendo indistinguível da síncope. A diferenciação clínica pode ser feita na observação do período pós-crise, em que se encontram sintomas típicos de crise epiléptica.

As crises de ausência (pequeno mal), por sua vez, caracterizam-se pela perda de consciência de início súbito e duração muito breve (recuperação completa em 3 a 10 segundos), sendo algumas vezes evidente pela mímica facial, como um olhar espantado ou simplesmente pela interrupção da atividade em movimento. São interessantes os casos de pacientes que, durante as crises, param de andar ou escrever, recomeçando logo após a crise, sem perceber o que ocorreu. Devido a tal sutileza, esse tipo de crise pode passar despercebido aos familiares ou mesmo ao próprio paciente.

O paciente com epilepsia, principalmente as parciais, muitas vezes, tem um pródromo produtivo como, por exemplo, alucinação visual, formigamento, movimento involuntário etc. Pode ocorrer a liberação esfincteriana, em geral associada a movimentos involuntários: tônicos, clônicos, tônico-clônicos ou, algumas vezes, mioclônicos. Durante uma crise epiléptica, os pacientes podem apresentar traumatismo como mordedura da língua ou queda ao solo com traumatismo cranioencefálico ou dos membros.

Comumente, o paciente apresenta-se com a pele quente, cianótica ou ruborizada. Apresenta também após a crise um quadro de sonolência excessiva, confusão mental, desorientação que vai regredindo progressivamente, mas, mesmo após essa recuperação da consciência, ele se queixa, muitas vezes, de dores no corpo, pelo exercício excessivo, e sonolência mantida que pode durar 24 horas.

A crise não orgânica é mais frequente em pacientes epilépticos e às vezes é de difícil identificação, mas algumas dicas podem levar ao diagnóstico correto. As crises epilépticas, por iniciarem no mesmo local, são em geral estereotipadas, muito semelhantes umas das outras tanto na fenomenologia quanto na intensidade, e raramente o paciente fecha os olhos durante a crise, enquanto nas pseudocrises é muito frequente que ele os feche.

A dificuldade no diagnóstico diferencial entre epilepsia e síncope existe porque tanto a epilepsia quanto a síncope podem apresentar várias exceções em sua fenomenologia, como, por exemplo, quanto à duração: uma epilepsia tipo ausência ou ausência complexa tem curta duração, às vezes mais curta do que a própria síncope. Já a síncope de origem cardíaca por arritmia pode ser prolongada. O pródromo da epilepsia, algumas vezes, pode não estar presente, como, por exemplo, na ausência ou na crise atônica, bem como na síncope. O indivíduo com arritmia cardíaca pode referir batedeira, escurecimento da visão e mal-estar incaracterístico precedendo a crise.

HIPOGLICEMIA

Na hipoglicemia, o pródromo é caracterizado por mal-estar relativamente prolongado, com perda da consciência, sudorese fria, pele fria e, se essa hipoglicemia for prolongada, o paciente pode assumir posturas patológicas como em extensão e, às vezes, quadros localizatórios como hemiparesia, por exemplo.

O quadro de hipoglicemia pode reverter espontaneamente, mas em geral é necessário o uso de glicose por via intravenosa. O quadro clínico pós-crítico vai depender do tempo e da intensidade da hipoglicemia; algumas vezes, o indivíduo acorda como se nada tivesse acontecido, e em outras, pode ficar em coma prolongado e apresentar sequelas gravíssimas.

DIAGNÓSTICO DIFERENCIAL DOS QUADROS DE PERDA DE CONSCIÊNCIA

Após conhecermos os distúrbios mais comuns que afetam o SNC e causam perda de consciência, agora organizaremos essas ideias, destacando as principais características que diferenciam síncope, epilepsia e desmaio não orgânico (Quadro 1.14).

Como orientação geral, o quadro 1.14 apresenta as principais características dos eventos paroxísticos para o diagnóstico diferencial, mas cuidado, não se prenda em um ou outro aspecto dos eventos paroxísticos para fazer o diagnóstico, tenha uma visão do conjunto, "veja a floresta não a árvore".

Classicamente, a síncope é caracterizada por perda súbita da consciência de curta duração, em geral, o paciente não apresenta pródromo ou aura, ou seja, ele não tem um aviso que irá perder a consciência. Quando o paciente se lembra dos momentos que

Quadro 1.14 – Diagnóstico diferencial de crise de perda da consciência, "veja a floresta não a árvore".

	Epilepsia	Síncope	Desmaio não orgânico*
Consciência	Com/sem perda	Com/sem perda	–
Duração	Prolongada (min)	Curta (s)	Variável (min a horas)
Pródromo	Produtivo, coisas acontecem	Negativo, coisas deixam de acontecer	Contrariedade, início insidioso
Liberação de esfíncter	Mais comum	Menos comum	Rara
Movimentos involuntários	Presentes	Ausentes	Variáveis, inconsistentes e hipertonia
Traumatismo	Mordedura de língua	Raramente	Raramente
Pele	Quente, cianótica/rubor	Fria e pálida	Sem alteração/cianose
Pós-crítico	Prolongado, confusão	Curto, náuseas, vômitos, vontade de evacuar	Variável, pode ocorrer choro
Postura	Qualquer	Ereta	Qualquer
Outros fenômenos	Mialgia, olhos abertos	Às vezes fome intensa, olhos abertos	É típico ficar de olhos fechados
ECG	Normal	Normal/alterado	Normal
EEG, intercrítico	Alterado (90%)**	Normal (98%)*	Normal (98%)**

* Somatização, factício, simulação, perda de fôlego.
** Quando a técnica e a interpretação do eletroencefalograma (EEG) são corretas.

precederam a síncope, ele descreve fenômenos negativos como escurecimento da visão ou como se olhasse num túnel, sensação de desfalecimento, que escuta cada vez mais longe e, dependendo do quadro clínico, batedeira no coração, mas, em geral, não é claro para ele o pródromo, e por isso as queixas que precedem a perda da consciência são mal definidas.

O paciente com epilepsia muitas vezes tem pródromo produtivo, como, por exemplo, lembranças, alucinação visual, formigamento, movimento involuntário (o corpo mexe sozinho), alteração no comportamento e, em geral, vem associada a movimentos involuntários: tônicos, clônicos, ou tônico-clônicos, algumas vezes mioclônicos. Durante a crise epiléptica o paciente pode sofrer traumatismo como mordedura de língua ou queda ao solo com traumatismo cranioencefálico ou dos membros. Em geral, na crise ele se apresenta com a pele quente, cianótica ou ruborizada. Pelo esforço muscular, apresenta também, após a crise, um quadro de sonolência excessiva, confusão mental, desorientação que vai recuperando-se progressivamente, mas, mesmo após a recuperação da consciência, o paciente queixa, muitas vezes, de dores no corpo pelo exercício excessivo, sonolência mantida que pode durar de 24 a 48 horas.

O quadro clínico da hipoglicemia é variável, dependente de quão baixa é a taxa de glicemia e quanto tempo o paciente foi exposto a essa taxa, mas, de maneira geral, os sintomas são muito parecidos com os da síncope, isto é, os fenômenos são negativos, o paciente vai ficando cada vez mais confuso, com sudorese fria, hipoacusia, tontura e alterações visuais.

A duração da crise epiléptica em geral não é muito prolongada, aproximadamente 2 minutos, no entanto, o período de inconsciência pode chegar a vários minutos, dependendo da intensidade e das proporções do acometimento cerebral da crise (as crises de ausência simples, por exemplo, não duram mais do que alguns segundos), já as síncopes, classicamente, têm uma resolução mais rápida, durando em média apenas alguns segundos, havendo a recuperação da consciência logo após o paciente ficar em decúbito horizontal, já que, com isso, há melhora da perfusão cerebral. A hipoglicemia, por sua vez, tem duração intermediária, podendo a crise durar até uns poucos minutos.

A posição do paciente com síncope antes do início da crise é geralmente ereta (em pé ou sentada), e a hipotensão ortostática ocorre quando o paciente muda de posição. Diferentemente da hipoglicemia e dos problemas cardíacos, que não têm posição preferencial, ou mesmo da epilepsia, que pode levar o paciente à perda da consciência em qualquer posição.

A epilepsia tem como característica a presença de pródromos, fazendo-se anunciar pelas auras (descargas neuronais excessivas localizadas) ou movimentos involuntários, podendo, inclusive, haver a vocalização de alguns sons pela contração dos músculos respiratórios e ao mesmo tempo oclusão das cordas vocais (algumas vezes, ouve-se um grito ou urro característico anterior às crises de alguns pacientes). Na síncope, não existem pródromos característicos, mas o paciente pode sentir um mal-estar difuso (tontura, visão borrada, zumbido), em consequência da queda da pressão arterial, inclusive com sensação de náuseas e vômitos. Já na hipoglicemia, também podem ocorrer pródromos, no entanto, estes são inespecíficos (tontura, sudorese, palidez etc.).

A liberação dos esfíncteres é mais comum na crise convulsiva, sendo a incontinência urinária mais frequente, já na síncope, a liberação esfincteriana é rara.

A liberação de esfíncter pode acontecer na síncope se esta for prolongada ou, por exemplo, no indivíduo com plenitude vesical que sofre a síncope e, com a perda do tônus, pode vir a ter essa liberação, enquanto um paciente com epilepsia pode ter urinado imediatamente antes da crise e não ter liberação esfincteriana.

Os movimentos involuntários rítmicos com desvio dos olhos para cima são característicos das crises epilépticas, ocorrendo principalmente nas crises tônico-clônicas e em algumas parciais simples; nas atônicas, o diagnóstico diferencial com os desmaios pode ser difícil, já que o componente motor importante no diagnóstico diferencial não se manifesta. A síncope não costuma cursar com movimentos involuntários exuberantes, podendo ocorrer alguma contração dos músculos faciais no início da crise. No entanto, em hipóxias cerebrais mais duradouras por episódios sincopais mais prolongados, estruturas mais resistentes do tronco cerebral podem ser afetadas, liberando reflexos dos membros, o que pode desencadear movimentos tônico-clônicos involuntários semelhantes aos da crise convulsiva. Na hipoglicemia, tais movimentos são também raros, podendo ocorrer em alguns casos de hipoglicemia grave e prolongada, ou seja, os movimentos involuntários, em uma crise atônica, estão ausentes, enquanto na síncope, às vezes, uma crise mais prolongada com anoxia cerebral pode levar a movimentos involuntários do tipo hipertonia extensora, chamada síncope convulsiva. Essa hipertonia extensora se dá pela liberação de estruturas pontobulbares que são mais resistentes à hipóxia e, portanto, liberadas de uma inibição suprapontobulbar mais sensível à hipóxia. Esse aumento do tônus extensor, muitas vezes, leva à confusão com uma crise epiléptica.

A cor da pele dos pacientes pode não se alterar após uma crise convulsiva ou pode haver cianose, principalmente de extremidades, algo explicado pelo fato de o paciente em crise ter seus músculos respiratórios contraídos, o que o leva à apneia e à consequente dificuldade de oxigenação sanguínea. Ao passar a crise, a respiração volta ao normal e o paciente pode ficar ruborizado (pletora) pela volta do sangue oxigenado aos vasos da pele. Já na síncope, pelo déficit circulatório periférico, a palidez e as extremidades frias são um achado constante, precedendo a própria perda da consciência em alguns casos. Nos casos de hipoglicemia, por sua vez, o paciente costuma apresentar uma coloração pálida, estando a pele fria e com sudorese fétida e piloereção pela descarga adrenérgica.

O traumatismo decorrente da queda é frequente na convulsão e mais raro na síncope, pois os reflexos protetores estão abolidos na convulsão, muito embora o paciente, ao perceber a aura, possa escorar-se e evitar a queda. O fato de as convulsões se acompanharem de movimentos musculares violentos também pode levar a traumatismos. Já a síncope tem início menos abrupto, e quando se acompanha de algum aviso (pré-síncope) dá tempo ao paciente para se proteger e não sofrer traumatismos. Uma característica das crises convulsivas é a laceração da língua, pela contração dos músculos da face e da mastigação, algo que não ocorre na síncope e na hipoglicemia.

O retorno da consciência é quase que imediato na síncope e mais lento na epilepsia, sendo o período pós-crítico na síncope e na hipoglicemia mais leve, e o paciente tem perfeita noção de onde está e memória do que estava fazendo antes da crise, não havendo também fraqueza física. Já na crise convulsiva, são frequentes: confusão mental, cefaleia e sonolência como sintomas residuais no período pós-crise. Entretanto, o paciente com ausência simples, em geral, não tem nenhum sintoma de confusão ou sonolência, enquanto alguns pacientes com hipoglicemia acentuada ou síncope mais prolongada, novamente por arritmia cardíaca, podem apresentar quadro de sonolência e confusão mental.

Algumas vezes, o diagnóstico diferencial é muito difícil, pois sintomas frequentes e característicos de um dos diagnósticos podem ocorrer mais raramente nos outros. Em algumas situações, torna-se um desafio fechar o diagnóstico correto, como nos casos de crises epilépticas atônica, de ausência, parcial complexa e disautonômica, bem como no caso da síncope convulsiva. Para essas regras existem várias exceções que podem confundir os médicos. Por exemplo, na síncope convulsiva, em que, pelo grau de hipoperfusão cerebral, ocorre a liberação de centros que facilitam o tônus muscular extensor quando, então, o paciente assume postura em descerebração. Na crise de ausência, em que a crise é de curta duração (poucos segundos), o paciente não cai e não se debate, o pós-crítico é extremamente curto e sem confusão mental, não ocorre sonolência, traumatismo ou perda urinária, todas as características que poderiam lembrar a síncope. Uma boa dica é prestar muita atenção nas fases mais precoces da crise, quando ela ainda se apresenta em sua verdadeira essência, isto é, sem a contaminação de outros fenômenos que aparecem na evolução (Quadro 1.15).

Quadro 1.15 – Entidades nosológicas que podem levar ao erro diagnóstico por suas características muito particulares.

Ausência
Crise parcial complexa
Crise atônica
Crise disautonômica (ínsula)
Síncope convulsiva

No diagnóstico diferencial entre síncope, epilepsia e hipoglicemia, não devemos valorizar pontos isolados, mas encaixar as características encontradas dentro de um contexto clínico, o que dá grandes condições para o diagnóstico diferencial entre essas entidades, algo que pode ser aliado e complementado pelo pedido consciencioso de exames complementares, como o eletroencefalograma (EEG) ou o eletrocardiograma (ECG).

O eletroencefalograma em paciente epiléptico encontra-se alterado em até 90% dos casos após uma crise, com padrões ou ondas anormais, e tem maior valor diagnóstico quando associado aos dados clínicos mencionados anteriormente. O EEG pode também auxiliar a descobrir o tipo de crise epiléptica e, assim, dirigir a terapêutica. Não podemos esquecer que em pelo menos 10% dos casos o EEG se encontra normal, o que pode gerar confusão diagnóstica, se também não considerarmos os dados clínicos. Por outro lado, nos casos de síncope, o EEG em 98% das vezes é normal, nem deveria ser solicitado.

Já o ECG só é alterado em alguns casos de síncope (de causa cardíaca), tendo assim sua indicação mais restrita aos casos de que se tem maior suspeita de um quadro sincopal.

Dessa maneira, é importante para o clínico cercar-se do maior número de dados possíveis para fazer o diagnóstico, sempre tendo em mente as possíveis exceções.

VERTIGEM

O paciente, ao se queixar de tontura, pode querer designar um grande número de sensações, como atordoamento, desmaio, vertigem rotatória, visão turva, cefaleia, confusão mental ou zumbido. Por essa razão, a queixa de tontura deve ser muito bem investigada na anamnese para esclarecer o que o paciente realmente tem quando se queixa de "tontura".

Ilustrando a multiplicidade de experiências sensoriais que essa queixa pode indicar, a "sensação de tontura" pode ser evidenciada pelo paciente no desmaio, antecedendo a perda da consciência. A pré-síncope pode ser entendida como um estágio do desmaio em que o déficit de perfusão cerebral ainda não é suficiente para induzir perda de consciência, e o paciente queixa-se de atordoamento, com turvação visual e sensação de peso nos membros, que ele pode interpretar como "tontura". É muito comum o paciente com hipotensão ortostática queixar de tontura quando se levanta. Mas, neste capítulo, nos interessa a "tontura" como queixa de vertigem.

A vertigem é uma sensação ilusória de movimento do próprio corpo ou do ambiente, mais frequentemente rotatória, com a percepção de que o indivíduo vai cair ou que está sendo jogado ao solo, sendo que isso ocorre por disfunção do sistema vestibular. O sistema vestibular capta informações através de receptores especiais na orelha interna, mais precisamente nos canais semicirculares, no sáculo e no utrículo. Esses dois últimos têm seus órgãos receptores (denominados máculas) embebidos em um gel com concreções de carbonato de cálcio (otólitos – pedrinhas na orelha), chamados em conjunto de aparelho otolítico. Os canais semicirculares, que são em número de três (horizontal, anterior e posterior) em cada orelha, transmitem as informações da aceleração angular da região cefálica, enquanto a mácula transmite as informações da aceleração linear do segmento cefálico. As informações vindas destes dois "sistemas" são carreadas pelo VIII nervo, informações auditivas e vestibulares (vestibulococlear), projetando-se no tronco cerebral nos diversos núcleos vestibulares e destes para os núcleos de outros pares de nervos cranianos, como o III, IV e VI (daí se relacionar também com a posição do olhar), além de outras regiões do tronco cerebral e cerebelo (vestíbulo-cerebelo). Ver capítulo 4.

Assim, as lesões periféricas, além de causarem tontura, vertigem e osciloscopia (a imagem visual parece em movimento quando de fato ela está parada), de curta duração e com o passar do tempo a tontura vai diminuindo, podem provocar sintomas auditivos como diminuição da audição, sensação de orelha tapada e zumbido.

Chama a atenção um tipo de vertigem periférica por sua importância clínica e por ser muito frequente, denominada vertigem posicional paroxística benigna (VPPB), que tem seu diagnóstico feito principalmente em dados de anamnese e exame físico. Nesse caso, a vertigem ocorre principalmente quando o paciente muda a cabeça de posição, em especial quando ele olha para cima (vertigem do maleiro ou da prateleira), vira-se na cama ou ao levantar-se ou deitar-se. A principal queixa é de que, ao assumir uma das posições citadas, tudo roda. Essa tontura posicional deve ser distinguida da hipotensão ortostática (queda da pressão arterial quando o paciente se levanta ou permanece em pé), neste caso a tontura não é rotatória e ocorre também quando o paciente está parado por algum tempo, fenômenos que não ocorrem na VPPB.

Já as vertigens de origem do sistema nervoso central são de longa duração, não se adaptam e raramente estão associadas a sintomas auditivos. O diagnóstico é confirmado pelo exame neurológico, quando procuramos por meio de manobras provocar a tontura e o nistagmo (ver Capítulo 4).

INSÔNIA E SONOLÊNCIA

Queixa de sonolência e insônia é relativamente comum e acarreta transtornos na qualidade de vida de maneira significativa. Até recentemente, os cursos de graduação não incluíam em seus currículos os distúrbios do sono. Dessa maneira, poucos médicos sabem orientar-se diante de um paciente com alterações do sono.

Em primeiro lugar, é importante detalhar a queixa do paciente, uma vez que existe grande variação interindividual, tanto no número de horas dormidas quanto no horário de ir dormir e de acordar. Uma determinada pessoa pode necessitar de 10 horas de sono, enquanto outra se refaz com 4 horas. Ocorrem também variações intraindividuais, sendo que um determinado indivíduo, em certa época do ano, pode necessitar de 8 horas de sono e, em outra época, de apenas 6 horas. Portanto, a pergunta "quantas horas você dorme?" tem significado relativo. O melhor é perguntar se as horas de sono repõem, ou seja, se a pessoa acorda bem disposta, se tem sonolência durante o dia, se anda irritada, deprimida, com falta de concentração e memória. Certamente, existem outras causas para essas queixas, mas no contexto de noites mal dormidas devemos pensar na associação com distúrbios do sono.

Como vemos, o distúrbio do sono associa insônia com sonolência. Assim, se uma pessoa dorme 4 horas todas as noites e se sente bem durante o dia, ela não tem nenhuma doença, isso é um exemplo de variação individual. Porém, se essa mesma pessoa passa a dormir 6 horas à noite e ainda assim tem sono durante o dia, é muito provável que ela tenha adquirido algum distúrbio.

Algumas pessoas sentem-se incomodadas por ter sono muito cedo e acordar cedo, enquanto outras se queixam por ter sono tarde e, portanto, acordar tarde. Essa é outra variação individual que não deve ser considerada doença, o primeiro é madrugador, pois acorda cedo, enquanto o segundo é notívago, pois suas atividades são mais bem desenvolvidas durante a noite.

Levando em consideração essas variações individuais, passemos a dar atenção a algumas alterações do sono.

Se o sono não é restaurador, é muito provável estarmos diante de algum distúrbio. A principal causa, mais comum e mais corriqueira, é a ansiedade. Esses pacientes têm dificuldade tanto em iniciar o sono quanto em mantê-lo, acordando por alguns minutos várias vezes durante a noite. Às vezes, temos a impressão de não termos dormido quase nada a noite inteira, quando em determinados momentos de nossas vidas passamos por algumas situações que provocam ansiedade ou angústias e que interferem com o sono. Alguns exemplos fáceis de serem reconhecidos são a véspera do primeiro jogo oficial de que vamos participar, ou da final do campeonato, a véspera do vestibular, o período de reestruturação das atividades no trabalho, quando estamos apaixonados ou quando temos uma dívida muito difícil de ser paga. Todos esses são exemplos de situações que causam ansiedade e que interferem com o sono e, portanto, é importante perguntar sobre o momento que a pessoa está vivendo, pressões no trabalho, na vida pessoal e familiar. Já o paciente que tem essas alterações diante da rotina do dia a dia apresenta um distúrbio ansioso e as alterações do sono são mais prolongadas e não mais situacionais. Nessas circunstâncias, o paciente acredita mesmo que não dorme há vários dias ou semanas, quando na verdade ele acordou várias vezes no meio da noite e não percebeu que dormiu novamente nos intervalos dos despertares, a isto damos o nome de alteração na percepção do sono.

Outra causa comum de insônia e, consequentemente, de sonolência diária é a falta de higiene do sono. O sono é um processo ativo regulado por uma série de fatores como a luz do dia, horário habitual de dormir e de acordar, medicamentos, drogas, atividade física, estado de relaxamento e preocupações, e hábitos alimentares. Se interferirmos nesse processo ativo estaremos atrapalhando a fisiologia. Assim, é importante perguntar: a que horas costuma dormir e acordar, pois, se o horário é irregular, o relógio biológico não consegue ciclar corretamente; se no jantar come pesado, se ingere comidas condimentadas, principalmente apimentadas, se toma café, chá-preto e refrigerantes à base de cola, uma vez que comer muito incomoda para dormir e os outros são estimulantes do sistema nervoso impedindo o sono; quais medicamentos toma no período da noite, pois alguns medicamentos, direta ou indiretamente, são estimulantes do sistema nervoso; se o indivíduo leva preocupações para a cama, uma vez que até a preocupação de ter que dormir interfere com o estado de relaxamento adequado para o sono. Atividade física 4 horas antes do horário de dormir favorece o sono, enquanto a mesma atividade momentos antes de ir para cama excita a pessoa e impede um sono adequado.

Uma doença relativamente comum, que causa sonolência diária, é a apneia do sono. Mais uma vez, a presença de uma testemunha do sono é fundamental para o diagnóstico, pois uma característica típica da apneia obstrutiva do sono é o ronco ou mesmo sua observação por parte da pessoa que testemunhou o sono. Além dessa observação, o paciente refere que acorda cansado, que o sono não foi restaurador, mas mesmo assim não pode continuar na cama, uma vez que sente o corpo dolorido e também cefaleia. A testemunha pode referir se o paciente cochila com facilidade durante o dia, bastando ele estar em alguma atividade monótona como ver televisão ou aguardando para ser consultado. Essas queixas, assim como as citadas acima, geralmente estão associadas com falta de atenção, déficit de memória, irritabilidade e depressão e deterioração intelectual.

Outro distúrbio do sono bastante característico, porém mais raro, é a narcolepsia, que é definida como episódios de sono incontrolável de curta duração. Em geral, está associada a outras alterações, como a catalepsia (perda do tônus com queda), alucinações hipnagógicas e paralisia do sono. A narcolepsia costuma iniciar-se na adolescência. Os episódios de paralisia ocorrem no início ou ao final do sono; a crise cataléptica, tipicamente, é desencadeada por forte emoção (desde uma boa piada a até uma notícia ruim) e, dependendo da intensidade, pode causar traumatismos. A catalepsia ocorre em 85% dos pacientes com narcolepsia. As alucinações podem ser visuais, auditivas ou de estar movimentando-se. Se durante a anamnese for possível caracterizar esse conjunto de sintomas, o diagnóstico estará estabelecido.

Um tipo de parassonia é o terror noturno, o qual costuma acometer crianças de 4 a 10 anos, mais homens do que mulheres; na história familiar é comum: a criança acorda no meio da noite com expressão de pavor, gritando e com disautonomia caracterizada por taquicardia, taquipneia e diaforese – sudorese profusa. Os episódios duram de poucos segundos a vários minutos e, em geral, não estão relacionados a alterações psicológicas.

Outros tipos de parassonia são enurese noturna, alucinação hipnagógica (geralmente no início ou término do sono) e distúrbio comportamental do sono REM.

O sonambulismo é caracterizado por andar, falar ou agir dormindo, é também mais uma curiosidade do que uma doença e, muitas vezes, desencadeado por algum estímulo estressante, como noites mal dormidas ou período de ansiedade.

Bruxismo nada mais é do que o ranger dos dentes nas fases iniciais do sono, sem significar doença.

A síndrome das pernas inquietas, *restless legs*, é caracterizada pela movimentação das pernas durante o sono de intensidade tal que provoca despertares ou microdespertares que prejudicam a qualidade do sono. Esse movimento pode ser involuntário ou, muitas vezes, o paciente tem necessidade de movimentar as pernas em consequência de uma sensação mal caracterizada desagradável ou por parestesia. Esse distúrbio foi descrito inicialmente em pessoas com anemia ferropriva, mas frequentemente acomete pessoas saudáveis. Outras causas são polineuropatia periférica, gravidez, uremia, uso de antidepressivo tricíclico ou neuroléptico, doenças endócrinas e metabólicas.

ANTECEDENTES PESSOAIS

Algumas doenças neurológicas são mais frequentes e de maior risco em pessoas que tenham antecedentes pessoais específicos. Por exemplo, o *diabetes mellitus* favorece neuropatia periférica, principalmente as polineuropatias, mas também mononeuropatias, radiculopatias, neuropatias autonômicas e motoras puras. O diabetes também favorece o aparecimento do acidente vascular cerebral, principalmente o isquêmico, porém, por degeneração hialoide da parede dos vasos, pode provocar hemorragia.

A hipertensão arterial sistêmica (HAS) induz o aparecimento de acidentes vasculares cerebrais, sendo um fator de risco tanto para hemorragia quanto para isquemia. Em quadros demenciais, o antecedente de HAS sugere demência vascular por múltiplos infartos lacunares.

As doenças do tecido conjuntivo, mais frequentemente o lúpus eritematoso sistêmico, levam tanto a neuropatias periféricas quanto a alterações do sistema nervoso central e meningites. É preciso estar atento nesses casos para a possibilidade de a alteração neurológica ser consequência de tratamento, como, por exemplo, infecções oportunísticas provocadas pela imunossupressão.

O antecedente pessoal de doença articular, artrite, muitas vezes associada a quadros renais, em quadro atual tanto de déficit focal quanto de crises convulsivas, sugere vasculite do sistema nervoso. A história de acometimento de vias aéreas superiores, principalmente sinusites de repetição, na vigência de um quadro do sistema nervoso central, como meningite, indica doença de Wegener. Antecedentes de abortamentos e quadro agudo focal causado por isquemia sugerem a presença de anticoagulante lúpico, fator pró-trombótico.

O antecedente de rins policísticos pode estar associado a aneurismas congênitos cerebrais.

A polipose intestinal pode estar associada ao aparecimento de glioblastoma multiforme, um tumor primário do sistema nervoso central.

Portadores do vírus HIV podem evoluir para a síndrome da imunodeficiência adquirida, aids, com o surgimento de infecções oportunísticas, sendo que, algumas vezes, o paciente é acometido por mais de uma infecção e tumores concomitantemente. As neuroinfecções mais comuns nos imunodeficientes são toxoplasmose, criptococose, leucoencefalopatia multifocal progressiva, tuberculose, citomegalovirose e infecção por herpes-vírus. O tumor mais comum é o linfoma primário do sistema nervoso. Nessa mesma linha, temos os pacientes transplantados e, por isso, imunossuprimidos, e podemos, ainda, adicionar a aspergilose a essa lista.

Devemos suspeitar de metástase cerebral ou de carcinomatose meníngea em pessoas com antecedentes de neoplasias que passem a apresentar alterações focais ou difusas, respectivamente.

A anemia perniciosa e a gastrectomia também levam à deficiência de vitamina B_{12}.

USO DE MEDICAMENTOS

Seria estafante e inapropriado listarmos todas as drogas de uso corrente que possam causar, como reação adversa ou efeito colateral, alterações no sistema nervoso central e periférico, existem livros apropriados para isso, como o de Jain, KK. Porém, advertimos que tais alterações são comuns, causando toda sorte de modificações no sistema nervoso. É importante que todo médico tenha um livro de farmacologia ou um bulário para ser consultado durante a avaliação clínica, hábito este recomendado, pois é impossível nos dias de hoje conhecermos todos os medicamentos e suas possíveis reações.

Basta aqui lembrarmos que algumas famílias de medicamentos podem afetar direta ou indiretamente o sistema nervoso. Por exemplo, ansiolíticos como os benzodiazepínicos podem causar sonolência e perda da concentração; antidepressivos, obstipação, retenção urinária e déficit de memória; antivertiginosos, parkinsonismo; imunossupressores, infecções; alguns antibióticos, confusão mental e crise epiléptica; e quimioterápicos, frequentemente neuropatias periféricas.

HÁBITOS PESSOAIS

Hoje se sabe que o consumo moderado de uma a duas doses de bebida alcoólica por dia beneficia o sistema cardiovascular, diminuindo a incidência e o risco de acidentes vasculares cerebrais, por exemplo. Entretanto, o alcoolismo provoca uma série de doenças neurológicas, sendo uma das principais causas de neuropatia periférica, de lesão hepática, levando a encefalopatia hepática, degeneração cerebelar e hipovitaminose, principalmente déficit de tiamina que induz a encefalopatia de Wernicke-Korsakoff, e o déficit de vitamina B_{12}, que pode levar à degeneração combinada subaguda da medula, ou mielose funicular.

O quadro de encefalopatia de Wernicke-Korsakoff tem início relativamente insidioso e descompensação rápida. O quadro inicia-se com distúrbio da motricidade ocular com deficiência de nervos cranianos, nistagmo, estrabismo, seguindo-se, então, um quadro de confusão mental, principalmente por perda da memória recente.

O alcoolismo também leva a aparecimento de crises convulsivas, bem como traumatismo craniano, hematomas subdurais e, por diminuição da imunidade, aparecimento de meningites, principalmente a pneumocócica. Como vimos, de maneira geral, o álcool é prejudicial à saúde.

O hábito de fumar favorece fortemente o aparecimento de isquemias cerebrais. Devemos lembrar também que o antecedente pessoal de infarto do miocárdio sugere doença arterial sistêmica e, por isso, é fator de risco para o aparecimento de acidente vascular cerebral e vice-versa.

Os narcóticos alteram o sistema nervoso central, causando alucinações e sensações que, para o usuário, parecem agradáveis. Entretanto, por esse seu mecanismo primário, devemos esperar que o consumo dessas drogas afetem o sistema nervoso levando a quadros de confusão, convulsão, agitação psicomotora e coma. É importante, então, nessas situações indagar sobre o consumo de drogas. Além disso, algumas drogas causam lesões específicas no sistema nervoso, como, por exemplo, a cocaína, que provoca lesão arterial, aumento da pressão arterial e, com isso, isquemias e hemorragias cerebrais muitas vezes fatais.

ANTECEDENTES FAMILIARES

Os antecedentes familiares certamente chamam a atenção pela predisposição genética que os pacientes têm para determinadas doenças. Assim, tanto a enxaqueca quanto a epilepsia têm fatores poligênicos que favorecem o aparecimento em familiares, enquanto a doença de Huntington é autossômica dominante e metade dos filhos devem desenvolver a doença.

O antecedente familiar de infarto do miocárdio ou de acidentes vasculares cerebrais é fator de risco para doença vascular arteriosclerótica em filhos de portadores de tais doenças.

Muitas doenças neurológicas têm caráter hereditário, como doenças heredodegenerativas e muitas das miopatias. Dessa maneira, é importante perguntar, mesmo que de maneira genérica, para que não haja constrangimento, se algum dos familiares tem quadro semelhante com o atual do paciente.

BIBLIOGRAFIA

Berg AT, Berkovic SF, Brodie MJ et al. Revised terminology and concepts for organization of seizures and epilepsies: report of the ILAE Commission on Classification and Terminology, 2005-2009. Epilepsia 2010;51(4):676-85.

Bertolucci PHF, Brucki SMD, Campacci SR, Juliano Y. O mini-exame do estado mental em uma população geral: impacto da escolaridade. Arq Neuro-Psiquiat (São Paulo) 1994;52:1-7.

Commission on Classification and Terminology of the International League Agains Epilepsy. Proposal for revised clinical and eletroencephalografic classification of epileptic seizures. Epilepsia 1981;22:489-501.

Folstein MF, Folstein SE, McHugh PR. Mini-mental state: a practical method for grading the cognitive state for the clinician. J Psychiatr Res 1975;12:189-8.

Haddad MS, Mutarelli EG, Marchiori PE, Scaff M. Síncopes: a importância da avaliação neurológica. Arq Neuro-Psiquiatr (São Paulo) 1992;50(Supl. 2):100 (15º Congresso Brasileiro de Neurologia).

Headache Classification Subcommittee of the International Headache Society. The International Classification of Headache Disorders. 2nd ed. Cephalalgia 2005;24 (Suppl. 1):12-151.

Jain KK. Drug-induced neurological disorders. Hogrefe & Huber Publishers, Seattle, 1996. p. 389.

Martin GJ, Arron MJ. Approach to the patient with syncope. In Biller J. Practical neurology. Philadelphia: Lippincott-Raven Publishers; 1997. p. 64-71.

Mutarelli EG. Síncope. In Anais do XXI Congresso Brasileiro de Neurologia: Cursos Pré-Congresso, São Paulo 1998. V. 4. C. 2. p. 20/7-20/14.

National Sleep Foundation. Doctor I can't sleep. A course on insomnia its diagnosis and treatment. National Sleep Foundation, Los Angeles, 1993.

Parkes JD. Disorders of sleep. In Bradley WG, Daroff RB, Fenichel GM, Marsden CD. Neurology in clinical practice. Principles of diagnosis and management. 2nd ed. Boston: Butterworth-Heinemann; 1996. V. 2. p. 1655-82.

CAPÍTULO 2

Déficit de Força Muscular

Na prática médica, até um quinto dos pacientes que procuram atendimento médico se queixa de fraqueza ou cansaço como um sintoma importante. O conhecimento e o manejo correto dos sinais e sintomas relacionados a quadros de déficit de força são essenciais não só ao especialista, mas também a todo médico que mantenha contato com pacientes na esfera clínica. Algumas das causas mais frequentes de cansaço são de origem metabólica, cardiovascular ou pulmonar, entre outras que não a de origem neurológica. Como o propósito deste livro é a abordagem das queixas relacionadas com distúrbios neurológicos, para essas outras causas sugerimos a consulta de textos de medicina interna.

Como vimos no Capítulo 1, é importante esclarecer as queixas do paciente. Seguindo esse raciocínio, primeiramente podemos perguntar: o que vem a ser fraqueza para o paciente e como é definida por nós médicos? Só dessa maneira estaremos nos entendendo com nosso paciente. Fraqueza pode ser definida, do ponto de vista médico, como uma diminuição da potência muscular em relação ao padrão normal da pessoa, podendo esta ser focal ou generalizada.

Neste capítulo estaremos analisando a fraqueza decorrente de lesões do sistema nervoso, porém, não infrequente, os pacientes procuram auxílio médico queixando de fraqueza de outra causa como a histeria e a dor. Nem sempre é fácil estabelecer o diagnóstico diferencial destas com as lesões do sistema nervoso. No caso da somatização daremos algumas dicas ao longo da explanação da semiotécnica. No caso da dor é preciso, durante a anamnese, estabelecer o que veio primeiro: a dor ou a fraqueza. Caso persista a dúvida, a movimentação passiva da articulação, do membro com fraqueza, deve provocar a dor e muitas vezes resistir ao movimento, estabelecendo a causa da dificuldade de movimentação.

Para diálogo entre médicos e anotações em prontuários, é fundamental a definição de alguns termos. Ao exame, se for constatado um déficit parcial de função, utilizamos o termo paresia*; por outro lado, se for constatado um déficit total de função (por exemplo, ausência total de movimento), utilizamos o termo plegia. Dependendo da topografia do acometimento motor, termos especiais são empregados em sua descrição, acrescentando-se prefixos aos radicais anteriores:

Monoplegia (paresia) – quando os sintomas acometem apenas um membro.
Hemiplegia (paresia) – quando os sintomas acometem um hemicorpo.
Paraplegia (paresia) – quando membros simétricos são acometidos, podendo esta ser braquial ou crural.
Tetraplegia (paresia) – quando os quatro membros são acometidos, em decorrência de uma única lesão.
Diplegia (paresia) – quando os dois hemicorpos são acometidos, em virtude de duas lesões que justifiquem cada hemiplegia (paresia).

Com relação às paresias, estas podem, ainda, ser descritas como proximais, distais ou globais (quando acometem toda a extensão do membro), sendo sinal de grande importância no diagnóstico diferencial e determinação nosológica, isto é, determinação do tipo de doença causadora do distúrbio, como veremos mais adiante.

ANATOMIA E FISIOLOGIA DAS VIAS RELACIONADAS COM A MOTRICIDADE

Toda e qualquer movimentação somática, por exemplo a flexão do antebraço pela contração do bíceps, depende da contração muscular que, por sua vez, depende da inervação pelo neurônio motor, também conhecido por motoneurônio. Esse conjunto, neurônio motor e músculo por ele inervado, é chamado de unidade motora.

Cada unidade motora consiste então do corpo celular do neurônio motor, sede do metabolismo neuronal e localizado no corno anterior da medula ou no núcleo motor de nervo craniano; do axônio do neurônio motor no nervo periférico (ou craniano); da junção neuromuscular (placa mioneural); e das fibras musculares inervadas por esse neurônio motor.

Ao longo de seu trajeto, o axônio do neurônio motor inferior junta-se a outros, formando as raízes nervosas que se unem para formar os plexos e os nervos, responsáveis pela inervação das fibras musculares (Fig. 2.1).

A contração muscular, por exemplo do bíceps, pode se dar de maneira voluntária por ordem vinda do córtex, de modo automático por impulsos provenientes do sistema vestibular ou por reflexo proveniente da percussão e consequente estiramento do tendão muscular. Por essa razão, a unidade motora foi denominada por Sherington como via final comum, uma vez que é o ponto de convergência final da atividade motora do sistema nervoso central.

---

* O termo inclui qualquer tipo de função, por exemplo, podemos dizer que o paciente tem uma monoparesia sensitiva nos referindo à perda da função da sensibilidade.

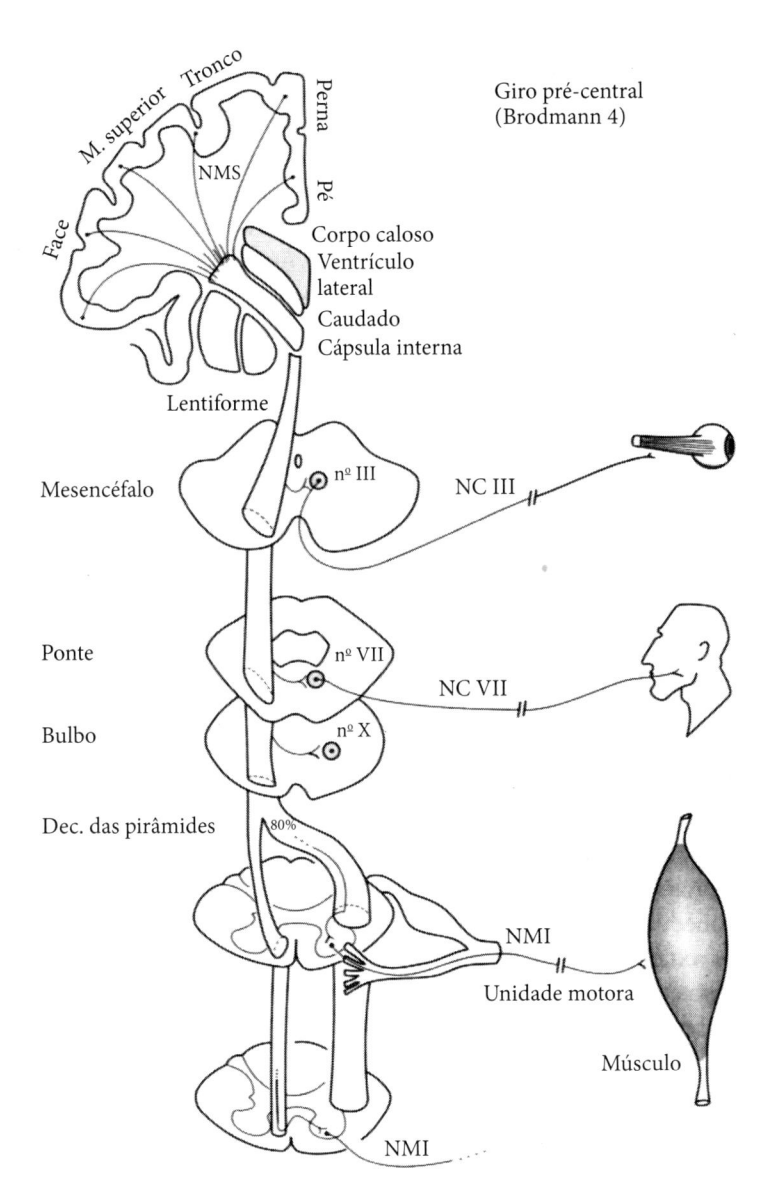

Figura 2.1 – Trato corticoespinhal e corticonuclear, também chamado de trato piramidal. Nasce no córtex no giro pré-central, desce pelo centro semioval, cápsula interna, mesencéfalo, ponte e no bulbo cruza a linha média para ir alojar-se no funículo lateral da medula. Termina nos motoneurônios tanto dos núcleos dos nervos cranianos quanto do corno anterior da medula espinhal. Notar que os núcleos dos nervos cranianos também recebem fibras que cruzaram a linha média ao seu nível. A unidade motora é composta pelo corpo celular do motoneurônio, seu axônio, junção mioneural e músculo. NMI = neurônio motor inferior; nº = núcleo; NC = nervo craniano.

A postura, os reflexos e quaisquer tipos de movimentos só são possíveis pela ação integrada de um determinado número de unidades motoras. A própria força de contração depende, em grande parte, do número de unidades motoras recrutadas, bem como da frequência de descarga dessas.

No homem, a motricidade é controlada por dois grandes grupos de fibras, divididos didaticamente em sistema piramidal e extrapiramidal. O sistema piramidal é o responsável pela motricidade voluntária e tem ação facilitadora sobre os reflexos cutâneos superficiais (cutaneoplantar e cutaneoabdominal).

O sistema piramidal é composto por dois tratos: o corticoespinhal e seu correspondente acima da medula, o trato corticonuclear.

O trato corticoespinhal une o córtex motor cerebral aos neurônios motores da medula espinhal, e o trato corticonuclear, aos motoneurônios dos núcleos dos nervos cranianos, ambos constituindo a via mais importante relacionada com a motricidade voluntária no homem. As fibras do trato corticoespinhal originam-se principalmente do giro pré-central (córtex motor primário), passando posteriormente pelo centro semioval, coroa radiada e perna posterior da cápsula interna, onde formam um feixe compacto. Desse ponto, encaminham-se ao pé do pedúnculo mesencefálico, protuberância pontina, até chegar à pirâmide bulbar, onde, na decussação das pirâmides, 75 a 90% das fibras cruzam o plano mediano constituindo o trato corticoespinhal lateral, o qual desce pelo funículo lateral da substância branca medular, atuando principalmente sobre os motoneurônios da região lateral do corno anterior da medula, que inervam a musculatura distal dos membros. Esses motoneurônios são responsáveis pelos movimentos delicados e precisos das extremidades (Fig. 2.1). A decussação das pirâmides é o substrato anatômico do porquê lesões acima do bulbo causam fraqueza contralateral à lesão.

O restante das fibras que não cruzaram o plano mediano continua ventralmente como trato corticoespinhal anterior (funículo anterior), terminando em motoneurônios da região medial do corno anterior de ambos os lados da medula (quando essas fibras cruzam o plano mediano, o fazem distalmente e pela comissura branca da medula), sendo, por isso, responsável pelo movimento dos grupamentos musculares axiais e proximais dos membros.

As fibras de ambos os tratos podem terminar diretamente em motoneurônios medulares, sendo esses de dois tipos: alfa, responsável pela inervação das fibras musculares, e gama, responsável pela inervação dos fusos neuromusculares; ou podem fazer isso por meio de interneurônios que os modulam positiva ou negativamente (Fig. 2.2).

Existem outras vias que também se relacionam com o controle motor, como as do sistema extrapiramidal, que é composto pelos tratos rubroespinhal, tectoespinhal, vestibuloespinhal e reticuloespinhal, os quais são responsáveis pela movimentação automática, involuntária e de ajustes ou correções de movimentos voluntários. Importante do ponto de vista semiológico é a proximidade topográfica do trato piramidal com o trato reticuloespinhal bulbar (ou trato retoculoespinhal inibitório) em todo o seu trajeto, com exceção de sua passagem pelo bulbo. Atualmente, o que se sabe é que boa parte dos sintomas de liberação da síndrome piramidal, como a hiper-reflexia e a hipertonia, atribuí-

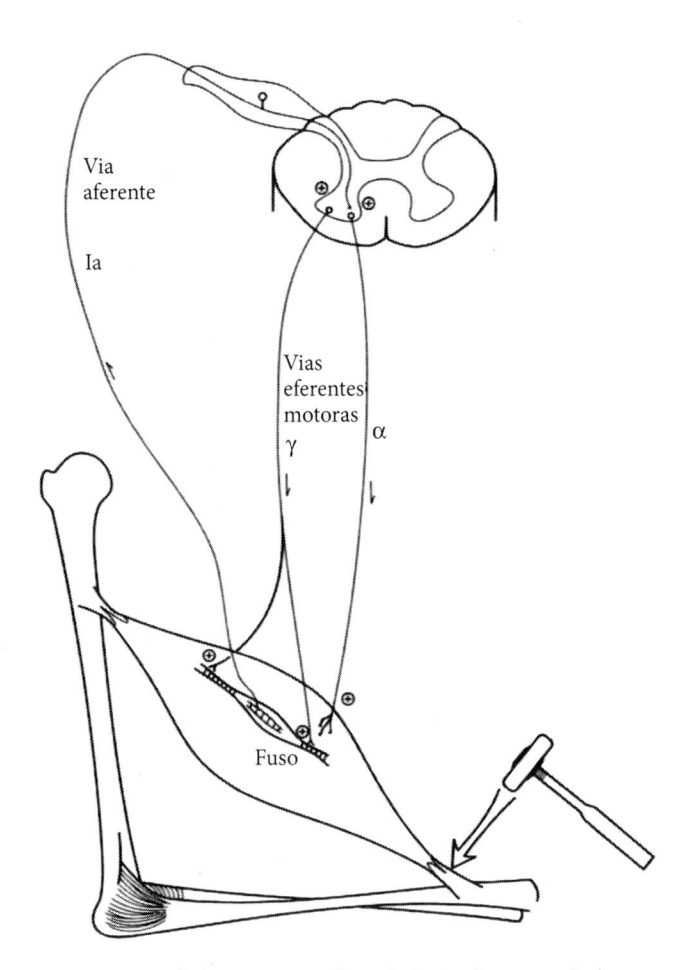

Figura 2.2 – A unidade motora recebe influência direta ao nível segmentar dos fusos musculares, compondo o circuito do arco reflexo. O motoneurônio gama inerva os músculos das extremidades dos fusos, sensibilizando, com isso, o fuso ao estiramento do músculo extrafusal.

dos anteriormente à lesão exclusiva do trato corticoespinhal é, na verdade, decorrente de lesão do trato reticuloespinhal. Por essa razão, o trato reticuloespinhal já foi chamado por Barraque-Bordas de trato justapiramidal.

Um achado interessante e que comprova a importância desse conhecimento anatômico é que, após lesão do trato piramidal, ocorre um quadro de hemiplegia na fase aguda que com o tempo vai melhorando, principalmente na região mais proximal dos membros. Isso pode ser explicado pela maior representação cortical das regiões mais distais dos membros e por sua inervação quase completamente unilateral, enquanto os motoneurônios axiais têm inervação bilateral, sobretudo de tratos responsáveis por movimentos automáticos e do próprio trato corticoespinhal anterior.

AVALIAÇÃO CLÍNICA

Ao avaliar um paciente com queixa de fraqueza deve-se ter em mente que a história é útil principalmente para indicar a causa, o diagnóstico nosológico, enquanto a semiologia é indicada para se chegar ao diagnóstico topográfico da lesão, a qual pode estar localizada em dois níveis básicos distintos: nos neurônios motores superiores (SNC) ou na unidade motora. A anamnese e o exame físico conduzem ao diagnóstico correto na maioria dos casos em que há queixa de fraqueza, e, se ao final destes ainda não tivermos ao menos uma impressão diagnóstica, o pedido de exames complementares isolados pouco contribuirá para isso.

Assim, um paciente com suspeita de quadro de fraqueza deve ser questionado para diferenciar uma fraqueza verdadeira de sintomas como incoordenação, ou mesmo sintomas mais gerais como astenia ou torpor. Se for encontrada na história dificuldade em realizar atividades cotidianas normais como levantar a perna e carregar objetos, isto sugere fraqueza.

Em clínica neurológica, diante de um caso de fraqueza é importante individualizar uma de duas síndromes com características clínicas distintas: a síndrome motora periférica ou síndrome do neurônio motor inferior e a síndrome do neurônio motor superior ou síndrome piramidal (pela lesão do trato corticoespinhal).

Ao suspeitarmos de uma síndrome do neurônio motor é fundamental que se estabeleça sua diferenciação, a qual baseia-se, primordialmente, na avaliação dos reflexos miotáticos (ou profundos), cutâneos, trofismo muscular e presença de fasciculações, embora ambas tenham o mesmo sintoma em comum como queixa principal, a fraqueza (Quadro 2.1).

Como base para o raciocínio clínico, podemos usar desde já os dados que possuímos. Como já foi dito, todas as formas de motricidade passam pela unidade motora, portanto a lesão do neurônio motor inferior acarreta perda ou diminuição das várias formas de motricidade. Dessa maneira, na síndrome do neurônio motor inferior temos fraqueza, diminuição do tônus muscular, diminuição dos reflexos miotáticos fásicos (aquele do martelo) e atrofia muscular.

Também foi dito que o trato piramidal caminha lado a lado com o trato reticuloespinhal inibidor, que tem esse nome porque inibe os reflexos miotáticos fásicos e o tônus muscular. Logo, a síndrome piramidal cursa, além de fraqueza, sinais de déficit do trato piramidal, ausência do reflexo cutaneoabdominal e sinal de Babinski, também com liberação do tônus e reflexos até então inibidos pelo trato reticuloespinhal, acarretando hipertonia e hiper-reflexia.

Existe apenas uma exceção de lesão do sistema nervoso central (SNC) com hipotonia e hiporreflexia, que é na fase aguda de uma lesão tanto na medula espinal como en-

Quadro 2.1 – Diagnóstico diferencial das síndromes motoras.

Síndrome/Sintomas	Neurônio motor superior	Neurônio motor inferior
Em comum	Fraqueza	Fraqueza
Tônus	Aumentado	Diminuído/normal
Reflexos	Vivos/aumentados (hiperativos)	Diminuídos (hipoativos)/abolidos
Trofismo muscular	Pouca atrofia/tardia	Atrofia leve a grave
Fasciculação	Ausente	Presente (lesões do corno anterior)
Distribuição da fraqueza	Em grupo, distal	Pode ser focal ou generalizada
Reflexo cutaneoabdominal	Ausente	Presente (mas pode estar ausente nas lesões dos nervos abdominais)
Reflexo cutaneoplantar	Em extensão (sinal de Babinski)	Em flexão (mas pode estar abolido nas lesões dos nervos para os pés)

cefálica. No choque medular essa característica de hipotonia e hiporreflexia é mais marcada. Durante a fase aguda de uma lesão encefálica, também pode ocorrer um período de hipotonia e hiporreflexia. Em ambos os casos, passada a fase aguda, os pacientes evoluirão com hiper-reflexia e hipertonia. Nessa fase aguda o diagnóstico diferencial entre lesão do neurônio motor superior com a do inferior se faz pela topografia da fraqueza. Por exemplo, nas lesões centrais como a isquemia da cápsula interna causa hemiparesia, a lesão medular provoca paraparesia ou tetraparesia, enquanto nas fraquezas agudas de origem periférica como na polirradiculoneurite a fraqueza, frequentemente, é distal e simétrica e na paralisia periódica (muscular) ela é generalizada e também simétrica.

SÍNDROME DO NEURÔNIO MOTOR SUPERIOR

Como visto, a síndrome do neurônio motor superior (SNMS) decorre de lesão cortical ou das vias centrais relacionadas com a motricidade: tratos corticoespinhais e reticuloespinhal inibidor (ou bulbar), sendo seu reconhecimento feito a partir de sinais e sintomas bem definidos.

Uma lesão piramidal costuma acometer grupamentos musculares mais extensos, pois um feixe nervoso central influencia vários grupos de neurônios periféricos.

Na fase aguda de uma lesão piramidal há fraqueza tanto proximal quanto distal, a qual, com o tempo, vai recuperando-se na região axial e proximal dos membros, porém sem grande melhora nos segmentos mais distais, algo que deve ser explicado, como já dito, pelo fato de haver maior representação motora cortical dos segmentos distais e também por haver outros tratos importantes no homem que também são responsáveis pela inervação proximal, como o trato reticuloespinhal e vestibuloespinhal, além de essa ser bilateral. É comum ainda que na fase aguda exista um período de paralisia flácida antes de se instalar uma paralisia espástica com hipertonia e hiper-reflexia, à semelhança do choque medular.

Na síndrome piramidal, observam-se dois tipos de sinais: os de liberação, que aparecem na fase subaguda da lesão, e os deficitários, que surgem na fase aguda da lesão. Entre os de liberação tem-se a hiper-reflexia profunda, isto é, reflexos policinéticos mais amplos e bruscos, aumento da área reflexógena, clônus, hipertonia espástica (elástica), sincinesias e o sinal de Babinski. Já entre os deficitários, têm-se a paresia ou plegia e a abolição dos reflexos superficiais como o cutaneoabdominal e o cutaneoplantar.

A hiper-reflexia, sinal marcante de liberação, é explicada pelo fato de o trato reticuloespinhal bulbar exercer um efeito inibitório sobre o arco reflexo, assim, com sua lesão, existe hiperatividade dos motoneurônios, o que torna os reflexos aumentados (mais bruscos e amplos) em relação ao padrão normal da pessoa (essa observação é importante pelo fato de existir grande variação individual na intensidade dos reflexos profundos).

Os reflexos policinéticos caracterizam-se pelo fato de apenas uma percussão desencadear contrações repetidas do mesmo grupo muscular e devem-se à hiperexcitabilidade dos motoneurônios. Já o aumento da área reflexógena, como o próprio nome diz, indica que um mesmo reflexo pode ser conseguido percutindo uma área maior; assim, por exemplo, o reflexo patelar normalmente obtido percutindo o tendão do músculo quadríceps femoral, logo abaixo da patela, com lesão piramidal, pode ser obtido percutindo-se a tíbia do paciente ou mesmo o ventre do músculo quadríceps.

Outro sinal observado em lesões piramidais é o clônus, causado pelo estiramento passivo muscular, o que estira os fusos musculares, os quais mandam um estímulo excitatório à medula, havendo aí uma integração do reflexo e o envio da mensagem de volta à musculatura por motoneurônios (alfa) para que esta se contraia, o que diminui o estiramento do fuso e, com isso, o estímulo excitatório sobre o motoneurônio. O músculo relaxa, porém o examinador o mantém estirado, inicia-se novamente o ciclo e ocorrem contrações repetidas do músculo. Esse fenômeno é mais facilmente obtido com o estiramento do Aquileu e da patela.

O tônus muscular, definido como o estado de relativa tensão do músculo durante o repouso, encontra-se aumentado na síndrome piramidal, caracterizando a chamada hipertonia espástica, cuja fisiopatologia parece dever-se ao aumento de excitabilidade dos motoneurônios alfa e gama. Assim, com essa hiper-reatividade, os fusos musculares ficam mais sensíveis ao estiramento do músculo, o que causa uma contração reflexa mais intensa que o normal. Essa hipertonia é mais evidente com o movimento passivo, sendo mais pronunciada quando os músculos são solicitados com maior velocidade e de menor intensidade quando os músculos são solicitados mais lentamente.

Vemos então que a hipertonia da síndrome piramidal é "velocidade-dependente". Além disso, essa hipertonia espástica é mais acentuada no início do movimento, cessando repentinamente, o que caracteriza clinicamente o clássico sinal do canivete.

O conhecimento dessas informações é importante principalmente na diferenciação de outros tipos de hipertonia, como a hipertonia plástica (extrapiramidal) da doença de Parkinson, que independe da velocidade de mobilização do grupo muscular.

A hipertonia da síndrome piramidal apresenta, ainda, um acometimento desigual nos membros superiores e inferiores: naqueles predomina o tônus dos músculos flexores, enquanto nestes há predomínio do tônus extensor, o que faz o paciente se locomover com o membro inferior esticado, descrevendo um semicírculo na direção horizontal, de forma a exibir um tipo de marcha parética característica, a marcha ceifante. Pelo predomínio flexor, o membro superior fica semifletido e o polegar posiciona-se na palma da mão, como que sendo segurado pelos demais dedos da mão, caracterizando uma postura típica do paciente com síndrome piramidal, denominada postura de Wernicke-Mann.

Um sinal clássico da síndrome piramidal é o de Babinski (ou reflexo cutaneoplantar em extensão), sendo este um reflexo patológico de extensão do hálux quando se estimula o pé do paciente com uma espátula ou com a cabeça do fósforo na sua parte medial no sentido posteroanterior (ver Fig. 2.21). Para que ocorra o sinal de Babinski, é necessário que a lesão esteja acima dos níveis medulares que inervam os membros inferiores, ou seja, acima de L1, nível em que começam a sair fibras do plexo lombossacral. O reflexo normal encontrado no adulto seria a flexão plantar do hálux e artelhos.

O trato corticoespinhal inibe o reflexo primitivo cutaneoplantar em extensão, daí sua lesão liberá-lo, algo muito semelhante ao que ocorre em crianças menores de 1 ano que não têm seu sistema nervoso totalmente mielinizado e, portanto, apresentam o reflexo cutaneoplantar em extensão como padrão normal. Dessa forma, o sinal de Babinski só pode ser considerado patológico em crianças maiores de 1 ano e meio a 2 anos.

Outro reflexo superficial alterado na síndrome do neurônio motor superior é o reflexo cutaneoabdominal (integrado na medula torácica de T6 a T12), que também depende da integridade do trato corticoespinhal. Normalmente, estimulando-se a parede abdominal em um de seus lados observa-se a contração muscular e o desvio da cicatriz umbilical para o lado estimulado, mas esse padrão pode estar ausente ou diminuído com a lesão piramidal (ver Fig. 2.20).

Observamos também na síndrome do neurônio motor superior discreta e tardia hipotrofia muscular, decorrente principalmente da subsolicitação do grupamento muscular após a lesão nervosa.

Antes de apresentarmos as características clínicas das lesões nas diversas regiões do SNC, mais algumas informações são necessárias. Quando temos um quadro parético ou plégico que acomete igualmente (com a mesma intensidade) o membro superior e o inferior do mesmo lado, estamos diante de uma hemiparesia (ou plegia) proporcional; contrariamente, se houver predomínio braquial ou crural estamos diante de uma hemiparesia desproporcional. Quando um quadro hemiparético acomete a face e os membros, temos uma hemiparesia incompleta. Se o acometimento de nervo craniano for contralateral ao restante do corpo afetado, tem-se a chamada hemiparesia alterna, que desde já é importante que se saiba ser muito sugestiva de lesão no tronco cerebral (Quadro 2.2).

Córtex cerebral – lesões corticais frequentemente levam a um quadro de fraqueza desproporcional, com predomínio braquiofacial ou crural. Isto ocorre pelo fato de que na

Quadro 2.2 – Diagnóstico diferencial nas lesões do neurônio motor superior.

Córtex cerebral	Cápsula interna	Tronco cerebral	Medula espinal
Fraqueza desproporcional (predomínio braquiofacial ou crural)	Fraqueza completa e proporcional, sem predomínio evidente, raramente poupa face	Hemiparesia alterna, acometimento de membros contralaterais e nervos cranianos, homolateral à lesão	Paraparesia crural ou tetraparesia, hemiparesia/plegia braquiocrural incompleta (sem acometimento de nervos cranianos)
Alteração sensitiva vaga/grafoestesia alterada	Hemi-hipoestesia contralateral ao tálamo acometido	Sensibilidade pode estar preservada	Perda de sensibilidade dolorosa contralateral ao déficit motor
Afasia em lesões do hemisfério esquerdo (geralmente dominante para linguagem). Pode-se acompanhar de depressão psíquica	–	Oftalmoplegia internuclear**, quando presente indica lesão no tronco cerebral (principalmente em lesões pontinas)	–
Anosognosia* e distúrbios de atenção à esquerda em lesões do hemisfério direito	–	Comum síndrome de Horner + (distúrbio autônomo)	–

* Falta de percepção da doença.
** Ver Capítulo 5.

origem do trato piramidal as funções motoras dos vários segmentos do corpo estão espalhadas (basta recordarmos o homúnculo de Penfield) (Fig. 2.1), o que torna difícil uma lesão pequena ou moderada acometer igualmente a motricidade de todo um hemicorpo, diferentemente do trato propriamente dito, que após o centro semioval trafega em um feixe compacto.

Pode-se encontrar em alguns casos, além disso, alteração sensitiva vaga, em virtude da possibilidade de lesão associada pela proximidade entre as áreas motoras e sensitivas no córtex cerebral (giros pré e pós-central, respectivamente). Porém, quando "desenhamos" algo na mão do paciente com lesão cortical parietal (estando este com os olhos fechados), observa-se, geralmente, perda da capacidade de reconhecer o símbolo representado, ou seja, se desenharmos uma letra "A" na mão do paciente este será incapaz de reconhecê-la se não tiver auxílio visual. Essa sensibilidade recebe o nome de grafoestesia, logo, em uma lesão cortical tem-se agrafoestesia.

Se a lesão cortical for do lado esquerdo, dominante para a linguagem na maioria dos indivíduos, é comum ocorrer um quadro de afasia associado, assim como sintomas de depressão psíquica. Se a lesão for do lado direito, que como veremos mais adiante é o hemisfério primordialmente responsável pela manutenção da atenção, podemos ter um distúrbio de atenção à esquerda conhecido como hemissomatoagnosia, em que o paciente ignora seu lado esquerdo, ou melhor, interpreta-o como não sendo seu, embora saiba que ele existe. Para o cérebro, seu esquema corporal resume-se a seu lado direito e o paciente frequentemente não tem conhecimento de seu distúrbio ou o nega (condição denominada anosognosia), não raramente sendo "confundido" com pacientes psiquiátricos.

Cápsula interna – em lesões dessa região temos frequentemente um quadro hemiplégico contralateral, já que as fibras motoras descendentes ainda não cruzaram o plano mediano. Geralmente, a apresentação clínica é de um quadro proporcional, sendo a face raramente poupada (hemiplegia completa). Isso se deve ao fato de a cápsula interna ser o local onde as fibras motoras e sensitivas referentes a todas as partes do corpo estão em uma topografia mais próxima e, assim, mais suscetíveis a uma lesão conjunta.

A cápsula interna é um local comum de lesão cerebral, sendo sede de grande parte dos acidentes vasculares cerebrais. A cápsula interna é irrigada pelas artérias estriadas, ramos da artéria cerebral média, as quais são sedes frequentes de ruptura de microaneurismas (denominados microaneurismas de Charcot-Bouchard) em hipertensos de longa data.

Além desse quadro de fraqueza, pode estar associada uma hemi-hipoestesia contralateral à lesão quando o tálamo também é acometido, sendo a sensibilidade dolorosa menos acometida, muito provavelmente em virtude da via paleoespinotalâmica que também transmite a informação dolorosa e não passa pelos núcleos talâmicos. Uma lesão talâmica pode, por outro lado, também levar a crises de dor espontânea no hemicorpo contralateral, pois, como veremos no capítulo 3, o não recebimento de estímulos dolorosos ao nível central pode desregular o sistema modulador da dor e, assim, causar crises dolorosas.

Tronco cerebral – lesões do tronco cerebral frequentemente cursam com um quadro de hemiparesia alterna, assim chamada porque há fraqueza dos membros de um lado e do nervo craniano do outro, por exemplo, uma lesão na ponte. O acometimento dos membros é contralateral à lesão, enquanto o do nervo craniano responsável pela inervação motora da face, nervo facial (VII), é homolateral à lesão.

A sensibilidade normalmente não se encontra alterada, pois nesse nível os feixes nervosos sensitivo e motor têm topografias bem distintas.

É comum na lesão do tronco cerebral encontrar a chamada síndrome de Claude Bernard-Horner, sempre ipsilateral à lesão e decorrente de acometimento das fibras que conectam o hipotálamo à coluna intermediolateral da medula entre C8 e T1, onde se localizam os neurônios pré-ganglionares simpáticos (ver Fig. 5.11). Essa síndrome caracteriza-se por semiptose palpebral, miose, diminuição no diâmetro da pupila, pseudoenoftalmo, vermelhidão do olho por vasodilatação e ausência de sudorese (anidrose) do lado lesado (ver Capítulo 5).

Uma condição clínica que quando presente indica lesão de tronco cerebral é a chamada oftalmoplegia internuclear (ver Capítulo 5).

Medula espinal – acometimento desse nível do SNC cursa com uma hemiplegia homolateral à lesão, já que as fibras descendentes motoras cruzaram o plano mediano ao nível das pirâmides bulbares. Geralmente, associada à perda motora, existe perda da sensibilidade dolorosa contralateral à lesão, pois o trato corticoespinhal quando lesado pode ser acompanhado da lesão do trato espinotalâmico lateral, responsável pela condução dos estímulos álgicos vindos da periferia, já que ambos ocupam topografias próximas, no funículo lateral da medula.

O trato corticoespinhal, ao descer pela medula, tem uma somatotopia bem definida. Isso é importante, por exemplo, para diferenciarmos um tumor intramedular de um extramedular. No tumor intramedular há inicialmente acometimento motor do membro superior na lesão cervical que, com a evolução do quadro e o crescimento da massa tumoral, atinge o membro inferior. Por outro lado, a dor é um sintoma precoce nos tumores extramedulares (pois existe primeiro compressão das raízes nervosas), posteriormente aparecendo os sintomas motores, que se iniciam nos membros inferiores, "subindo" progressivamente pelos dermátomos do corpo com a evolução do quadro (Fig. 2.3). Alguns textos afirmam que os tumores intramedulares não começam com a dor, porém o grupo de coluna do HCFMUSP tem observado alguns casos que se iniciaram com dor (comunicação pessoal de Taricco).

Para determinar o nível de lesão medular utilizamos os déficits motores e sensitivos, isto é, o miótomo (Quadro 2.3) e dermátomo mais baixo que se mantém funcionante (para o nível sensitivo, dermátomo, ver Capítulo 3).

Quadro 2.3 – Músculo correspondente ao nível radicular e medular.

Raiz e/ou nível medular	Músculos correspondentes
C5	Deltoide e bíceps
C6	Extensores do punho
C7	Tríceps
C8	Flexor dos dedos
T1	Adutor do dedo mínimo
L2	Iliopsoas
L3	Quadríceps femoral
L4	Tibial anterior
L5	Extensor do hálux
S1	Gastrocnêmio e sóleo

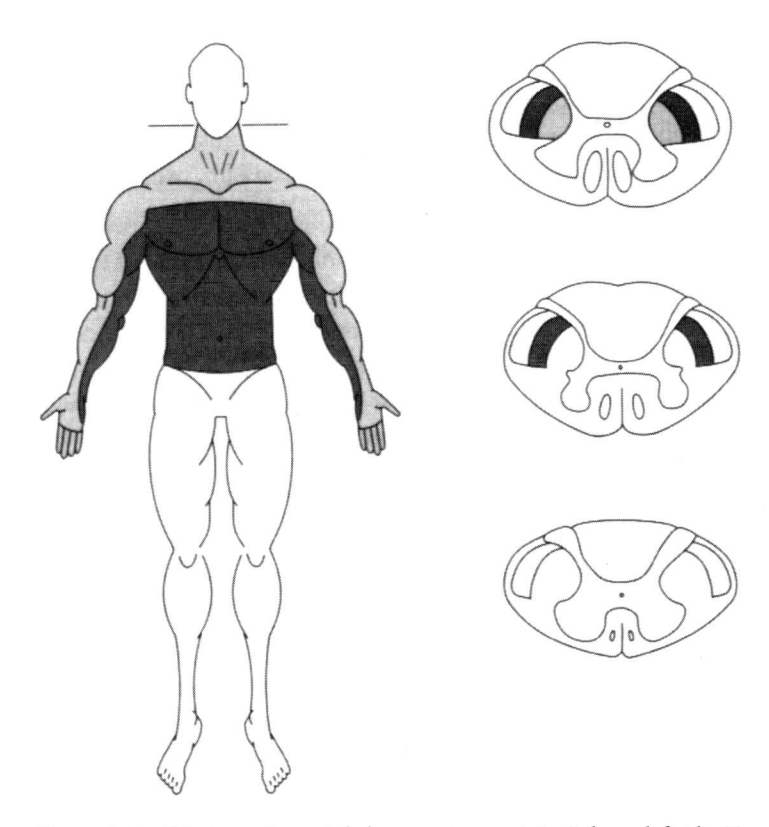

Figura 2.3 – O trato corticoespinhal apresenta somatotopia bem definida. Na medula, as fibras mais laterais vão aos motoneurônios lombossacrais, e os mais mediais, aos motoneurônios cervicais. À medida que essas fibras saem para inervar os motoneurônios correspondentes, eles vão deixando livres as fibras para os segmentos mais baixos. Notar que uma lesão que cresça de dentro para fora acomete primeiro níveis mais altos, para depois acometer os mais baixos. Já a lesão de fora para dentro acomete primeiro os níveis mais baixos, para depois acometer seu próprio nível, apresentando, com isso, um falso nível de lesão.

Clinicamente, existem outros meios com os quais podemos avançar na determinação da topografia de uma lesão medular. Por exemplo, se for constatado sinal de Babinski em um paciente, com esse dado já poderíamos dizer que a lesão se encontra acima do segmento L1 da medula, pois a partir daí começam a emergir as raízes que vão formar o plexo lombossacral, o qual inerva o membro inferior. Supondo, agora, que também o reflexo cutaneoabdominal esteja ausente ou diminuído, poderíamos inferir que a lesão está acima do segmento T6, pois este reflexo é integrado na medula torácica de T6 a T12, só ocorrendo quando o trato corticoespinhal está íntegro.

Se ao exame neurológico forem constatadas falta de atenção no lado esquerdo e hemiparesia de predomínio braquifacial, pode-se concluir que o paciente tem lesão cortical à direita.

PARALISIAS FACIAIS

O nervo facial (VII) é responsável pela inervação da musculatura da face, também chamada de musculatura da mímica. Esse nervo origina-se na ponte, próximo ao núcleo do abducente (VI), e a seguir penetra no osso temporal (pelo meato acústico interno) junto com o nervo vestibulococlear (VIII), saindo posteriormente pelo forame estilomastóideo, para assim alcançar os músculos mímicos após trajeto dentro da glândula parótida.

A aferência ao núcleo facial vem do trato corticonuclear (neurônio motor superior) e formação reticular pontina. O núcleo do nervo facial é composto por quatro subnúcleos, mas, didaticamente, para compreendermos a diferença entre paralisia facial central e periférica, podemos dividi-lo em duas porções: uma rostral, que inerva a metade superior da face, e uma caudal, que inerva a metade inferior da face. A porção rostral recebe aferências predominantes da substância reticular a sua volta. A região caudal, responsável pela inervação da metade inferior da face, recebe, predominantemente, aferências diretas do córtex motor contralateral. Ao contrário do que se imaginava, até então, a porção rostral do núcleo do facial recebe pequena inervação diretamente do córtex motor. À luz desses novos conhecimentos, que não mudam a fenomenologia clínica, a explicação mais plausível para a manutenção da motricidade do quadrante superior da face em lesões centrais deve-se à preservação da formação reticular em contraposição à lesão do trato corticonuclear. Assim, se a porção caudal do núcleo depende do trato corticonuclear para os movimentos voluntários, a lesão desse provoca diminuição dos movimentos voluntários da porção inferior da face. Já a porção rostral do núcleo do facial depende da formação reticular para a movimentação voluntária, e, portanto, a lesão do trato corticonuclear causa pouca sintomatologia na porção superior da face (Fig. 2.4).

Podem-se individualizar dois tipos distintos de lesão facial: uma do neurônio motor superior ou supranuclear e outra do neurônio motor inferior – nuclear ou infranuclear. Essas lesões apresentam-se como paralisias com importância e características clínicas distintas, individualizando dois tipos distintos de síndrome: as paralisias faciais periféricas e as paralisias faciais centrais.

Paralisia facial periférica – lesões do nervo facial em qualquer parte do seu percurso, desde sua saída do núcleo facial na ponte até a musculatura, resultam em paralisia da musculatura mímica da face da metade lesada (tanto da parte inferior como da superior da face), ou seja, as paralisias periféricas manifestam-se homolateralmente à lesão.

A perda do tônus desses músculos leva ao desvio da comissura dos lábios para o lado normal, que tem musculatura com tônus preservado. Essa observação é muito importante, pois muitos associam o desvio da musculatura da face com o lado da lesão, pensando que o lado para o qual se desvia é o lesado, quando na realidade é o contrário que ocorre.

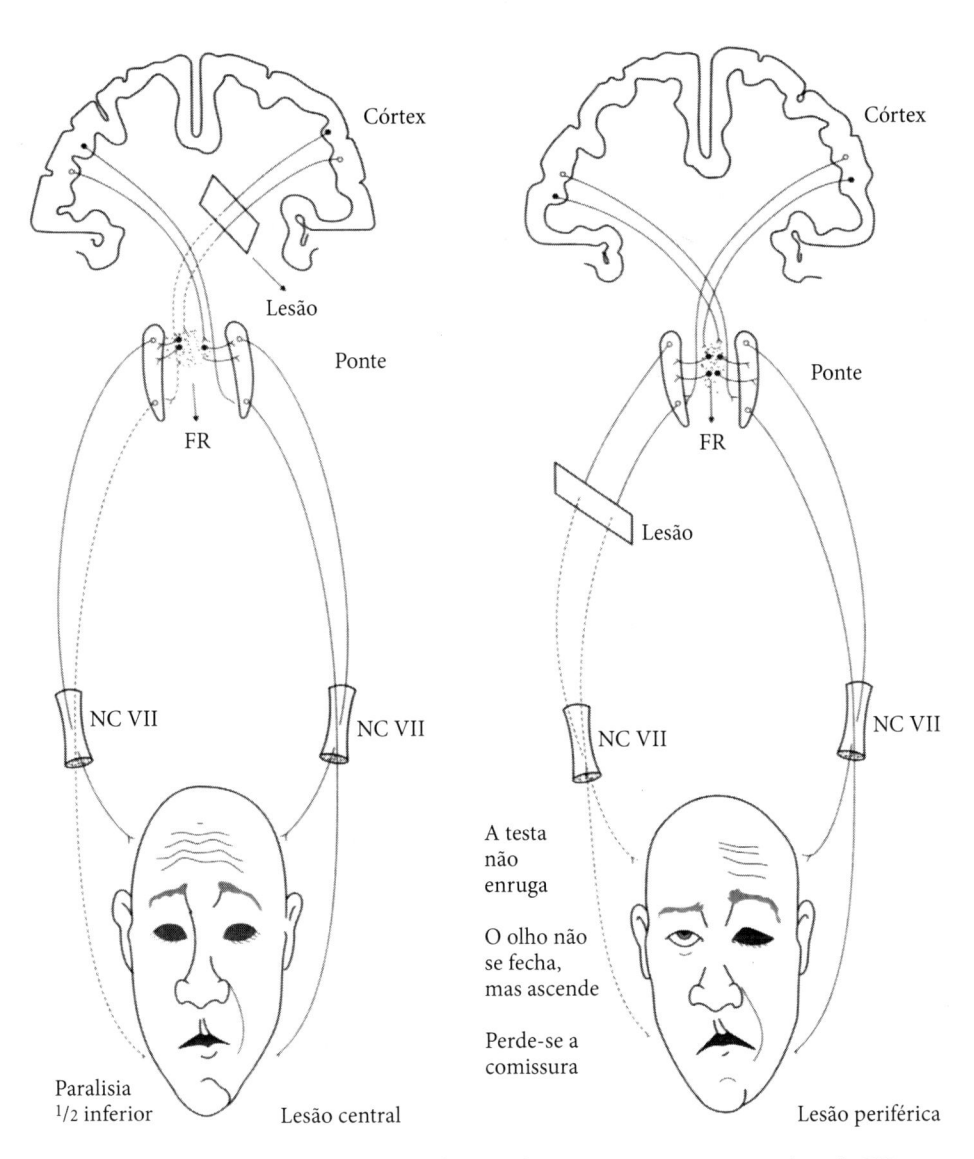

Figura 2.4 – A paralisia facial pode ser central ou periférica. Notar que o motoneurônio do VII nervo craniano, localizado na ponte, recebe aferência do trato corticonuclear contralateral para a porção caudal do núcleo e a porção rostral recebe aferência predominante da formação reticular pontina. Dessa maneira, a lesão periférica causa paralisia da face toda, enquanto a paralisia acima do núcleo, ou paralisia central, acomete principalmente a porção inferior do rosto, uma vez que a inervação da porção rostral do núcleo proveniente da formação reticular está preservada. FR = formação reticular; NC = nervo craniano.

O músculo orbicular do olho homolateral, responsável pelo fechamento palpebral, também é acometido nas paralisias periféricas. Logo, sem sua ação antagônica, o músculo levantador da pálpebra, inervado pelo III nervo, mantém o olho aberto e, assim, suscetível ao ressecamento e às infecções. Os pacientes com paralisia periférica também não conseguem enrugar a testa do lado lesado e têm dificuldade de assobiar ou mostrar os dentes, sendo patente nesses atos o desvio da rima bucal.

O nervo facial possui também, além das fibras motoras, uma divisão de fibras sensitivas (chamado de nervo intermédio) relacionadas com a sensibilidade gustativa dos $2/3$ anteriores da metade da língua e ação parassimpática das glândulas salivares e lacrimais. Assim, um sinal clínico indicativo de lesão proximal do nervo facial é o déficit de sensibilidade nos $2/3$ anteriores da língua, juntamente com uma diminuição das secreções lacrimais e salivares.

Como já citado, lesões do tronco cerebral causam, caracteristicamente, hemiparesia alterna, isso ocorre porque uma lesão do tronco pode acometer o núcleo do nervo facial ou o próprio nervo, dando origem a uma paralisia homolateral. Ao mesmo tempo que, devido à topografia relativamente próxima a este nível, a mesma lesão pode atingir o trato corticoespinhal, também causa síndrome do neurônio motor superior nos membros do lado contralateral à lesão.

Paralisia facial central – é causada por lesões supranucleares (trato corticonuclear). Nesse tipo de paralisia, a motricidade contralateral da metade inferior da face, em geral, é mais afetada, pois, como vimos, a parte caudal do núcleo facial responsável pela motricidade da metade inferior da face recebe predominantemente aferências corticais contralaterais*. Já a musculatura mímica da metade superior da face, em geral, é menos afetada, em virtude de sua inervação depender, principalmente, da formação reticular pontina e muito pouco do trato corticonuclear. Na paralisia facial central estão preservadas as outras funções periféricas do facial, como a gustação dos $2/3$ anteriores da língua e as secreções glandulares.

Como a metade inferior da face é mais acometida, o principal achado clínico é o desvio da rima bucal para o lado normal, estando preservados o reflexo corneano e o movimento de fechamento do olho.

Em pacientes com paralisia central, por lesões corticais ou do centro semioval, é possível notar expressões faciais que demonstram sentimentos como sorriso, por preservação dos tratos responsáveis pela motricidade automática da face, algo impossível de se observar na paralisia periférica, por ser a lesão da via final comum.

SÍNDROME DO NEURÔNIO MOTOR INFERIOR

Na lesão do neurônio motor inferior, assim como na do superior, tem-se como sintoma principal a fraqueza, que pode ser acompanhada, no caso de lesão periférica, de fadiga

---

* Existem pessoas com paralisia central e expressão de caracteres clínicos de uma lesão periférica, isto ocorre em virtude de particularidades anatômicas interpessoais.

e dor muscular (mialgia). O quadro clínico da síndrome motora periférica decorre de distúrbios da unidade motora que, como vimos, é definida como o conjunto formado pelo motoneurônio e fibras musculares sob sua inervação.

A diferenciação clínica da síndrome motora periférica da central requer atenta observação e comparação de alguns aspectos clínicos peculiares de ambas, sendo os principais: o tipo de padrão reflexo observado, tônus e trofismo muscular, presença ou não de fasciculação, tipo e local de fraqueza, além de outros sinais típicos associados (ver Quadro 2.1).

Em uma lesão motora periférica, ao contrário da central, observa-se diminuição ou abolição dos reflexos miotáticos, pois, com o acometimento dos motoneurônios, não existe mais a alça eferente do arco reflexo e, com isso, resposta motora perceptível. Os reflexos superficiais cutaneoabdominal e cutaneoplantar em flexão, como dependem principalmente da integridade do trato corticoespinhal, geralmente estão preservados, podendo estar diminuídos e, às vezes, até abolidos, mas não patológicos (sinal de Babinski).

Na maioria dos distúrbios da junção neuromuscular, os reflexos costumam encontrar-se preservados, em particular na *miastenia gravis*.

O tônus muscular encontra-se na maioria das vezes diminuído; essa hipotonia deve-se em parte à diminuição do reflexo de estiramento do músculo, pois sem ele as fibras musculares não podem manter uma condição de relativa contração durante o estado de "relaxamento" do repouso. Essa paralisia com perda do tônus muscular dá origem ao termo paralisia flácida, em contraposição à paralisia espástica da síndrome do neurônio motor superior. É importante salientar que um estado de hipotonia não é exclusivo de lesão dos motoneurônios, podendo também ser encontrado na fase aguda de uma lesão do neurônio motor superior e em alguns tipos de síndromes cerebelares.

Percebe-se nas lesões dos motoneurônios uma atrofia muscular precoce, variando de leve a grave. A explicação fisiopatológica para esse achado é a de que existe um fluxo axoplasmático anterógrado de substâncias tróficas, a partir do corpo celular do neurônio responsável pela manutenção da massa muscular, o qual é interrompido pela lesão neuronal. Essa atrofia diferencia-se daquela da lesão central, pelo fato de que aquela se deve, primordialmente, a uma subsolicitação do músculo, sendo por essa razão mais tardia e menos pronunciada.

Na *miastenia gravis* costuma existir um grau de atrofia leve, pois, embora aconteça um déficit funcional e metabólico da musculatura, continua existindo o afluxo de substâncias tróficas para as fibras musculares. Já na poliomielite, uma doença de causa viral em que existe lesão do corno anterior da medula com destruição dos corpos celulares dos neurônios, observa-se uma atrofia acentuada, pois é no corpo celular que todo metabolismo neuronal se processa.

O diagnóstico de hipotrofia ou hipertrofia, avaliada por meio da inspeção e palpação, depende da experiência prévia do examinador, devido à grande variedade individual. Somente a prática produz o conhecimento se em um determinado indivíduo o trofismo muscular está diminuído. Em crianças e pessoas obesas, o problema se intensifica, pela grande quantidade de tecido adiposo adjacente. Devem-se, por esses motivos, sempre valorizar as assimetrias.

Dentro do espectro de avaliação do trofismo muscular existe ainda uma condição denominada pseudo-hipertrofia, em que o tecido muscular é substituído por fibrose e tecido adiposo, sendo característica de alguns tipos de distrofias musculares genéticas, como a distrofia de Duchenne. A pseudo-hipertrofia deve ser diferenciada de uma hipertrofia verdadeira, pois nesta a força muscular está diminuída, enquanto naquela está aumentada.

Nas síndromes do neurônio motor inferior, quando ocorre lesão do corno anterior da medula (por exemplo, poliomielite) são observadas fasciculações, que são contrações involuntárias de uma unidade motora, sendo perceptíveis ao exame físico, embora não sejam capazes de provocar movimento do segmento acometido.

Esse fenômeno atualmente possui duas explicações fisiopatológicas distintas e complementares. A primeira é a de que, com a diminuição na liberação de acetilcolina pelo terminal nervoso, ocorre sensibilização da placa motora, com aumento do número e responsividade dos receptores nicotínicos colinérgicos da junção neuromuscular; dessa forma, a acetilcolina circulante na corrente sanguínea poderia desencadear pequenas contrações musculares. A segunda explicação decorre de uma modificação dos canais iônicos, levando o músculo a se despolarizar espontaneamente e a dar origem a potenciais de ação; assim, sugere-se que após a lesão nervosa os canais de cálcio do músculo tornem-se autônomos e permitam a entrada desse íon, na célula, o que é essencial para a contração muscular.

Quando observamos um quadro de fraqueza localizado (focal) ou restrito ao território de inervação de um nervo periférico em um paciente, esse quadro é indicativo de síndrome motora periférica. Quando existe lesão de um motoneurônio, apenas a musculatura dependente de sua inervação é acometida, podendo-se, inclusive, individualizar os músculos afetados. Dessa forma, quando se suspeita de que uma lesão tenha acometido um nervo específico (por exemplo, nervo ulnar), é fundamental para a confirmação diagnóstica que se conheça e teste, pelo menos, os principais músculos inervados por ele (Quadros 2.4 e 2.5).

Em pacientes com lesão motora periférica existe uma marcha parética típica, a marcha escarvante, encontrada em alguns tipos de neuropatias e lesões de nervos periféricos do membro inferior. Um exemplo típico são as fraturas da cabeça da fíbula, em que o nervo fibular, responsável pela inervação dos músculos flexores do pé, é estirado, causando uma condição chamada pé caído, em que o paciente precisa elevar a coxa para poder caminhar sem bater a ponta do pé contra o solo.

Uma vez firmado o diagnóstico de síndrome do neurônio motor inferior, podemos progredir no diagnóstico topográfico tentando identificar o segmento da unidade motora acometido pela doença. Isso deve ser feito observando-se os aspectos clínicos peculiares da lesão de cada região; entre os parâmetros mais importantes que devem ser avaliados para tal diferenciação, estão o tempo de evolução dos sintomas, tônus muscular, reflexos, atrofia e alterações da sensibilidade (Quadro 2.6).

Corno anterior da medula – o exemplo clássico desse tipo de lesão é a poliomielite causada por um vírus neurotrópico que ataca as colunas de motoneurônios do corno an-

Quadro 2.4 – Músculos, raízes e nervos periféricos.

Músculo	Raízes nervosas	Nervo	Ação do músculo
Deltoide	C5-C6	Axilar	Abdução do braço
Coracobraquial	C6-C7	Musculocutâneo	Flexão do braço
Bíceps braquial	C5-C6	Musculocutâneo	Flexão do antebraço
Braquial	C5-C6	Musculocutâneo	Flexão do antebraço
Extensor do carpo	C5 a C8	Radial	Extensão do punho
Extensor dos dedos	C6-C8	Radial	Extensão dos dedos da mão
Tríceps braquial	C6 a C8 (T1)	Radial	Extensão do antebraço (cotovelo)
Flexor superficial dos dedos	C7 a T1	Mediano e ulnar	Flexão dos dedos da mão
Flexor profundo dos dedos	C7 a T1	Mediano e ulnar	Flexão dos dedos da mão
Flexor profundo dos dedos	C7 a T1	Mediano e ulnar	Flexão dos dedos da mão
Reto abdominal	T5 a T12	Intercostais	Flexão do tronco
Glúteo máximo	L5 a S2	Nervo glúteo inferior	Extensão da coxa
Psoas	(L1) L2 a L4	Nervo para o psoas maior	Flexão da coxa
Ilíaco	L2 a L4	Femoral	Flexão da coxa
Quadríceps femoral	L2 a L4	Femoral	Extensão da perna
Adutores da coxa	L2 a L4	Obturatório	Adução da coxa
Grácil	L2 a L4	Obturatório	Adução da coxa
Obturador externo	L2 a L4	Obturatório	Rotação lateral da coxa
Obturador interno	L5 a S3	Nervo para o obturador interno	Rotação lateral da coxa
Bíceps femoral			
Cabeça longa	L5-S1	Nervo tibial	Rotação lateral da coxa
Cabeça curta	L5 a S2	Nervo fibular	Flexão da perna
Semitendinoso	L5 a S2	Nervo tibial	Flexão da perna
Semimembranoso	L4 a S1	Nervo tibial	Flexão da perna
Gastrocnêmio	L5 a S2	Nervo tibial	Extensão do pé
Sóleo	L5 a S2	Nervo tibial	Extensão do pé
Tibial posterior	L5-S1	Nervo tibial	Inversão do pé
Tibial anterior	L4 a S1	Nervo fibular	Elevação do pé
Extensor dos dedos	L4 a S1	Nervo fibular	Extensão dos dedos do pé
Extensor do hálux	L4 a S1	Nervo fibular	Extensão do hálux

Quadro 2.5 – Alguns nervos cranianos motores somáticos.

Nervo	Motoneurônio	Músculos	Ações principais
Oculomotor (III)	Mesencéfalo	Levantador da pálpebra	Abertura palpebral
Facial (VII)	Ponte	Musculatura mímica facial Orbicular do olho Orbicular da boca	Mímica facial Oclusão palpebral Oclusão da boca
Acessório (XI)	C1-C3 C2-C4	Esternocleidomastóideo Porção superior do trapézio	Rotação da cabeça Elevação dos ombros

Os demais nervos cranianos serão abordados por sintomas nos capítulos pertinentes.

Quadro 2.6 – Diagnóstico diferencial nas lesões da unidade motora.

Diagnóstico	Fraqueza	Tônus	Atrofia	Fasciculação	Reflexo	Distúrbio de sensibilidade
Corno anterior	Focal, em geral assimétrica	Flácido	Presente (acentuada e precoce)	Presente	Diminuído ou ausente	Ausente
Raiz	Focal	Flácido	Presente	Ausente	Diminuído ou ausente	Dor irradiada
Plexo/nervo	Focal, geralmente distal	Flácido	Presente (moderada)	Ausente	Ausente ou diminuído (desproporcional à fraqueza)	Deficitário: hipoestesia, anestesia e/ou parestesia
Junção neuromuscular	Difusa	Normal	Ausente	Ausente	Normal	Ausente
Músculo	Difusa, proximal nos membros	Flácido	Tardia (acentua-se com o tempo)	Ausente	Diminuído ou normal	Ausente

terior, acometendo desigualmente os diversos grupamentos musculares. Por essa razão, a fraqueza nesse tipo de lesão tem distribuição predominantemente focal e assimétrica. Em infecções mais leves, há acometimento de músculos com funções semelhantes e sinérgicas, já em infecções mais graves todo o membro (ou mais de um membro) pode estar acometido.

Existe uma somatotopia bem definida dos motoneurônios no corno anterior. Na sua parte anterior, estão os neurônios relacionados com a inervação dos músculos extensores, enquanto na posterior estão relacionados à musculatura flexora, em sua parte lateral, estão os motoneurônios responsáveis pela motricidade da musculatura distal (ou apendicular), e na sua parte medial, os relacionados à musculatura proximal (ou axial).

Não existe alteração da sensibilidade e os reflexos miotáticos estão diminuídos ou ausentes, já que não existe mais a alça eferente do arco reflexo. Da mesma forma, também se encontra uma hipotonia flácida dos músculos da região acometida. Com o passar do tempo, a atrofia muscular é proeminente.

O achado mais indicativo de lesão do corno anterior da medula é a fasciculação, presente nesse tipo de doença, podendo acompanhar-se de cãibras.

Raiz anterior da medula – ao saírem da medula, os motoneurônios o fazem em grupo, formando feixes denominados radículas nervosas, as quais se juntam, formando as chamadas raízes ventrais (ou anteriores).

Lesões exclusivas desse segmento da unidade motora são raras e causam um quadro muito semelhante ao encontrado na lesão do corno anterior. Encontra-se uma fraqueza focal, com hipo ou arreflexia e hipotonia (flacidez), na maioria das vezes sem alterações da sensibilidade. A atrofia também está presente, no entanto, não se encontra fasciculação.

A etiologia mais característica de lesão da raiz anterior são as hérnias de disco, neste caso ocorre compressão também da raiz posterior, que podem ser de dois tipos: central e lateral. As hérnias laterais têm o material protruso dos discos intervertebrais passando lateralmente pela medula e comprimindo a raiz anterior, o que causa dor radicular como um sintoma precoce, diferentemente das hérnias mediais, em que, em geral, esse sintoma aparece mais tardiamente. Os dois tipos de hérnia causam, inicialmente, dor local por compressão do ligamento vertebral.

Quando suspeita, a dor radicular pode ser pesquisada no exame da coluna vertebral comprimindo as apófises das respectivas vértebras. Como característica, essa dor piora com o movimento e melhora com o decúbito, em virtude de essa posição diminuir a pressão exercida sobre a coluna.

Cada músculo é inervado por um nervo e este, geralmente, é formado por várias raízes (por exemplo, nervo musculocutâneo – C5 e C6, nervo femoral – L2, L3 e L4). Assim, o acometimento de uma raiz apenas pode provocar fraqueza, mas dificilmente causa paralisia.

Outra síndrome que também acomete as raízes nervosas, porém menos comum, é a polirradiculoneurite, uma doença sistêmica autoimune, em que existem autoanticorpos contra a bainha de mielina e que causa, por consequência, um quadro de fraqueza global, juntamente com arreflexia e ausência ou discreto déficit sensitivo. Apesar de a raiz ventral possuir predominantemente fibras motoras, alguns pacientes podem também se queixar de alterações sensitivas vagas, principalmente parestesias. Frequentemente, o quadro inicia-se nos membros inferiores para depois acometer segmentos mais rostrais.

Plexo ou nervo – os nervos periféricos surgem da união de várias raízes que, por sua vez, oroginam-se da união da raiz dorsal medular (sensitiva) com a raiz ventral (motora), sendo, portanto, funcionalmente mistos. Existe uma raiz para cada nível medular; dessa forma, cada uma delas é responsável pela inervação de uma faixa de pele (dermátomo) do tronco, membros ou parte do segmento cefálico. O restante do segmento cefálico é suprido pelos nervos cranianos. Ao nível cervical (C5-T1) e lombossacral, várias raízes se unem formando os plexos, respectivamente: o plexo braquial responsável pela inervação do membro superior e o lombossacral responsável pelo suprimento nervoso do membro inferior.

Neuropatia periférica é o termo genérico que engloba os distúrbios dos nervos periféricos, existindo uma gama muito grande de doenças que causam esse quadro, sendo essencial, assim, que se investigue sua etiologia.

Essas lesões, geralmente, cursam com um quadro de fraqueza restrito aos músculos supridos pelo nervo lesado, além de hipotonia, hipo ou arreflexia e, com a evolução do quadro, atrofia proeminente. Geralmente, não se observa fasciculação.

O dado mais importante no diagnóstico de uma neuropatia é a alteração de sensibilidade. Assim, em termos práticos, a presença de neuropatia periférica é sugerida por fraqueza localizada ao território de um nervo periférico, associada a déficit sensitivo do mesmo segmento.

Um quadro neuropático pode ser devido a uma lesão tóxica, metabólica ou traumática, incluindo-se nesta: facadas, tiros ou quedas (quedas de moto são causas frequentes de lesão do plexo braquial). Os primeiros sinais de neuropatia (ou plexopatia) podem consistir em formigamentos, queimações e disestesias em faixa (ver Capítulo 3).

É necessário conhecer, ao menos, as áreas de inervação dos principais nervos periféricos para avaliar-se corretamente seu acometimento por meio da semiologia. Apesar da enorme gama de causas de neuropatia, podem-se individualizar alguns padrões comuns de acometimento que aqui serão apresentados.

Quando apenas um nervo é lesado, há uma mononeuropatia (traumatismo direto e compressão são causas comuns); quando uma doença acomete os nervos periféricos de modo multifocal e aleatório, tem-se a chamada mononeuropatia múltipla, condição causada por um número relativamente limitado de afecções. Existem ainda as polineuropatias, definidas como processos patológicos gradativos, simétricos e de predomínio distal dos nervos periféricos, dando o clássico padrão anestésico em "bota e luva", característico da neuropatia diabética e das carências vitamínicas, como a do alcoolismo (ver Quadros 1.2 e 1.3).

Na avaliação de um paciente com neuropatia devem-se investigar o contato prévio com substâncias que possam causar intoxicação e a presença de outros membros da família com o mesmo problema (existem muitos tipos de neuropatias genéticas). Como começaram os sintomas também é um dado importante, as doenças progressivas tendem a ser de causa genética, enquanto as agudas tendem a ser de causa metabólica ou tóxica.

Ao encontrarmos, no exame físico, simetria no déficit de força e sensibilidade, há grande sugestão de polineuropatia, que tem como característica, ainda, um enfraquecimento mais pronunciado no membro inferior em relação ao superior, no segmento distal em comparação com o proximal e nos músculos extensores e adutores em relação aos flexores e abdutores. Assim, não é raro encontrar queda do pé e marcha escarvante compondo o quadro de polineuropatia.

Já se ao exame encontrarmos vários segmentos assimétricos do corpo acometidos por fraqueza e déficit, existe grande sugestão de que tenhamos mononeuropatia múltipla. Um acometimento em faixa no território de um nervo é típico de mononeuropatia; nesse caso, todos os músculos dependentes daquele nervo devem ser testados.

Junção neuromuscular – as doenças que acometem esse segmento da unidade motora são geralmente sistêmicas, havendo, em consequência, fraqueza de distribuição difusa. O exemplo clássico é a *miastenia gravis,* uma doença autoimune, em que são produzidos autoanticorpos contra os receptores nicotínicos colinérgicos da placa motora, principalmente no terminal pós-sináptico. Acredita-se que essa doença esteja relacionada a anormalidades na seleção dos antígenos no timo.

Clinicamente, as doenças da junção neuromuscular são caracterizadas por fadiga insidiosa e fraqueza flutuante dos músculos esqueléticos que pioram com a repetição de movimentos e melhoram após repouso ou uso de drogas anticolinesterásicas. Observam-se oscilações diurnas no desempenho motor, piorando ao final do dia. Apesar da distribuição difusa da fraqueza, existem músculos preferencialmente acometidos, como o levantador da pálpebra, os oculares, os faciais e os envolvidos na deglutição. Dessa forma, diplopia, ptose e disfagia são sintomas comuns que podem fazer parte da apresentação clínica da *miastenia gravis*. Um fenômeno interessante e que ajuda no diagnóstico é a melhora da ptose palpebral, colocando-se gelo sobre a pálpebra.

O tônus muscular apresenta-se mantido, já que costuma haver canais suficientes para manter essa condição. Os reflexos estão preservados na maioria dos distúrbios neuromusculares, em particular na *miastenia gravis*, não existindo fasciculação ou alteração de sensibilidade evidente ao exame desses pacientes.

Músculos – o termo miopatia descreve todos os estados patológicos que acometem primariamente as fibras estriadas esqueléticas. A maioria das doenças que acometem os músculos é sistêmica e, frequentemente, causa quadro de fraqueza global. Os aspectos clínicos sugestivos de miopatia são: distribuição proximal da fraqueza, hipotonia (flacidez), preservação do volume muscular (só existe atrofia tardiamente, em virtude do próprio processo que acomete o músculo) e relativa preservação dos reflexos (podem estar um pouco diminuídos). Além disso, a exemplo da maioria das lesões do neurônio motor inferior, também não são encontradas alterações sensitivas ou fasciculação.

O fenômeno miotônico, caracterizado pela dificuldade em relaxar o músculo que foi contraído e piora no frio, está presente em poucas miopatias (por exemplo: miopatia de Steinert, de Thonsem e paramiotonia), o que induz o diagnóstico.

Dores musculares contínuas e de intensidade moderada podem sugerir doença muscular inflamatória, polimiosite ou dermatomiosite, apesar de também ocorrerem em doenças osteoarticulares e neurológicas; caracteristicamente, nas miopatias, a dor piora com a palpação do músculo. Uma dor desencadeada por exercícios é sugestiva de um defeito metabólico de utilização dos substratos energéticos, como defeitos de armazenamento do glicogênio ou lipídico.

As principais causas de miopatias são sistêmicas e podem ser divididas em metabólicas, endócrinas, inflamatórias e congênitas (incluindo aí algumas distrofias musculares progressivas). Entre as doenças de causa genética mais importantes estão a distrofia de Duchenne, com caráter recessivo ligado ao X, em que há uma substituição de tecido muscular por adiposo, e a distrofia de Becker, também recessiva ligada ao X, com quadro clínico semelhante ao anterior, porém de evolução mais benigna.

Outra doença de importância é a polimiosite, afecção de caráter inflamatório autoimune, que cursa com déficit motor associado à atrofia e à mialgia, principalmente à palpação, comprometendo especialmente a região proximal da musculatura dos membros. Podem ocorrer, também associadas ao quadro, lesões cutâneas, condição esta chamada de dermatomiosite.

Em nosso exemplo, no caso da mulher já havíamos diagnosticado uma lesão do neurônio motor inferior; ao exame, constatamos ainda que a fraqueza tem distribuição distal, principalmente nos pés, e perda da sensibilidade até o terço inferior da perna. Com esses achados, podemos afirmar que nossa paciente tem lesão do nervo pela perda de sensibilidade e que, por sua distribuição distal, trata-se de uma polineuropatia periférica.

Para finalizar, vamos tratar de uma última doença, a esclerose lateral amiotrófica (ELA). A ELA é uma doença degenerativa, de caráter progressivo, que acomete tanto o neurônio motor inferior (NMI) quanto o neurônio motor superior (NMS), ocorrendo, portanto, um quadro clínico misto de síndrome piramidal e síndrome do neurônio motor inferior.

Nessa doença podem estar associadas atrofia de motoneurônios medulares, dos nervos cranianos e síndrome piramidal; dessa forma, coexistem paresia, atrofia, fasciculação, hiper-reflexia e sinal do canivete. Geralmente, a síndrome inicia-se com lesão do neurônio motor superior, predominando uma hiper-reflexia que diminui com o avanço da doença e acometimento progressivo dos motoneurônios. São frequentes, ainda, indícios de síndromes dos nervos cranianos, como disartria, disfagia e paralisias faciais em fases diversas de evolução da doença.

SEMIOTÉCNICA

A avaliação dos déficits motores inicia-se com a pronta observação do paciente atentando-se para seu fácies e atitude. Durante a anamnese, pesquisam-se sobre queixas de falta de força, dificuldades para a realização de movimentos, atrofia ou hipotonia. O exame da motricidade busca comprovar os sintomas descritos na anamnese ou encontrar novos sinais.

O exame motor é composto de várias partes, as quais devem ser interpretadas em conjunto para a caracterização e o diagnóstico do tipo de déficit motor. Os principais pontos que devem ser investigados ao exame da motricidade são: com relação à motricidade voluntária, a força muscular, a velocidade dos movimentos e a coordenação dos movimentos; com relação à motricidade passiva, o tônus e o trofismo muscular; e com relação à motricidade involuntária, os reflexos superficiais e profundos (motricidade reflexa) e os movimentos espontâneos involuntários anormais (por exemplo, coreia, balismo, convulsões e tiques).

O exame da coordenação, assim como o da marcha e equilíbrio, apesar de fazerem parte da avaliação da motricidade, serão abordados no Capítulo 4.

FORÇA MUSCULAR

O exame da força muscular inicia-se solicitando ao paciente que realize movimentos com o segmento acometido, atentando-se para as possíveis dificuldades em realizá-los. Deve-se sempre ter em mente a variação da habilidade motora (que influencia a força de contração) observada entre os hemicorpos, na dependência de o paciente ser destro ou canhoto. Em alguém destro, há maior coordenação do lado direito, assim realizará movimentos mais facilmente.

O exame da força muscular deve ser feito de forma a testar os movimentos de todos os segmentos e as manobras realizadas visam graduar a força em cada um, sendo que esta classicamente é registrada em graus variando de 0 a 5, de acordo com os resultados encontrados (Tabela 2.1).

Tabela 2.1 – Graduação de força muscular.

Grau	Características	Porcentagem da força muscular em relação a um movimento normal (%)
0	Não existe contração muscular (sem movimento)	0
1	Existe contração perceptível sem haver, no entanto, movimento (há indício de movimento)	0-10
2	Músculo é capaz de se movimentar quando a gravidade é eliminada	11-25
3	Músculo é capaz de se movimentar contra a gravidade, porém não contra a resistência	26-50
4	Músculo é capaz de se movimentar contra algum grau de resistência	51-75
5	Músculo é capaz de se movimentar contra a gravidade e resistência máxima sem sinais de fadiga (força muscular normal)	76-100

Para melhor obtenção e comparação dos resultados, é aconselhável sistematizar a avaliação motora realizando separadamente o exame dos membros inferiores, membros superiores, pescoço e tronco, preferindo-se sempre seguir uma ordem definida: craniocaudal ou vice-versa, a fim de não esquecer nenhum segmento.

Na avaliação da motricidade do segmento cervical e tronco, solicitamos para o paciente realizar movimentos em todas as direções da cabeça (flexão, extensão e lateralização).

Na avaliação dos membros superiores, com o paciente sentado ou deitado, pede-se para que ele faça movimentos de flexão e extensão do braço, antebraço, punhos e dedos, além de abdução do braço e movimentos de oponência com o polegar. Após esse procedimento, pede-se para que ele faça esses movimentos contra uma resistência imposta pelo examinador, comparando sempre os resultados obtidos nos dois hemicorpos. Além desse teste, principalmente se ainda houver dúvidas quanto à presença ou não de fraqueza, podem-se utilizar as chamadas manobras deficitárias que são mais sensíveis na detecção de paresias.

Entre elas, utilizamos para o membro superior a manobra dos braços estendidos (Fig. 2.5), em que se pede para o paciente estender os braços e as mãos, mantendo os dedos abertos e permanecendo nessa posição por pelo menos 2 minutos. Uma variação dessa manobra que pode ser usada para pacientes que não conseguem sentar-se é a manobra de Raimiste (Fig. 2.6), na qual se pede para o paciente, deitado, estender apenas o antebraço de ambos os membros, membros, formando 90° com o plano horizontal, mantendo-os nessa posição durante 2 minutos (essa manobra é sensível para déficits distais).

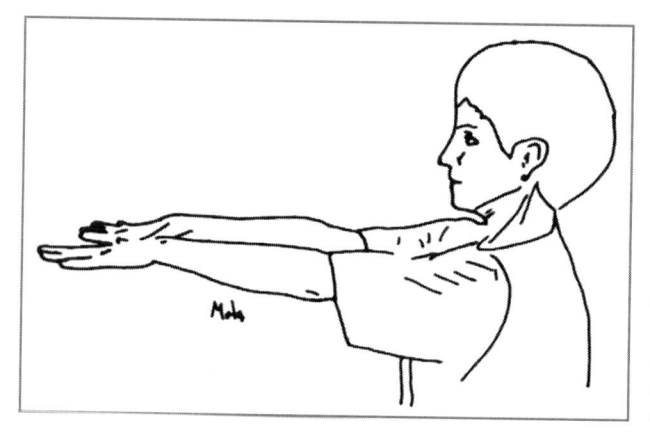

Figura 2.5 – Manobra deficitária de Mingazzini dos membros superiores, ou dos braços estendidos.

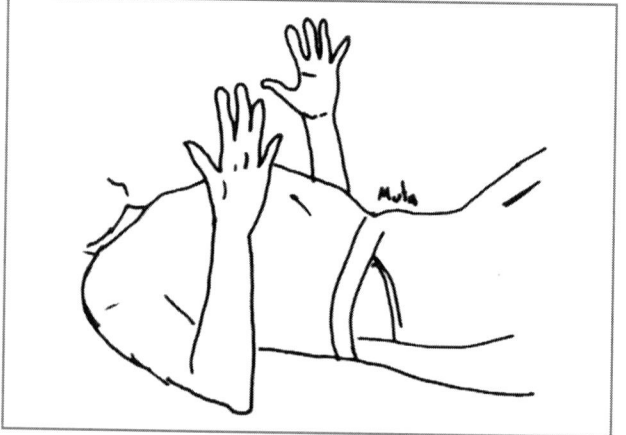

Figura 2.6 – Manobra deficitária de Raimiste.

Para os membros inferiores, o exame da motricidade segue a mesma sequência, primeiramente se solicita ao paciente, em decúbito horizontal ou sentado, que realize movimentos de flexão e extensão em todos os segmentos do membro (coxa, perna e pé), bem como abdução e adução deste em relação ao tronco. Em seguida, o paciente deve tentar fazer esses movimentos contra uma resistência imposta pelo examinador, comparando sempre os resultados obtidos nos dois hemicorpos.

As manobras deficitárias utilizadas para a detecção de déficits de força discretos no membro inferior são: a manobra de Mingazzini (Fig. 2.7), que consiste em pedir ao paciente que, em decúbito dorsal, flexione a coxa mantendo-a perpendicular ao tronco, estando a perna paralela a ele e os pés na vertical (o paciente deve manter essa posição durante 2 minutos); outra manobra utilizada é a de Barré (Fig. 2.8), em que o paciente, em decúbito ventral, deve flexionar a perna (formando 90° com o tronco) e manter os pés na horizontal também por 2 minutos (essa prova detecta primordialmente déficits distais).

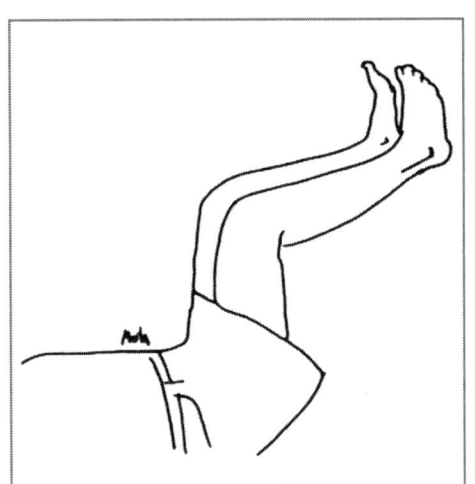

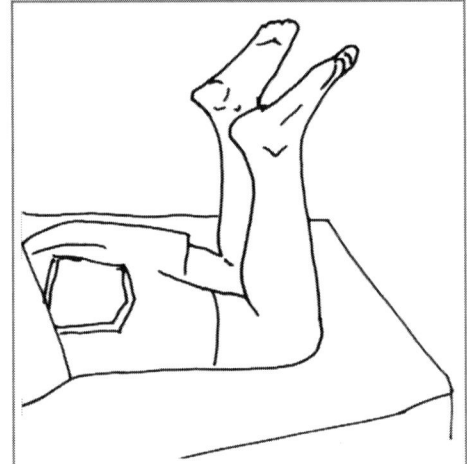

Figura 2.7 – Manobra deficitária de Mingazzini dos membros inferiores.

Figura 2.8 – Manobra deficitária de Barré.

As manobras deficitárias, além de mais sensíveis à detecção de paresias leves, permitem constatar se o déficit de força é global, distal (característico de lesões piramidais ou de nervos periféricos) ou proximal (indicativo de miopatia). Em déficits distais, primeiramente as mãos (nas manobras do membro superior) e os pés (nas manobras do membro inferior) é que sofrem queda, seguidos pelas partes mais proximais; já nas miopatias há, primeiro, queda dos segmentos proximais.

Muitas vezes, não existe déficit de força muscular evidente, mas sim redução da velocidade de contração, algo que pode ocorrer principalmente em paresias de grau leve, ou outras condições, como lesões cerebelares.

TÔNUS E TROFISMO MUSCULAR

O exame do tônus muscular inclui inspeção, palpação, movimentação e balanço passivo. Na inspeção, deve-se atentar à atitude do paciente; os pacientes com síndrome piramidal, por exemplo, apresentem hipertonia elástica, em que há aumento generalizado do tônus com predomínio dos extensores no membro inferior e flexores no membro superior, adotando uma postura típica, denominada postura de Wernicke-Mann. Já pacientes com lesão periférica, caracteristicamente, têm hipotonia flácida no segmento acometido. Durante a inspeção, ainda podem-se observar fasciculações em grupamentos musculares.

Na palpação dos músculos, devido à grande variação individual (por exemplo, o tônus de um estivador comparado ao tônus de uma socialite), devem-se valorizar as assimetrias na detecção de atrofias discretas, sendo sua avaliação subjetiva. Adquire importância em quadros de grande amiotrofia, como a que ocorre nas lesões dos nervos periféricos, por falta de oferta de substâncias tróficas.

O balanço passivo é realizado com o examinador solicitando movimentos rápidos e sucessivos de alguns segmentos do corpo do paciente, como membros, mãos ou pés. Para examinar a mão do paciente, o examinador deve segurar o membro a ser avaliado pelo antebraço e fazer movimentos sucessivos e rápidos em todas as direções, solicitando assim a articulação do punho. Quando há hipotonia, a movimentação torna-se mais fácil e ampla, por outro lado, quando existe hipertonia, a movimentação descrita é menos pronunciada.

A avaliação da movimentação passiva é o exame mais importante na avaliação do tônus muscular, sendo feita pelo examinador, que desloca passivamente alguns segmentos do corpo do paciente sobre sua articulação, testando-se, assim, a resistência oferecida ao movimento. Um exemplo clássico é a realização de movimentos de flexão e extensão dos braços ou pernas sobre as articulações do cotovelo e joelho, respectivamente.

Esse tipo de avaliação permite a obtenção de dados importantes na elucidação do diagnóstico de uma lesão neurológica. Em lesões piramidais (hipertonia espástica), temos o clássico sinal do canivete, já em lesões extrapiramidais (hipertonia plástica), ao movimentarmos uma articulação, temos a impressão de uma resistência de intensidade oscilante, o que caracteriza o chamado sinal da roda denteada. Em lesões nervosas periféricas, cerebelares ou mesmo piramidais em fase aguda, existe hipotonia (flacidez), não havendo resistência à movimentação imposta pelo examinador; a articulação avaliada, por seu tempo, abre-se em amplitude maior que a normal (a amplitude de abertura de uma articulação é limitada em parte pela musculatura que a movimenta).

REFLEXOS

A avaliação dos reflexos é dividida em exame dos reflexos profundos (miotáticos), geralmente realizada por meio da percussão (com um martelo) do tendão ou aponeurose do músculo que se quer testar, e reflexos superficiais (exteroceptivos), cuja avaliação é feita estimulando-se a pele (usando uma espátula) com consequente contração dos músculos subjacentes.

A pesquisa dos reflexos deve ser feita com o paciente em posição confortável e relaxado, já que a resposta reflexa depende, em grande parte, do estado do tônus muscular naquele momento, sendo essencial sempre a comparação dos resultados obtidos entre os dois hemicorpos. Os reflexos independem do estado de consciência do paciente, por essa razão, são dados objetivos, podendo ser pesquisados mesmo com o paciente inconsciente.

Reflexos profundos

Os reflexos profundos são obtidos pela percussão do tendão ou fáscia do músculo examinado, evitando-se sempre percutir seu ventre (isso pode desencadear um reflexo intrínseco do músculo – idiomuscular – e causar contração anômala, invalidando a pesquisa).

De acordo com os resultados obtidos, pode-se graduar a intensidade dos reflexos, sendo estes classificados qualitativamente em: ausente, diminuído, normal, vivos ou exaltados (Quadro 2.7).

Quadro 2.7 – Graduação dos reflexos.

Descritiva (qualitativa)	Quantitativa	Descrição
Ausente	0	Mesmo com manobras facilitadoras não é possível obter o reflexo
Diminuído	+	O reflexo é conseguido com alguma dificuldade ou o movimento da articulação é de pequena intensidade
Normal	++	O reflexo é obtido com facilidade e intensidade normais
Vivo	+++	O reflexo é obtido com facilidade aumentada, sendo amplo e brusco
Exaltado	++++	O reflexo é obtido em uma área maior do que a que se consegue habitualmente (aumento da área reflexógena), sendo policinético (com uma percussão ocorrem várias contrações), amplo e brusco

A percussão do tendão muscular causa estiramento do músculo suficiente para ativar os fusos neuromusculares que mandam uma mensagem para a medula, a qual a integra e, por meio de motoneurônios (do tipo alfa), desencadeia a contração reflexa do músculo (ver Fig. 2.2). O estímulo mecânico sobre o tendão deve ser breve e não excessivamente forte, devendo o músculo estar em uma posição ótima para a contração. Existe grande variação individual na intensidade de resposta, por isso a comparação entre os hemicorpos é essencial.

As alterações mais frequentes encontradas no exame são hiper-reflexia, típica de lesão piramidal, que possui como achados associados aumento da área reflexógena, clônus, sinreflexia*, reflexos policinéticos e hiporreflexia.

---

* As sinreflexias são reflexos anormalmente bilaterais. Assim, quando percutimos o tendão de um músculo em um hemicorpo, do tríceps braquial direito por exemplo, também observamos a ocorrência do reflexo esperado no hemicorpo contralateral, ou seja, vamos observar também a extensão do braço esquerdo.

O clônus, um dos sinais mais típicos de hiper-reflexia, consiste em uma série de contrações rítmicas e involuntárias induzidas por um estiramento súbito do músculo ou tendão; os locais mais comuns de ocorrência são: patela, aquileu e mento. Pode ocorrer espontaneamente, como na extensão dorsal dos pés ao se pisar em algo, ou por meio de manobras especiais, nestas o médico deve estirar subitamente o músculo e tentar mantê-lo assim.

Então, o clônus patelar consiste em uma série de movimentos "para cima e para baixo" da patela, sendo obtido após deslocamento passivo da patela para baixo e tentando mantê-la nessa posição. Isso estira o músculo quadríceps femoral, que sofrerá contração tentando voltar à posição inicial, mas, pela manutenção da força por parte do examinador, ocorre novo estiramento que desencadeia nova contração, e assim por diante.

Já o clônus aquileu, por sua vez, pode ser pesquisado estendendo-se passivamente o pé do paciente e tentando mantê-lo nessa posição.

Rotineiramente, não se avaliam todos os reflexos, mas sim aqueles de maior importância clínica, e que serão aqui apresentados. Ao avaliarmos um reflexo, devemos conhecer quais os nervos (periféricos ou cranianos), o nível de integração (centro reflexógeno) e os músculos que estamos testando, para assim fazermos um diagnóstico localizatório mais preciso (Quadro 2.8).

Reflexo estilorradial – fletir o antebraço do paciente para obter esse reflexo, estando sua mão em semipronação e segura pelo examinador, que percute o processo estiloide do rádio, o que provoca a contração do músculo braquiorradial, responsável pela pronação do antebraço (Fig. 2.9).

Quadro 2.8 – Reflexos miotáticos (profundos).

Reflexos	Inervação	Nível de integração (centro reflexógeno)	Músculos
Estilorradial	Nervo radial	C5-C6	Braquiorradial
Bicipital	Nervo musculocutâneo	C5-C6	Bíceps braquial
Tricipital	Nervo radial	C7-C8	Tríceps braquial
Flexores dos dedos	Nervo mediano e ulnar	C8-T1	Flexor superficial dos dedos
Aquileu	Nervo tibial	L5 a S2	Gastrocnêmio Sóleo
Patelar	Nervo femoral	L2 a L4	Quadríceps femoral
Adutores da coxa	Nervo obturador	L2 a L4	Adutor magno Adutor longo Adutor curto
Costoabdominal	Nervos intercostais Nervo ilioinguinal Nervo ílio-hipogástrico	T5 a T12 L1 L1	

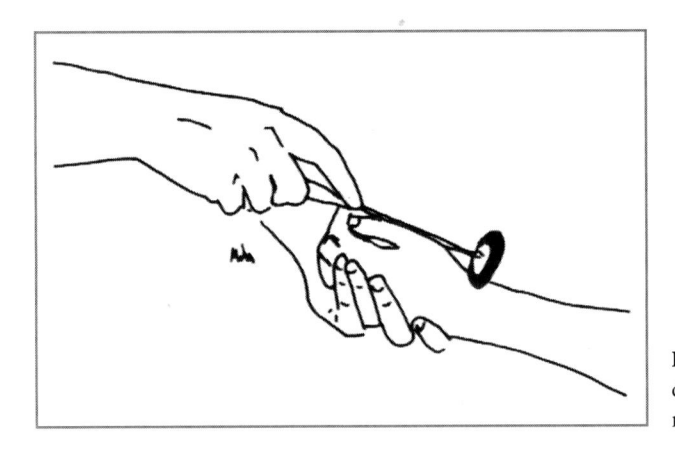

Figura 2.9 – Reflexo estilorradial: nervo radial, raiz e centro reflexógeno C5-C6.

Quando há hiper-reflexia, com a mesma percussão, pode-se obter uma flexão do punho e supinação do antebraço por contração concomitante dos músculos flexor dos dedos e bíceps braquial, respectivamente. Esse reflexo é mediado pelo nervo radial, sendo integrado em C5 e C6.

Reflexo bicipital – com o antebraço do paciente semifletido e supinado obtém-se esse reflexo apoiando-o sobre o braço do examinador que percute o tendão distal do músculo bíceps braquial na face medial do cotovelo interpondo o polegar da sua mão contralateral (Fig. 2.10).

A resposta normal observada é a flexão e supinação do antebraço. No entanto, quando existe hiper-reflexia, há aumento da área reflexógena, podendo-se obter o reflexo com a percussão da clavícula homolateral. Esse reflexo é mediado pelo nervo musculocutâneo, sendo integrado ao nível de C5 e C6.

Reflexo tricipital – é obtido percutindo-se o tendão do tríceps logo acima da sua inserção no olécrano da ulna, estando o membro do paciente apoiado de modo que o antebra-

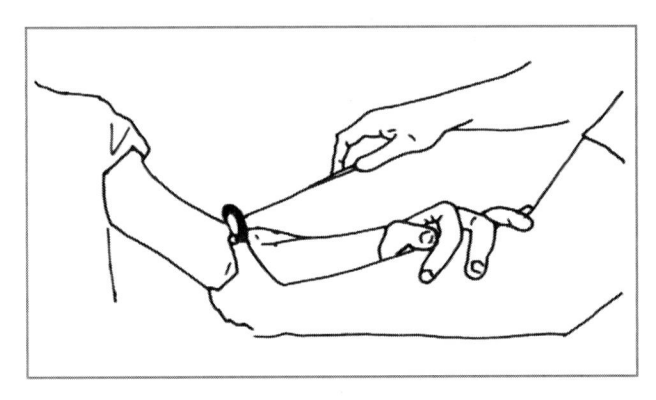

Figura 2.10 – Reflexo bicipital: nervo musculocutâneo, raiz e centro reflexógeno C5-C6.

ço fique relaxado (Fig. 2.11). O resultado normal esperado nesse reflexo é a extensão do braço. O suprimento nervoso para esse reflexo é feito pelo nervo radial, sendo integrado nos segmentos C7 e C8.

Reflexos dos flexores dos dedos – para pesquisá-lo percutir a superfície palmar das falanges, a superfície dorsal da falange distal (sinal de Wartenberg), ou o tendão dos flexores dos dedos na superfície anterior do antebraço, sendo observada normalmente a flexão dos dedos do paciente (Fig. 2.12). O suprimento nervoso para esse reflexo são os nervos mediano e ulnar, sendo integrado nos segmentos C8 e T1.

Reflexo costoabdominal – é pesquisado percutindo-se com a interposição do dedo indicador o rebordo costal. Como resposta habitual espera-se a contração dos músculos da parede abdominal elevando a cicatriz umbilical (Fig. 2.13).

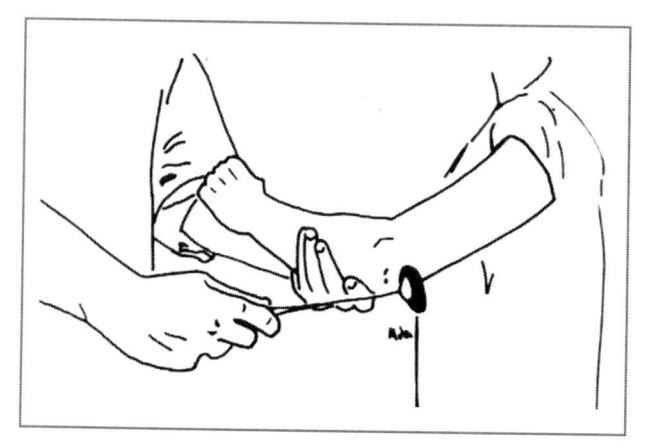

Figura 2.11 – Reflexo tricipital: nervo radial, raiz e centro reflexógeno C7-C8.

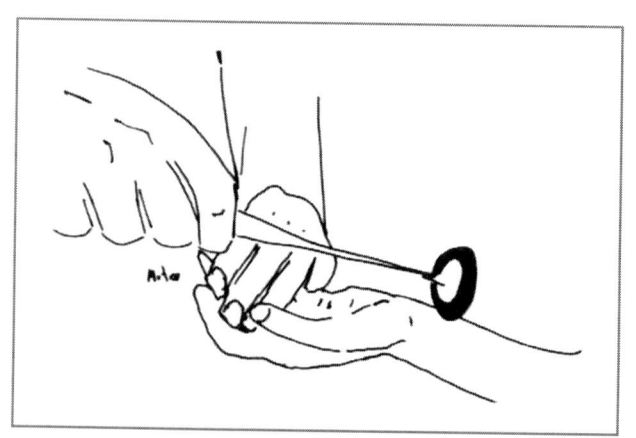

Figura 2.12 – Reflexos flexores dos dedos: nervo mediano e ulnar, raiz e centro reflexógeno C8-T1.

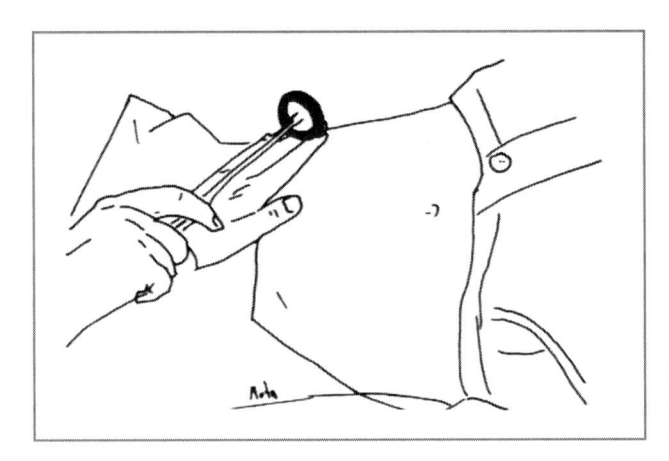

Figura 2.13 – Reflexo costoabdominal: nervos intercostais, raiz e centro reflexógeno T5 a T12.

Tipicamente, esse reflexo é discreto nas pessoas normais, tendo maior importância quando se dissocia do reflexo cutaneoabdominal. Se o reflexo costoabdominal estiver presente na ausência do superficial, há sugestão de lesão piramidal. Esse reflexo depende dos nervos intercostais de T5 a T12, nervo ilioinguinal (L1) e ílio-hipogástrico (L1).

Reflexo dos adutores da coxa – é pesquisado com o paciente sentado, percutindo-se com a interposição do dedo indicador o tendão dos adutores na inserção próxima ao côndilo medial do fêmur (Fig. 2.14). Às vezes, é mais fácil de observar a resposta com o paciente em decúbito dorsal e com os membros inferiores ligeiramente fletidos e abduzidos. A resposta reflexa normal é a adução do membro. Quando existe hiper-reflexia, pode-se observar uma resposta bilateral ou obter o reflexo percutindo-se outros pontos, como a tíbia ou os processos espinhosos das vértebras sacrais e lombares. Esse reflexo é mediado pelo nervo obturador interno, sendo integrado nos segmentos medulares de L2 a L4.

Reflexo patelar – pesquisa-se esse reflexo, preferencialmente, com o paciente sentado, mas pode ser obtido, também, com o paciente deitado e a perna em semiflexão, apoiando-se o joelho sobre a mão do examinador (Fig. 2.15). Percute-se então o tendão do quadríceps femoral, observando-se a extensão da perna (pode-se colocar a mão sobre o músculo para avaliar melhor sua contração). Quando existe hiper-reflexia, esse reflexo pode ser conseguido percutindo-se a tíbia; a pesquisa do reflexo patelar pode desencadear uma resposta bilateral ou clônus. Esse reflexo é mediado pelo nervo femoral e integrado nos segmentos L2 a L4.

Reflexo aquileu – pode ser pesquisado com o paciente em decúbito dorsal, perna semifletida e em rotação externa, mantendo, o examinador, o pé em moderada inversão e flexão dorsal percutindo o tendão de Aquiles (tendão calcâneo) acima de sua inserção na superfície posterior do calcâneo. Por praticidade, pode-se manter o paciente sentado após a pesquisa do reflexo patelar e do reflexo adutor da coxa (Fig. 2.16A).

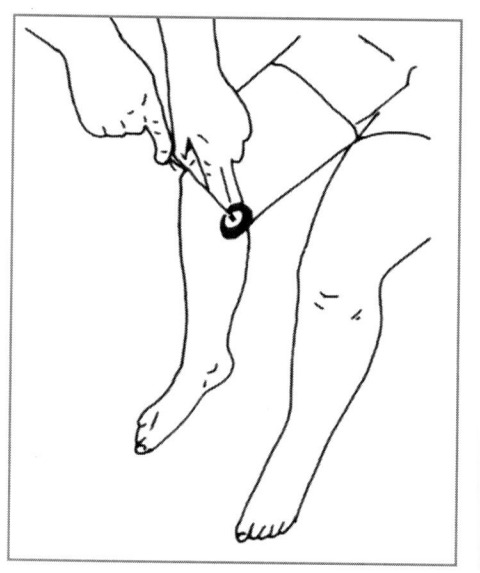

Figura 2.14 – Reflexos adutores da coxa: nervo obturador, raiz e centro reflexógeno L2 a L4.

Figura 2.15 – Reflexo patelar: nervo femoral, raiz e centro reflexógeno L2 a L4.

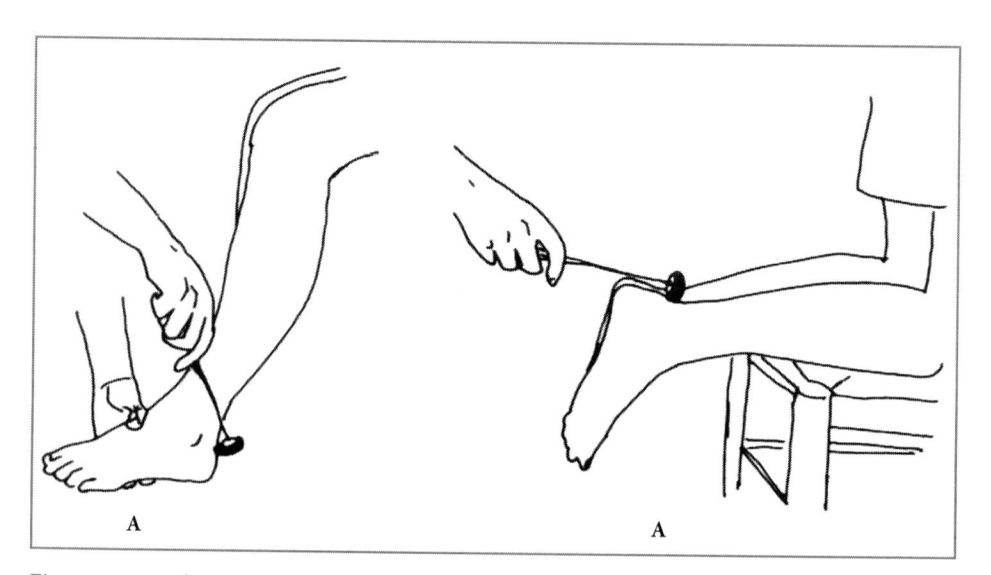

Figura 2.16 – Reflexo aquileu: nervo tibial, raiz e centro reflexógeno L5 a S2. **A)** Com o paciente sentado. **B)** Com o paciente ajoelhado sobre a cadeira.

A resposta reflexa normalmente obtida é a contração dos músculos da panturrilha (gastrocnêmios, sóleo e plantar) com consequente flexão plantar do pé. Quando a obtenção do reflexo se encontra dificultada ou de avaliação duvidosa, pode-se pesquisá-lo pedindo-se para que o paciente fique ajoelhado sobre uma cadeira, deixando os pés pendentes para fora dela, aí então percute-se o tendão calcâneo no mesmo ponto descrito (Fig. 2.16B). Quando há hiper-reflexia, pode-se obter esse reflexo percutindo outros pontos como a tíbia, maléolos ou mesmo a face plantar do pé. Esse reflexo depende do nervo tibial, sendo integrado na medula nos segmentos de L5 a S2.

Reflexos da face

Os reflexos da face também são profundos, sendo dependentes primordialmente de dois pares de nervos cranianos, o V (nervo trigêmeo) e o VII (nervo facial). Por essa razão, além da simples avaliação desses reflexos, deve-se atentar também para outros sinais e sintomas que clinicamente indicam lesão desses nervos. Existem três reflexos principais que devem ser pesquisados na face: o reflexo orbicular das pálpebras (ou glabelar), o orbicular dos lábios e o mentoniano (Quadro 2.9).

Quadro 2.9 – Reflexos da face.

Reflexo	Inervação	Nível de integração (centro reflexógeno)
Orbicular ocular (glabelar)	Aferência: nervo facial Eferência: nervo facial	Ponte
Orbicular labial	Aferência: nervo facial Eferência: nervo trigêmeo	Ponte
Mentoniano	Aferência: nervo trigêmeo (nervo mandibular-núcleo do trato mesencefálico do V) Eferência: nervo trigêmeo (nervo mandibular-núcleo motor do V)	Ponte

Reflexo orbicular das pálpebras – é obtido percutindo-se a fronte ou glabela do paciente, o que causa a contração do músculo orbicular do olho e a consequente oclusão palpebral, sendo a resposta habitualmente bilateral (Fig. 2.17). A porção aferente desse reflexo depende do ramo oftálmico do trigêmeo, enquanto os impulsos eferentes são carreados pelo nervo facial (ramo zigomático). O centro integrador (centro reflexógeno) desse reflexo é na ponte.

A intensidade de resposta desse reflexo é muito variável de indivíduo para indivíduo, estando diminuído ou ausente em lesões faciais periféricas e preservado, ou exaltado em lesões acima do núcleo motor do VII nervo ou lesões extrapiramidais, como na síndrome de Parkinson.

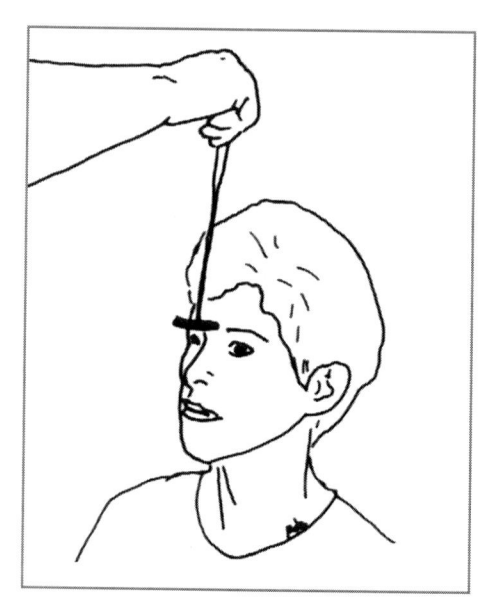

Figura 2.17 – Reflexo glabelar (orbicular ocular) – aferência: nervo facial, eferência: nervo facial, centro reflexógeno: ponte. Percute-se a glabela com o paciente olhando para baixo.

Reflexo orbicular dos lábios – pela percussão acima do lábio superior na linha média obtém-se esse reflexo (Fig. 2.18). A resposta observada é a contração do músculo orbicular dos lábios com consequente elevação e protrusão do lábio. Esse reflexo também é chamado de perioral ou bucal, sendo mediado pelo V nervo (porção sensitiva) e pelo VII nervo (porção motora). O centro integrador do reflexo é a ponte. Sua presença é discreta em pessoas normais, estando hiperativo em lesões piramidais acima do núcleo do VII nervo e em algumas doenças que acometem o sistema extrapiramidal, nesse caso, o reflexo pode ser conseguido com a percussão do lábio inferior ou mento (juntamente com o reflexo mandibular).

Reflexo mandibular (mentoniano) – pesquisa-se esse reflexo percutindo o mento, com a interposição do dedo indicador e estando o paciente com a boca entreaberta (Fig. 2.19). A resposta observada é o fechamento da boca por contração dos músculos mastigadores (incita o reflexo de mastigação), tendo especial importância o músculo masseter.

As vias tanto aferentes quanto eferentes desse reflexo fazem-se pelo V nervo, os impulsos aferentes são carreados pela porção sensitiva do ramo mandibular do trigêmeo ascendendo até o núcleo motor do nervo trigêmeo (o corpo celular desse neurônio localiza-se no núcleo do trato mesencefálico do trigêmeo), na metade superior da ponte, de onde partem neurônios motores responsáveis pela contração muscular.

A resposta a esse reflexo pode ser mínima ou mesmo ausente em pessoas normais, estando patologicamente ausente em lesões periféricas do trigêmeo e hiperativo em lesões piramidais acima do núcleo motor do trigêmeo, podendo haver desencadeamento de clônus pela pesquisa do reflexo.

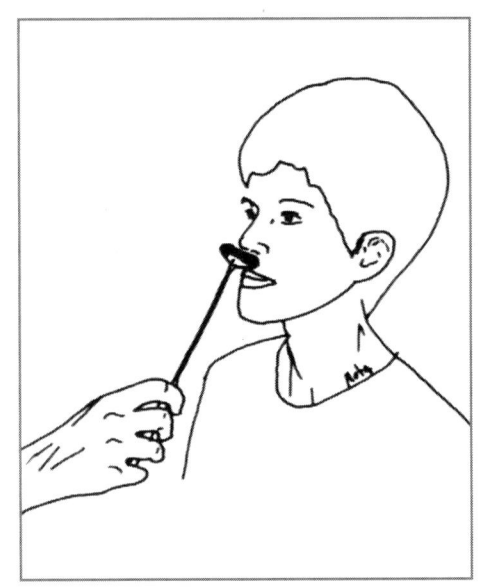

Figura 2.18 – Reflexo orbicular dos lábios - aferência: nervo facial, eferência: nervo trigêmeo, centro reflexógeno: ponte.

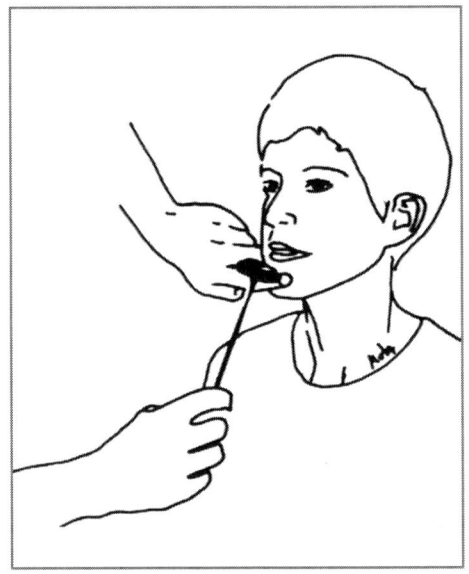

Figura 2.19 – Reflexo mentoniano - aferência: nervo trigêmeo (nervo mandibular-núcleo do trato mesencefálico do V), eferência: nervo trigêmeo (nervo mandibular-núcleo motor do V), centro reflexógeno: ponte.

Reflexos superficiais

Esses reflexos são pesquisados pela estimulação de regiões cutâneas ou mucosas, provocando a contração da musculatura subjacente à região estimulada. Esses reflexos são polissinápticos (diferentemente dos miotáticos, que são monossinápticos), tendo, em geral, uma resposta mais lenta do que os reflexos profundos (maior período de latência) e maior facilidade para entrar em fadiga (estimulações repetidas esgotam o reflexo). Tipicamente, encontram-se diminuídos ou abolidos na síndrome piramidal.

Reflexo cutaneoabdominal – distinguimos os reflexos cutaneoabdominal superior (supraumbilical), médio (umbilical) e inferior (infraumbilical), dependendo da região abdominal estimulada. Com o paciente em decúbito dorsal, estimula-se por meio de uma espátula, sempre no sentido lateral-medial, a região abdominal a ser avaliada, notando-se como resposta o desvio da cicatriz umbilical e a linha alba para o lado estimulado (Fig. 2.20).

Esse reflexo depende dos nervos torácicos, sendo integrado em T6 a T9 no caso do superior, T9 a T11 no médio e T11 e T12 no caso do inferior.

Reflexo cutaneoplantar – a pesquisa desse reflexo é feita com o paciente em decúbito dorsal, estimulando-se com uma espátula a região medial da planta do pé no sentido

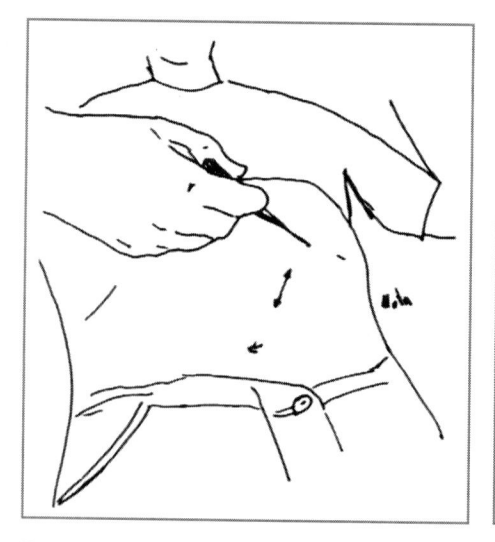

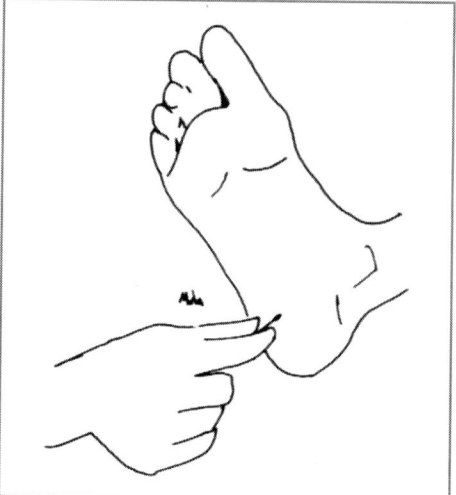

Figura 2.20 – Reflexo cutaneoabdominal.   **Figura 2.21** – Reflexo cutaneoplantar.

posteroanterior, observando-se uma flexão do hálux e artelhos (Fig. 2.21). Esse padrão é o normal para adultos e crianças que já tiveram a completa mielinização do trato corticoespinhal (em geral, ao redor dos 18 meses).

Em lesões piramidais, existe uma alteração patológica desse reflexo, havendo como resposta a extensão do hálux e abertura em leque dos artelhos, caracterizando o chamado sinal de Babinski, que é mais bem obtido quando se estimula a face medial da planta do pé (o reflexo normal é obtido mais facilmente na parte lateral) (Fig. 2.21). Esse reflexo depende do nervo tibial, sendo integrado nos segmentos medulares de L4 a S1 ou S2.

BIBLIOGRAFIA

De Jong RN. The neurologic examination: incorporating the fundamental of neuroanatomy and neurophysiology. 4th ed. Cambridge: Harper & Row; 1979.

Erhart EA. Neuroanatomia. 4ª ed. São Paulo: Atheneu SP; 1968. p. 420.

Jenny AB, Saper CB. Organization of the facial nucleus and cortical projection in the monkey: a reconsideration of the upper motor neuron facial palsy. Neurology 1987;37:930-9.

CAPÍTULO 3

Distúrbios de Sensibilidade

O sistema sensorial é responsável por captar estímulos físicos, transformá-los em impulsos elétricos e carreá-los ao sistema nervoso central (SNC) que irá elaborar uma resposta adaptativa, pelo processamento central. Por essa razão, é importante a identificação de distúrbios sensitivos.

Aqui interessará a sensibilidade consciente que é acessível diretamente ao exame neurológico. A sensibilidade inconsciente é, também, importante para o bom funcionamento do sistema nervoso e acessível indiretamente ao exame neurológico, por exemplo, na avaliação da coordenação, vista no Capítulo 4.

A sensibilidade é classificada em: sensibilidade geral, que inclui a exterocepção (ou somestesia), responsável pela sensibilidade cutânea (tato, pressão, temperatura, dor – as quatro modalidades somáticas); propriocepção, relacionada à sensibilidade muscular, óssea e articular e que informa sobre a posição do corpo no espaço (artrestesia); e interocepção, que não chega a atingir a esfera consciente (ou seja, não percebemos) e que é responsável pela sensibilidade visceral, pressão sanguínea, equilíbrio acidobásico, entre outros, sendo, assim, essencial para a manutenção da homeostasia. Um outro grupo é o das chamadas sensibilidades especiais (telecepção), que incluem modalidades sensoriais à distância como: visão, audição, olfação e labiríntica.

Neste capítulo serão citadas apenas as sensibilidades exteroceptiva (somestésica ou sensibilidade superficial) e proprioceptiva (também conhecida como sensibilidade profunda). As sensibilidades especiais, como visão, audição, gustação, olfação e labiríntica, serão abordadas nos capítulos pertinentes.

Antes, no entanto, de iniciarmos o estudo das vias sensoriais é importante apresentar alguns termos de uso comum.

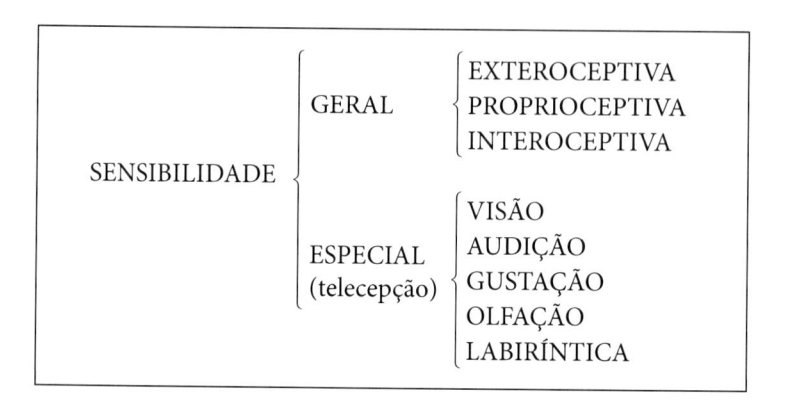

```
                        ┌         ┌ EXTEROCEPTIVA
                        │ GERAL  ─┤ PROPRIOCEPTIVA
                        │         └ INTEROCEPTIVA
SENSIBILIDADE ─┤
                        │         ┌ VISÃO
                        │ ESPECIAL│ AUDIÇÃO
                        │(telecepção)─ GUSTAÇÃO
                        │         │ OLFAÇÃO
                        └         └ LABIRÍNTICA
```

Anestesia – desaparecimento de uma modalidade sensorial, mais frequentemente utilizada para a perda da sensibilidade tátil e dolorosa.

Hiperestesia – aumento da intensidade ou duração sensorial produzida por um estímulo.

Hipoestesia – diminuição da intensidade ou duração sensorial produzida por um estímulo.

Analgesia – perda da sensação dolorosa.

Hiper ou hipoalgesia – aumento ou diminuição, respectivamente, do limiar cutâneo para estímulos nocivos (dolorosos).

Parestesias – sensações espontâneas (sem estímulo externo) de dor, formigamento, "alfinetadas" ou queimação.

Disestesia – sensações distorcidas e desagradáveis de estímulos normalmente inócuos.

Alodínea – percepção de um estímulo não doloroso, como estímulo doloroso e de alta intensidade.

Hiperpatia – o limiar para estímulos dolorosos encontra-se elevado, mas com estímulos sucessivos de baixa intensidade pode ser desencadeada dor violenta.

Grafoestesia – capacidade de reconhecer símbolos como, por exemplo, letras pelo tato.

Estereognosia – capacidade de reconhecer objetos por sua forma, tamanho e textura pela palpação.

É importante salientar que a maioria dessas sensações é subjetiva, ou seja, elas dependem muito da percepção de cada paciente. As sensações objetivas, por outro lado, são aquelas passíveis de detecção por métodos físicos ao exame neurológico, resumindo-se a anestesia e hipoestesias.

Assim como para os déficits motores, a interpretação do quadro clínico e a localização da lesão neurológica causadora de um déficit sensitivo dependem do conhecimento neuroanatômico das vias sensitivas.

ANATOMIA E FISIOLOGIA DAS VIAS SENSORIAIS

Organização geral

Nas vias sensoriais, o elemento fundamental são os receptores que, específicos para cada via, fazem o papel de transdutores, ou seja, transformam os estímulos mecânicos em impulsos elétricos (potencial receptor). O primeiro neurônio da via situa-se no gânglio sensitivo, espinhal ou de nervo craniano, recebe os estímulos periféricos dos receptores e pelo prolongamento central termina do mesmo lado no sistema nervoso central e, portanto, lesões nesse ponto, por exemplo o trato grácil e cuneiforme, causam sintomas homolaterais. O segundo neurônio das diversas vias é que cruza a linha média, sendo este o substrato anatômico pelo qual as lesões acima desse ponto, por exemplo na radiação talâmica, causam distúrbios sensitivos contralaterais. O terceiro neurônio situa-se no tálamo, projetando-se para o quarto neurônio que se situa em regiões específicas do córtex cerebral (córtex somatossensorial) (Figs. 3.1 e 3.2). A conexão do receptor, por meio de fibras específicas, com áreas específicas do córtex, permite a distinção entre as diferentes formas de sensibilidade (discriminação sensorial).

Dois sistemas principais promovem a exterocepção e a propriocepção consciente, são eles: o espinotalâmico e o de fibras dos tratos grácil e cuneiforme, respectivamente.

Vias da dor e temperatura

Existem duas vias que levam as informações térmicas e dolorosas até às áreas suprassegmentares, uma mais nova filogeneticamente, o trato neoespinotalâmico (via "clássica"), e uma mais antiga, o trato paleoespinotalâmico, mais relacionada com a ativação cortical e com o significado emocional da dor.

Via neoespinotalâmica – essa via relaciona-se com a dor epicrítica localizada (em "pontada" ou "alfinetada") e aguda, sendo formada principalmente por fibras nervosas mielinizadas A-delta.

Os receptores para temperatura e dor são terminações nervosas livres (termoceptores e nociceptores, respectivamente) que transmitem potenciais elétricos para o neurônio sensitivo periférico (pseudounipolar), cujo corpo celular está no gânglio sensitivo dorsal (e também nos gânglios dos nervos cranianos que veremos mais abaixo). Seu prolongamento central penetra na divisão lateral da raiz dorsal (por onde adentram fibras finas à medula), fazendo sinapse com um segundo neurônio no corno posterior da medula (principalmente na lâmina I de Rexed). Esses neurônios cruzam, então, o plano mediano na comissura branca da medula à frente do canal central da medula, sendo este o substrato anatômico para o fato de uma lesão central causar alteração da sensibilidade térmica e dolorosa contralateral à lesão. Essas fibras ascendem contralateralmente pelo trato espinotalâmico lateral até chegarem ao núcleo ventral posterolateral do tálamo (VPL), onde fazem sinapse com um terceiro grupo de neurônios. A partir do tálamo, ascendem passando pela cápsula interna e coroa radiada até a área sensitiva primária no giro pós-central (áreas 3, 2 e 1 de Brodmann) (Fig. 3.1).

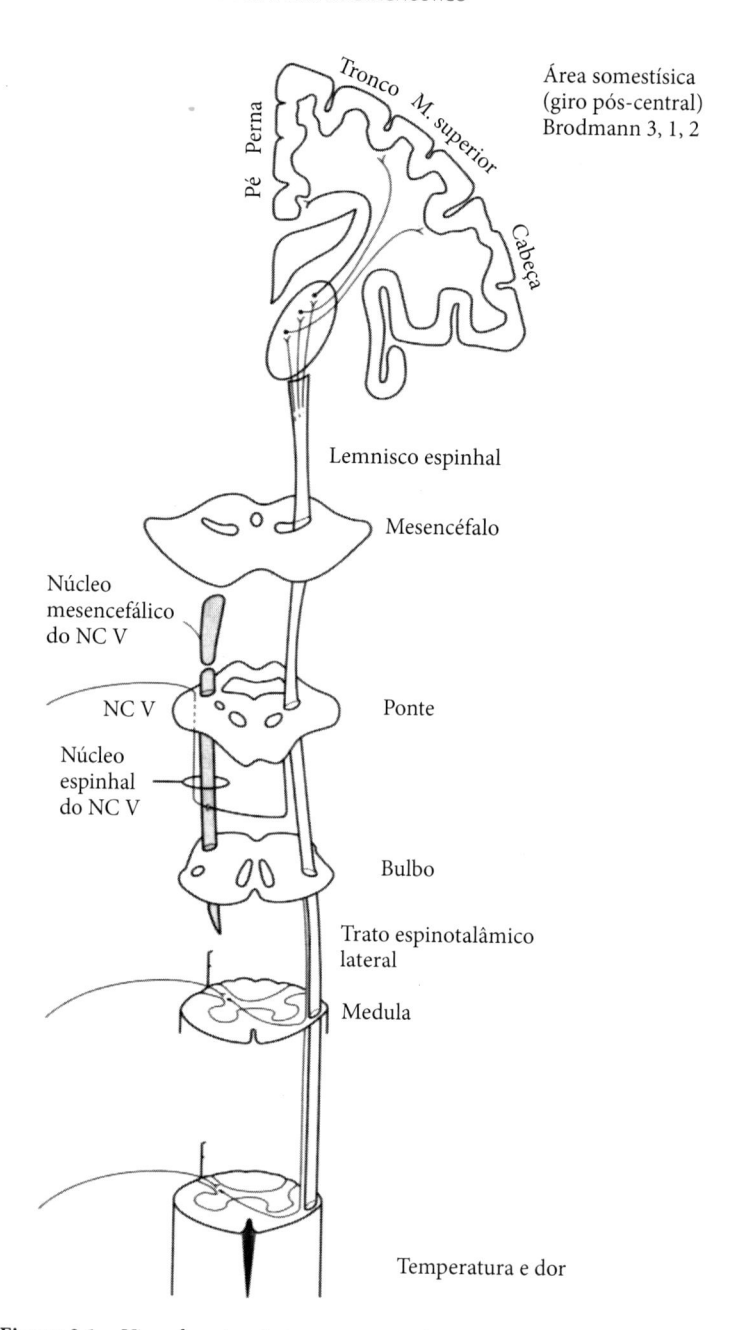

Figura 3.1 – Vias aferentes de temperatura e dor. Notar que é na medula que se dá o cruzamento da linha média. Já as fibras trigeminais, após entrarem na ponte e realizarem um trajeto descendente, cruzam a linha média no bulbo. O núcleo (NC V) evidenciado é o somático principal (há outros núcleos somestésicos e motores que não aparecem na figura).

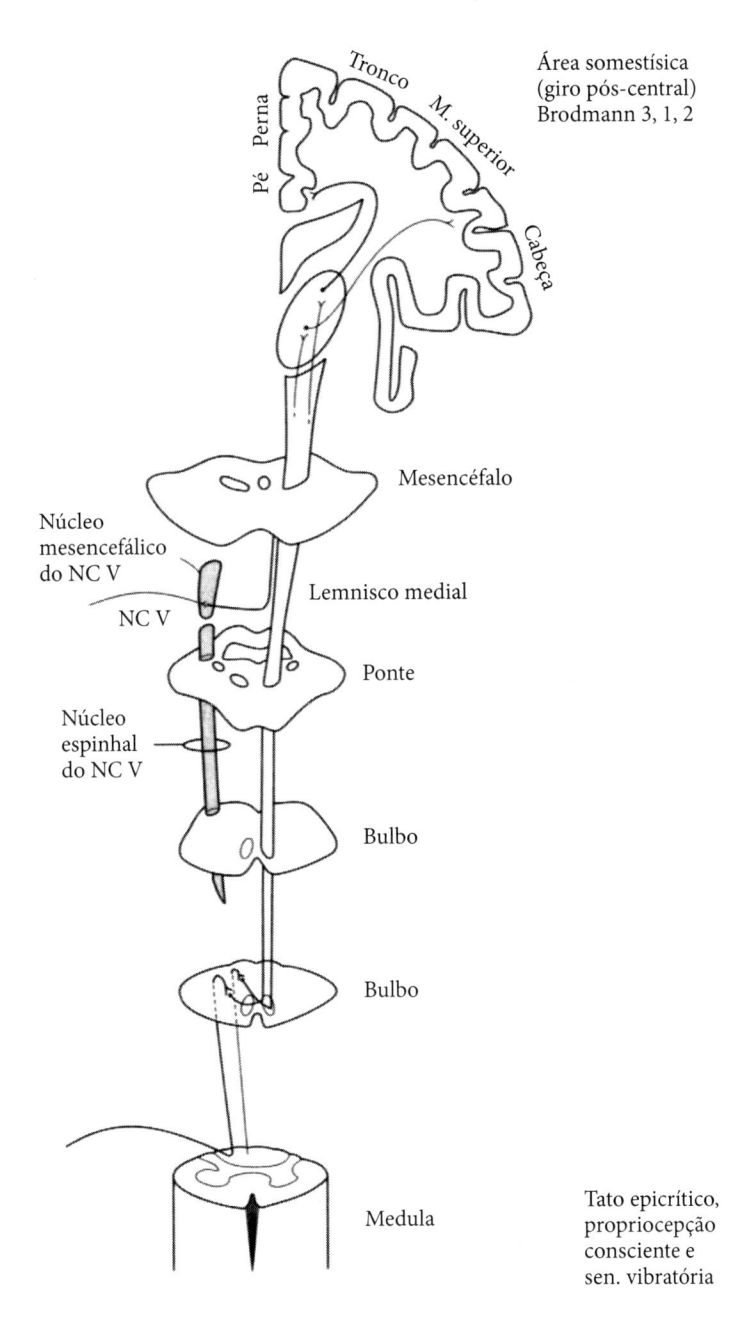

Figura 3.2 – Vias aferentes da propriocepção consciente e tato epicrítico. Os axônios dos neurônios cruzam a linha média na altura do bulbo e são chamados de fibras arqueadas internas.

O trato espinotalâmico lateral ao ascender pela medula o faz com suas fibras em uma disposição somatotópica bem estabelecida, as fibras cervicais são mais mediais, e as sacrais, mais laterais, tendo-se intermediariamente as fibras relacionadas com a sensibilidade dos segmentos torácico e lombar. Isso é importante em situações em que existe um comprometimento desigual desse trato, como, por exemplo, em tumores medulares (Fig. 3.3).

Os estímulos álgicos e térmicos da face trafegam pelas fibras sensitivas do V nervo ou nervo trigêmeo (corpo celular no gânglio de Gasser) que entram pela ponte, descendo através do trato espinhal do V nervo até fazerem sinapse no núcleo desse trato (no bulbo). Os neurônios aí originados cruzam posteriormente o plano mediano seguindo em topografia próxima ao trato espinotalâmico lateral do outro lado (Fig. 3.1).

Via paleoespinotalâmica – essa via se relaciona com a sensação de dor pouco localizada (difusa), do tipo crônica (também chamada de segunda dor), sendo formada principalmente por fibras "finas", amielínicas, de condução lenta, denominadas fibras C. Sua

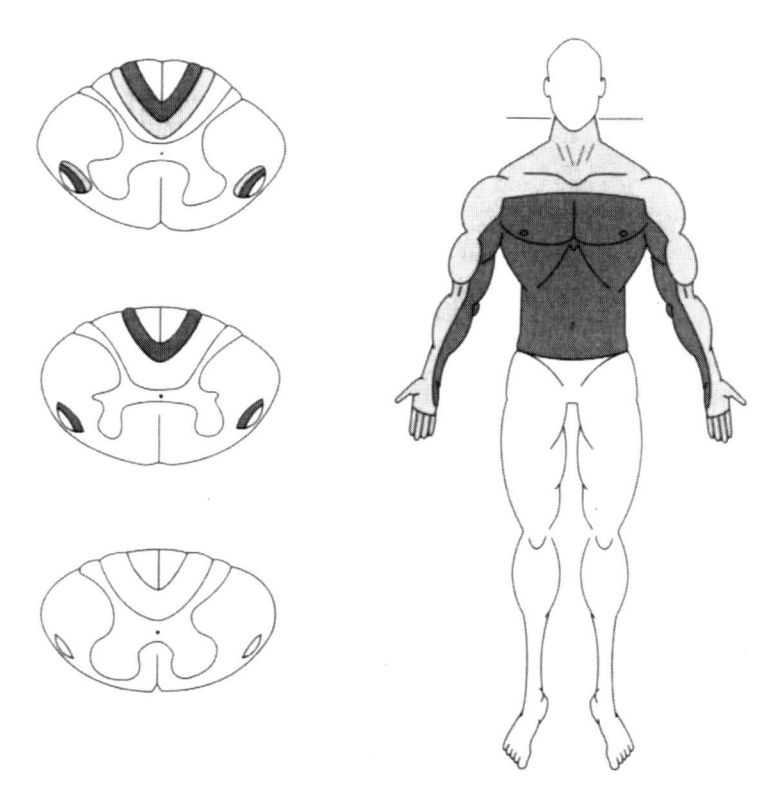

Figura 3.3 – Relações somatotópicas das vias aferentes. Notar que, tanto no trato espinotalâmico lateral quanto nos fascículos grácil e cuneiforme, mantêm-se as mesmas posições em relação ao centro da medula. As fibras mais internas são oriundas da região cervical, enquanto as mais externas são da região lombossacral.

função parece relacionar-se também com o fenômeno de ativação cortical (projeta-se para a substância ativadora reticular ascendente – SARA) e com os componentes e significados emocionais da dor, por conectar-se também com o sistema límbico. Essa via não tem distribuição somatotópica, não sendo, portanto, de grande utilidade clínica para a localização de lesões.

Os impulsos nessa via também partem de terminais livres, caminhando por neurônios sensoriais que adentram à medula pela divisão lateral da raiz posterior (fibras finas). No corno posterior da medula (principalmente na lâmina V de Rexed) essas fibras conectam-se com outros neurônios que podem ou não cruzar o plano mediano, formando o trato espinorreticular, que termina na formação reticular pontobulbar e daí se projeta para os núcleos inespecíficos talâmicos, de onde partem neurônios que se distribuem e ativam difusamente o córtex cerebral.

As fibras responsáveis pela pressão e tato protopático (grosseiro) têm um trajeto semelhante ao da via neoespinotalâmica, no entanto, ascendem mais ventralmente por um feixe de fibras exclusivo denominado trato espinotalâmico anterior.

Vias da propriocepção consciente, tato epicrítico e sensação vibratória (sensibilidade profunda)

Os receptores para esses tipos de sensibilidade são estruturas especializadas, os de tato são os chamados corpúsculos de Ruffini e Meissner, os da sensibilidade vibratória são os corpúsculos de Vater Paccini, enquanto os da artrestesia (propriocepção consciente ou cineticopostural) são as terminações nervosas das articulações e seus ligamentos, os fusos neuromusculares e órgãos de Golgi (órgãos neurotendinosos).

Desses receptores, os impulsos nervosos caminham por fibras, originadas nos gânglios espinhais das raízes posteriores, mielinizadas (grossas), Ia, Ib, II e III, também conhecidas como A-alfa (A-α) e A-beta (A-β), chegando ao corno posterior, onde ascendem ipsilateralmente no funículo posterior, pelos tratos grácil e cuneiforme. No bulbo, estes neurônios fazem nova sinapse nos núcleos dos tratos grácil e cuneiforme e cruzam o plano mediano através das fibras arqueadas internas, sendo este o substrato anatômico para o fato de as lesões acima do bulbo causarem perda da sensibilidade vibratória e tato epicrítico do lado contralateral, enquanto lesões abaixo do bulbo causam déficit homolateral.

As fibras arqueadas internas continuam cranialmente como lemnisco medial até o núcleo ventral posterolateral do tálamo, de onde partem fibras que se dirigem à área somestésica primária (giro pós-central), passando pela cápsula interna e coroa radiada (Fig. 3.2).

O fascículo grácil, situado medialmente, inicia-se no limite caudal da medula, conduzindo impulsos provenientes dos membros inferiores e da metade inferior do tronco. Já o fascículo cuneiforme, situado lateralmente, evidente apenas a partir da medula torácica, é formado por fibras das raízes cervicais e torácicas altas, conduzindo impulsos dos membros superiores e metade superior do tórax. Como vemos, as fibras, à medida que entram na medula, vão ocupando as regiões mais laterais e anteriores do funículo posterior, deixando as fibras mais caudais para as regiões mais mediais e posteriores do funículo posterior (Fig. 3.3).

Lesões desse sistema de fibras levam a uma perda da sensibilidade cineticopostural, vibratória e discriminação tátil que, na prática, manifesta-se pela perda do tato fino. Nessa condição, o paciente é incapaz de distinguir dois estímulos espacialmente próximos (discriminação de dois pontos), percebendo-os como se fossem um só. Além disso, existe a perda da capacidade de reconhecer objetos por sua forma, tamanho e textura.

Os impulsos táteis provenientes da face caminham por fibras do V nervo (nervo trigêmeo), cujos corpos celulares estão no gânglio de Gasser. Esses neurônios terminam no núcleo sensitivo principal do trigêmeo (na ponte), de onde partem fibras que cruzarão o plano mediano, chegando ao córtex contralateral. Já os impulsos da sensibilidade cineticopostural e vibratória, provenientes da face, caminham também por fibras do V nervo (nervo trigêmeo); no entanto, estas terminam no núcleo mesencefálico do trigêmeo (no mesencéfalo), de onde partem fibras que cruzarão o plano mediano, seguindo juntamente às fibras do lemnisco medial até o córtex cerebral (ver Fig. 3.3).

O cruzamento dessas vias é o substrato anatômico para o fato de as lesões acima da ponte levarem à perda da sensibilidade vibratória, tato epicrítico e propriocepção consciente da hemiface contralateral.

A partir do conhecimento da anatomia das vias sensoriais, podemos já perceber que lesões em diferentes níveis do SNC têm implicações e quadros clínicos distintos, causando síndromes sensoriais diferentes. Dessa forma, o conhecimento da anatomia das vias sensitivas é a base para o estabelecimento do diagnóstico topográfico de uma lesão. O quadro 3.1 esquematiza as várias síndromes sensitivas.

AVALIAÇÃO CLÍNICA

LOCALIZAÇÃO DOS DISTÚRBIOS SENSORIAIS

A exemplo do déficit de motricidade, lesões em diferentes níveis do sistema nervoso também causam quadros peculiares de déficit sensitivo que devem ser reconhecidos por suas características clínicas. Para isso, é necessário um bom conhecimento anatômico das vias sensoriais, dermátomos e territórios de inervação dos nervos periféricos, traçando-se ao exame um mapa detalhado da sensibilidade cutânea do paciente, pela avaliação adequada de cada modalidade sensorial.

Na clínica neurológica, é importante separarmos se uma lesão é periférica ou central. No primeiro tipo, o quadro de déficit sensorial respeita o território da raiz ou nervo periférico lesado e existe, geralmente, uma pananestesia (alteração em maior ou menor grau de todos os tipos de sensibilidade), pois todas as modalidades sensoriais andam juntas nas raízes e nos nervos periféricos. Para tanto, é importante conhecer a distribuição periférica dos nervos e raízes (Fig. 3.4). Existem exceções a essa regra, como, por exemplo, na hanseníase, em que, predominantemente, as fibras finas (amielínicas) são acometidas, causando déficit de sensibilidade térmica e dolorosa, ou, por exemplo, nas neuropatias desmielinizantes, em que as fibras mais grossas estão afetadas e o paciente apresenta déficit da artrestesia e perda da sensibilidade vibratória (palestesia).

Quadro 3.1 – Síndromes sensitivas.

Topografia da lesão	Distúrbios da sensibilidade	Outros distúrbios
Ramuscular (hanseníase)	Perda da sensibilidade térmica e dolorosa em "ilhas" nas áreas mais expostas ao frio	Disautonomia – perda da sudorese e piloereção – nas mesmas "ilhas" e lesões de pele típicas
Polineuropatia periférica	Hipoestesia simétrica, de predomínio distal – "em bota e luva". Pode afetar determinadas formas de sensibilidade mais que outras	Pode acarretar fraqueza e hiporreflexia também distal e causar disautonomia, com hipotensão postural, por exemplo
Mononeuropatia	Acomete todas as formas de sensibilidade na distribuição do nervo afetado. Por exemplo: lesão do nervo ulnar causa perda da sensibilidade do dedo mínimo e do anular	Se o nervo for sensitivo-motor pode levar à fraqueza no território do nervo. Por exemplo: lesão do nervo radial causa fraqueza dos músculos extensores da mão e dedos
Radiculopatia	Provoca mais dor, com distribuição em território do dermátomo correspondente, do que déficit sensitivo	Algumas raízes carreiam a aferência e a eferência de reflexos profundos e podem levar à diminuição do reflexo
Secção completa da medula	Perda de todas as formas de sensibilidade do nível da lesão para baixo	Síndrome piramidal do local da lesão para baixo
Hemissecção da medula (síndrome de Brown-Séquard)	Perda da sensibilidade tátil epicrítica e da proprioestesia homolateral à lesão, com perda da sensibilidade térmica e dolorosa contralateral à lesão	Síndrome piramidal homolateral e do local da lesão para baixo
Lesão dos tratos grácil e cuneiforme (síndrome cordonal posterior)	Perda da sensibilidade tátil epicrítica e da proprioestesia (artrestesia e palestesia) do local da lesão para baixo	—
Siringomielia	Perda suspensa da sensibilidade térmica e dolorosa: respeitando o dermátomo correspondente e poupando as outras formas	A evolução da doença pode lesar o corno anterior da medula, causando fraqueza, atrofia e fasciculação dos músculos correspondentes
Tronco cerebral	Hemi-hipoestesia dos membros e tronco contralateral à lesão e hipoestesia no território do nervo trigêmeo homolateral à lesão. Mais detalhes ver texto	Pode causar também do mesmo lado da lesão: síndrome de Horner, acometimento de outros nervos cranianos, ataxia cerebelar e oftalmoplegia internuclear uni ou bilateral
Isquemia da artéria espinhal anterior	Perda da sensibilidade térmica e dolorosa do nível da lesão para baixo	Síndrome piramidal da lesão para baixo e síndrome do neurônio motor inferior ao nível da lesão bilateral
Tálamo	Hemi-hipoestesia contralateral à lesão, em geral sem predomínio, isto é, o déficit é proporcional em todo hemicorpo	Às vezes, é acompanhada de hemiparesia contralateral à lesão, por acometimento do trato piramidal na cápsula interna
Córtex cerebral, giro pós-central	Hemi-hipoestesia contralateral à lesão, com predomínio em determinado segmento – braquiofacial ou crural	Agrafoestesia, aestereognosia. Hemi-inatenção, anosognosia. Depressão psíquica. Afasia de Wernicke

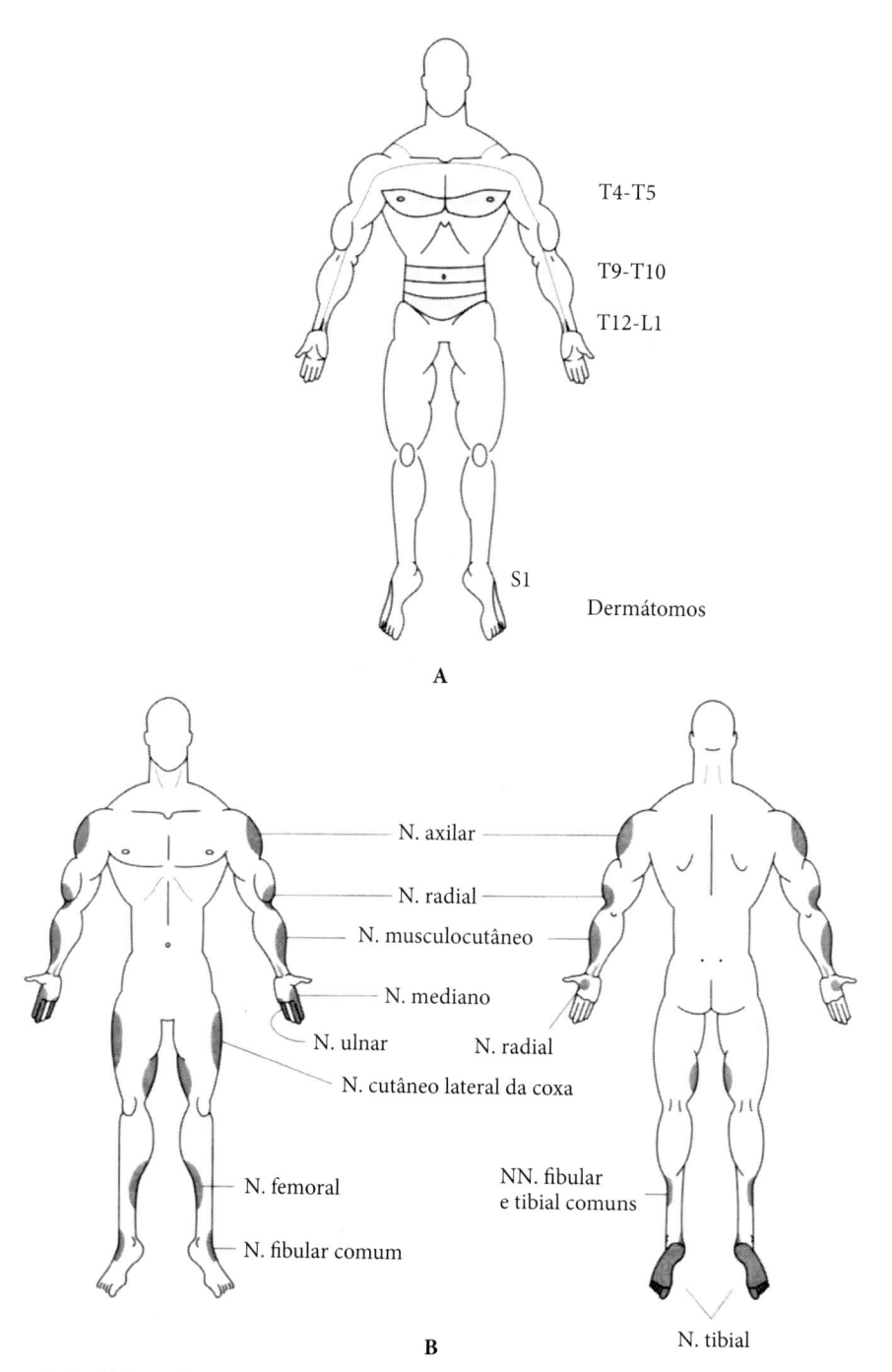

Figura 3.4 – **A)** Dermátomos de maior utilização na prática clínica, por suas relações óbvias com reparos anatômicos. **B)** Distribuição cutânea de alguns nervos periféricos.

Já nas lesões centrais isso geralmente não ocorre, pois, como vimos, as vias ascendentes dos diferentes tipos de sensibilidade têm topografias distintas desde a medula até o mesencéfalo e o déficit sensitivo não respeita um dermátomo ou os territórios dos nervos periféricos, sendo suas alterações mais extensas.

LESÕES PERIFÉRICAS

Nervo periférico ou nervo craniano

Na lesão de um nervo periférico (ou craniano) ocorre anestesia ou hipoestesia no território cutâneo de sua distribuição.

Como já discutido anteriormente para a motricidade, existe grande gama de doenças que acometem os nervos periféricos, variando desde metabólicas até genéticas (ver Quadros 1.2 e 1.3).

Podem ocorrer lesões distais aos nervos periféricos, como na hanseníase, em que há destruição dos ramúsculos terminais, causando anestesia em pequenas regiões da pele, característica que originou o termo "distribuição insular" para esse tipo de acometimento.

O diagnóstico de neuropatia, feito pela distribuição da fraqueza e da perda sensorial, pode localizar-se na área de inervação de um único nervo (mononeuropatia), sendo causada principalmente por doença local (traumatismo direto, compressão ou vasculites, entre outras); de vários nervos aleatoriamente (mononeuropatia múltipla), que tem como causas, por exemplo, condições como o diabetes ou outros distúrbios vasculares como as poliarterites; ou em uma distribuição distal e simétrica (polineuropatia), que se deve principalmente a distúrbios metabólicos ou genéticos. Os neurônios mais longos são mais suscetíveis a esses tipos de doenças, principalmente metabólicas, já que, por seu axônio ser muito grande, o fluxo de substâncias a partir do corpo celular é demorado, podendo ser mais facilmente afetado na falta de substratos metabólicos necessários à sua manutenção (ver adiante).

As mononeuropatias são diagnosticadas pela perda de força e sensibilidade restrita à área de inervação do nervo lesado. Por exemplo, na lesão do nervo ulnar, tem-se perda de sensibilidade restrita à região medial do antebraço, dedo mínimo e metade do dedo anular.

Muitas doenças do sistema nervoso periférico afetam tanto as fibras mielinizadas quanto as amielínicas. Neste caso, existe comprometimento por igual de todas as formas de sensibilidade. Em outras doenças, no entanto, há envolvimento preferencial, levando à perda sensorial dissociada. Quando as fibras finas são mais afetadas, existe perda desproporcional das sensações álgicas e térmicas em relação ao tato fino e propriocepção (por exemplo, algumas neuropatias diabéticas, hanseníase e neuropatias hereditárias ou toxiconutricionais). Sensações disestésicas e parestesias são comuns, sendo, geralmente, as queixas iniciais nesses casos. As fibras do sistema nervoso autônomo também são finas, podendo haver disfunções autonômicas, concomitantemente, nessas doenças seletivas.

Por outro lado, como as fibras motoras e as da porção aferente do arco reflexo são mielinizadas, sua função está preservada, não se observando déficits motores evidentes.

As lesões das fibras mielínicas, nas neuropatias desmielinizantes, cursam com perda mais acentuada do tato fino, o paciente perde a capacidade de discriminar as características táteis dos objetos e a propriocepção (como anartrestesia ou hipoartrestesia), havendo também arreflexia, pois a via aferente do arco reflexo é formada por fibras grossas, além de déficit motor variável.

Quando há lesão de apenas um nervo, existe perda de sensibilidade apenas no seu território de inervação que pode ser variável, dependendo do grau de superposição entre os nervos vizinhos. Um dos distúrbios do sistema nervoso periférico mais prevalentes são as polineuropatias, com sua apresentação clássica "em bota e luva" (Fig. 3.5). A simetria dos sintomas e sua presença distal são a regra, a evolução do quadro prossegue também de forma simétrica, com atrofia muscular, arreflexia e diminuição ou perda de todas as modalidades sensoriais, além de fraqueza muscular, que também é gradativa, distal e simétrica.

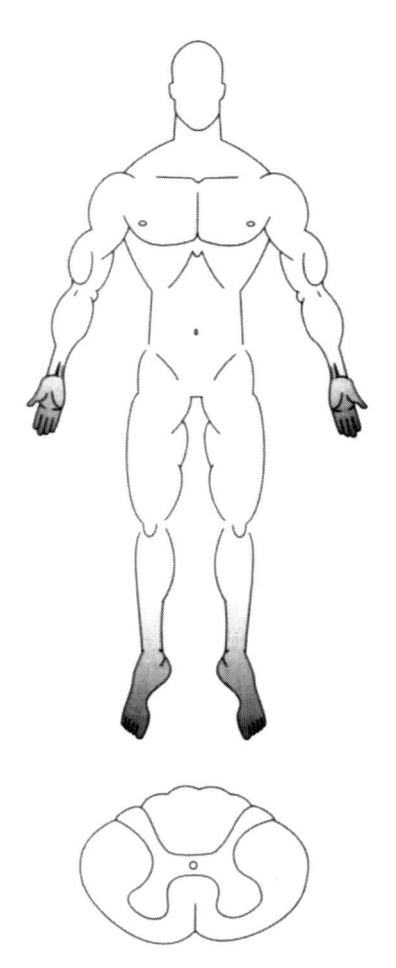

Figura 3.5 – Distribuição clássica da polineuropatia "em bota e luva". Note que a medula está íntegra.

Essa distribuição simétrica e distal pode ser explicada pelo comprimento dos nervos, desde sua origem. O axônio e também a mielina necessitam de substâncias transportadas desde o corpo celular, assim, quando existe qualquer problema nesse suprimento, as regiões mais distais dos axônios de maior comprimento são as primeiras a sofrer as consequências de sua falta, sendo, dessa forma, mais sensíveis a distúrbios metabólicos, tóxicos ou carenciais. Seguindo esse conceito, devemos esperar que o déficit sensorial atingirá as mãos do paciente quando chegar ao nível dos joelhos no membro inferior, pois nesse momento o comprimento dos axônios, desde sua origem até o local acometido, tem a mesma distância (Fig. 3.5).

Raiz posterior

Em uma radiculopatia observa-se dor em faixa no dermátomo embriologicamente relacionado ao segmento medular. Assim, para entender as lesões radiculares, deve-se ter em mente que a inervação do corpo é metamérica (em faixas) e que deriva dos somitos do embrião, ou seja, cada raiz nervosa é responsável pela inervação de um segmento da pele e das vísceras.

Existe sobreposição no território de inervação das raízes nervosas (principalmente para fibras relacionadas com a sensibilidade tátil e em menor escala para as fibras dolorosas), assim, na lesão de uma raiz apenas (por exemplo, hérnias de disco), pode-se não observar déficit sensitivo pela compensação das raízes adjacentes ("regras das três raízes"). Um dermátomo é inervado por sua raiz correspondente, além da raiz imediatamente superior e imediatamente inferior, assim, para haver anestesia de um dermátomo, é necessário que todas as três raízes sejam acometidas.

O acometimento de uma raiz nervosa tem um sintoma muito importante e útil na localização topográfica do processo patológico: a dor, que se irradia na região do dermátomo correspondente. Quando, por exemplo, uma hérnia de disco acomete uma raiz nervosa, a dor é um sintoma proeminente e irradia-se para seu território cutâneo. Dessa forma, quando suspeitamos de lesão radicular, a anamnese adequada da dor é imprescindível para chegar ao diagnóstico correto (ver Capítulo 1). Outro procedimento importante é a palpação e compressão das apófises das vértebras que pode indicar, no caso de dor, lesão vertebral como tumor ou fratura. Na figura 3.6 observam-se as mais frequentes áreas de irradiação da dor causada por radiculopatia.

Diferentemente da dor irradiada no território de uma raiz nervosa, a dor referida (de uma víscera, por exemplo) não tem valor diagnóstico localizatório pela grande sobreposição entre os territórios dos nervos na superfície cutânea.

Na avaliação de radiculopatia é de grande importância um conhecimento mínimo dos dermátomos, lembrando sempre que o mapa de sensibilidade varia de indivíduo para indivíduo. Na maioria das pessoas não existe um dermátomo para C1 e usualmente os segmentos de C5 a T1 formam o plexo braquial; T4-T5 geralmente fica ao nível dos mamilos; T9-T10, ao nível da cicatriz umbilical; e T12-L1, ao nível da prega inguinal; L4, no joelho; já S1 inerva a porção lateral do pé, enquanto o restante das raízes sacrais inerva o períneo (ver Fig. 3.4).

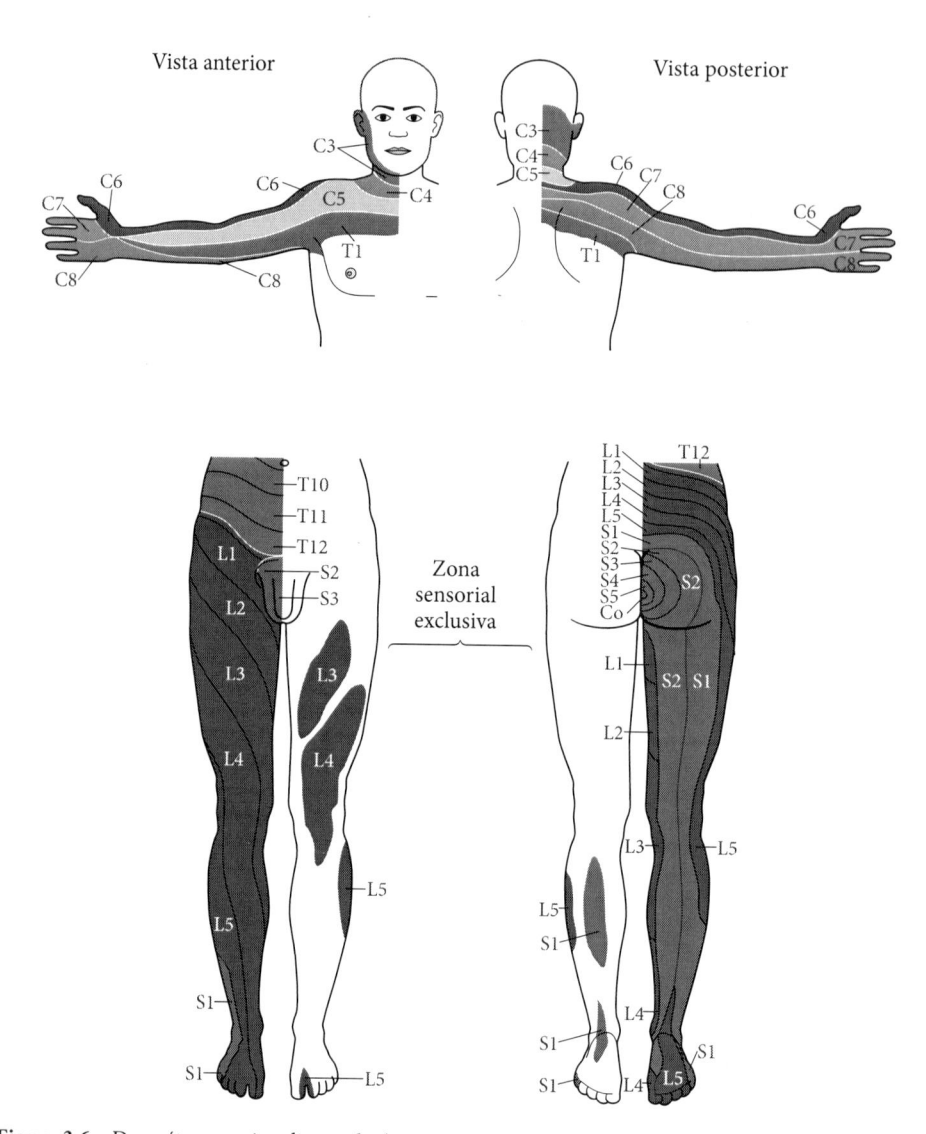

Figura 3.6 – Dermátomos e irradiação da dor nas radiculopatias.

LESÕES CENTRAIS

Passaremos à descrição das lesões centrais que podem ocorrer desde a medula até o córtex cerebral.

Medula

Existem diversas variantes em uma lesão medular que causam quadros clínicos específicos, os quais serão apresentados adiante.

Secção medular e/ou mielite transversa – nesse tipo de acometimento medular todas as formas de sensibilidade são perdidas abaixo do nível da lesão, existindo também déficits motores e do sistema autônomo (Fig. 3.7). Imediatamente após um traumatismo com secção completa da medula, o paciente entra em estado de choque medular (dura em média de 2 a 4 semanas), que se caracteriza pela perda de todos os tipos de sensibilidade, movimentos, reflexos e tônus nos músculos dependentes dos segmentos medulares abaixo da lesão; há ainda, caracteristicamente, a retenção de urina e fezes. Com o tempo, reaparecem os reflexos profundos, os quais vão tornando-se hiperativos e surge o sinal de Babinski (síndrome piramidal), na secção medular, no entanto, não há recuperação da motricidade voluntária ou da sensibilidade.

A perda de todas as modalidades sensoriais abaixo do nível da lesão, que é denominada nível de anestesia, pode servir para identificar o segmento medular acometido a

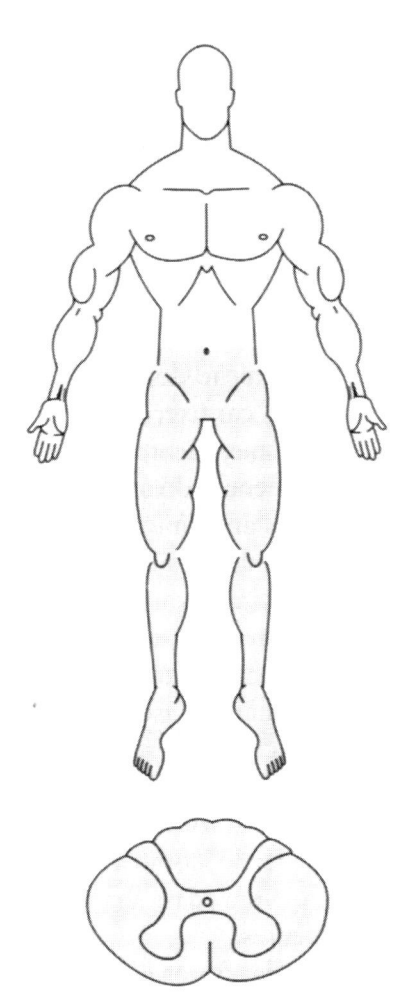

Figura 3.7 – Secção medular ao nível de T10. A área sombreada na medula corresponde ao local da lesão.

partir do conhecimento da distribuição dos dermátomos (por exemplo, se houver secção completa da medula ao nível de T10, o paciente se queixará de perda de força e anestesia do umbigo para baixo) (Fig. 3.7).

Hemissecção medular – produz um conjunto de sinais e sintomas conhecidos como síndrome de Brown-Séquard. A sintomatologia dessa síndrome decorre da lesão dos principais tratos de uma metade da medula. Assim, homolateralmente à lesão observa-se síndrome piramidal, com paralisia espástica e sinal de Babinski, além de perda da propriocepção consciente e tato epicrítico, em virtude da lesão dos tratos grácil e cuneiforme (em ambos os sistemas, as fibras só cruzam a linha média no tronco cerebral).

Existe, ao mesmo tempo, anestesia térmica e dolorosa do lado oposto ao da lesão, um ou dois dermátomos abaixo da lesão, pois, antes de penetrarem no corno posterior, essas fibras podem ascender pelo chamado trato de Lissauer, já que as fibras do trato espinotalâmico lateral cruzam o plano mediano logo após penetrarem na coluna. Podem-se ainda encontrar ligeira diminuição do tato protopático e pressão por lesão do trato espinotalâmico anterior; esse comprometimento é pequeno porque existem muitas colaterais dessa via, que é tanto homo quanto heterolateral. A hemissecção da medula é rara, porém, essa alternância de perda da motricidade ou da propriocepção de um lado com perda de sensibilidade dolorosa do outro é indicativa de lesão medular (Fig. 3.8).

Lesões do funículo posterior – essa lesão é típica de *tabes dorsalis* (sífilis) e deficiência de cobre e/ou vitamina B_{12} e leva a uma perda seletiva da sensibilidade profunda (em ambos os hemicorpos) abaixo da lesão: propriocepção consciente, palestesia e tato epicrítico, já que existe interrupção dos tratos grácil e cuneiforme bilateralmente.

O comprometimento da propriocepção consciente causa um quadro de incoordenação (ataxia), denominado ataxia sensitiva. Na ataxia sensitiva, existe um déficit de coordenação motora que piora com o fechamento dos olhos, como, por exemplo, no sinal de Romberg.

O quadro decorrente de lesão do funículo posterior é semelhante àquele da lesão das fibras grossas periféricas (por exemplo, doenças desmielinizantes), exceto pelo fato de que não há hiporreflexia, já que na lesão central as fibras aferentes (grossas) do arco reflexo estão íntegras.

Na *tabes dorsalis*, uma doença característica de lesão do funículo posterior decorrente da neurossífilis, a perda da sensibilidade profunda é clássica; no entanto, não há perda motora e os reflexos estão presentes, embora com a progressão do quadro também possa ocorrer arreflexia por extensão da lesão até as fibras grossas do corno posterior.

Síndrome siringomiélica – nessa síndrome há formação de uma cavidade no canal central da medula (siringomielia) ou crescimento tumoral nessa região, o que leva à destruição da parte central da substância cinzenta da medula e da comissura branca (Fig. 3.9).

Por consequência, são lesadas as fibras que cruzam o plano mediano e que irão formar os dois tratos espinotalâmicos laterais. Dessa forma, há perda das sensibilidades térmica e dolorosa bilateralmente, na área correspondente aos dermátomos relacionados

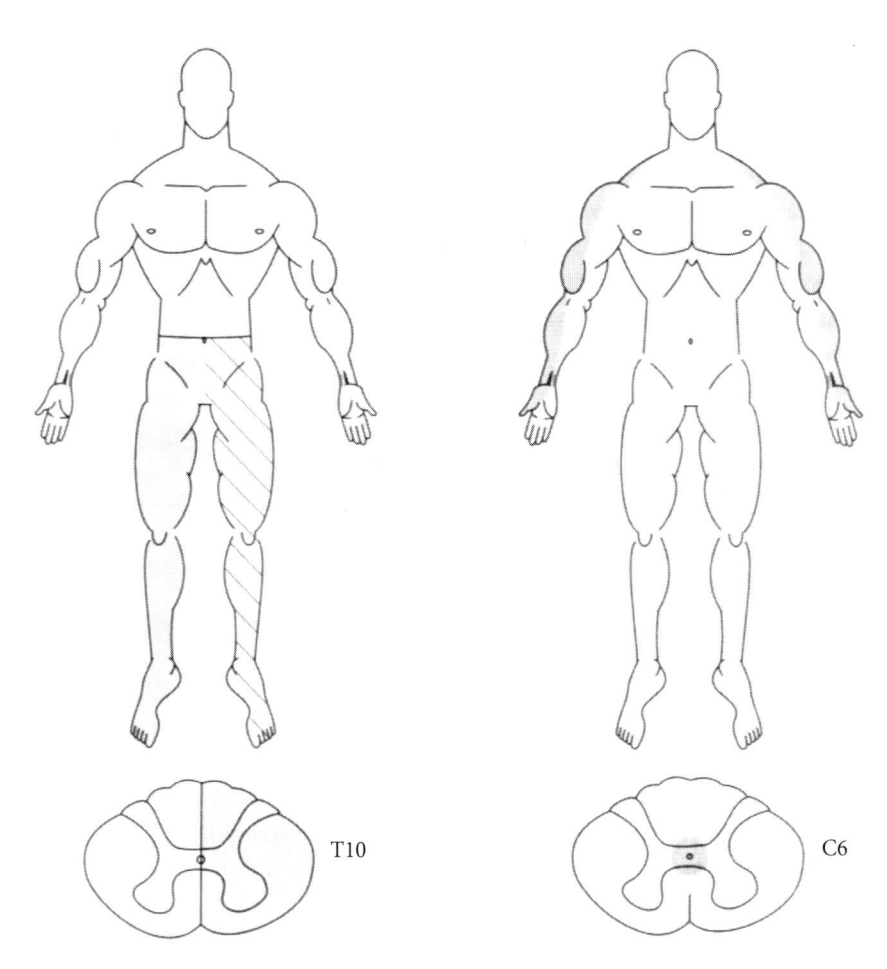

Figura 3.8 – Hemissecção medular esquerda (síndrome de Brown-Séquard) também ao nível de T10. Perda da sensibilidade dolorosa à direita com perda da proprioestesia e síndrome piramidal à esquerda.

Figura 3.9 – Síndrome siringomiélica comprometendo a medula no nível de C6. Essa síndrome é caracterizada pelo acometimento das áreas em torno do canal central da medula.

com os segmentos medulares acometidos, dando origem a uma "distribuição suspensa" da hipoestesia (Fig. 3.9). A propriocepção e o tato estão preservados (o funículo posterior não é acometido). Por ser característica, esta perda sensitiva seletiva das sensibilidades térmica e dolorosa com preservação da tátil e proprioceptiva é denominada dissociação siringomiélica.

A siringomielia é mais comum na medula cervical e torácica alta, causando assim, mais frequentemente, déficit sensitivo nas porções torácicas mais altas e membros superiores (o plexo braquial é formado pelos segmentos C5 a T1); por essa razão, alguns autores chamam o déficit de sensibilidade "em xale". As extremidades inferiores continuam com a sensibilidade normal, já que não há acometimento das fibras que conduzem a sensibilidade térmica e dolorosa desses segmentos.

Compressão da medula por tumor – um tumor pode ser intra ou extramedular e, dependendo dessa topografia, pode cursar com sintomas diferentes. Um tumor intramedular causa primeiro déficits sensitivos e motores, e só posteriormente, dor, pelo acometimento das raízes nervosas. Às vezes tumores intramedulares podem começar com dor (comunicação pessoal do Prof. Dr. Mario Augusto Taricco). Como vimos anteriormente, na somatotopia tanto do trato espinotalâmico quanto do corticoespinhal, as fibras dos segmentos mais altos da medula são mais mediais, enquanto os mais caudais são mais laterais (ver Fig. 3.4). Assim, um tumor intramedular provocará, inicialmente, sintomas nos segmentos mais altos, progredindo para segmentos cada vez mais baixos, afetando por último as regiões inervadas pelos segmentos sacrais da medula, neste caso o déficit de sensibilidade inicial determina o nível verdadeiro da lesão.

Por outro lado, um tumor extramedular ou do canal vertebral, primeiramente, causa dor (pela compressão das raízes nervosas) e, posteriormente, sintomas de comprometimento dos tratos medulares. Nesse caso, os déficits tanto sensoriais quanto motores afetam primeiramente as fibras relacionadas aos segmentos sacrais, progredindo por compressão das fibras adjacentes para segmentos progressivamente mais altos. Nesses casos, os déficits sensitivos determinam falso nível medular, pois o déficit sensitivo lombossacral pode estar sendo causado por tumor na região cervical, sendo o nível da lesão determinado pela dor radicular inicial.

Isquemia da artéria espinhal anterior – na trombose dessa artéria (derivada das artérias vertebrais) que irriga os $2/3$ anteriores da medula, há lesão das colunas neuronais anteriores (corno anterior), acometendo, primordialmente, os tratos espinotalâmicos e corticoespinhal. Por essa razão, há, ao mesmo tempo, síndrome motora periférica e síndrome piramidal.

Ao nível da lesão, há paralisia flácida, arreflexia, atrofia muscular e fasciculações devido à destruição do corno anterior da medula (síndrome do neurônio motor inferior). Já abaixo da lesão dos tratos corticoespinhais bilaterais, podem-se encontrar paralisia espástica, hiper-reflexia e sinal de Babinski bilateralmente; da mesma forma, nos segmentos abaixo da lesão há perda da sensibilidade térmica, dolorosa e tátil protopática pelo acometimento dos tratos espinotalâmicos laterais e anteriores, sem, no entanto, haver déficit da sensibilidade tátil epicrítica e proprioceptiva, cujas informações são conduzidas no funículo posterior.

Tronco cerebral

Dependendo do local de lesão e das estruturas envolvidas, a sintomatologia pode ser complexa, pois pode acometer tanto as vias ascendentes (sensitivas) quanto as descendentes (motoras), as vias cerebelares e os núcleos de nervos cranianos.

Lesões de nervos cranianos causam distúrbios (tanto motores quanto sensitivos) sempre ipsilaterais, já que suas fibras não apresentam decussação (com exceção do IV nervo troclear), enquanto as dos tratos motores ou sensitivos provocam distúrbios, em geral, contralaterais, pois todos os tratos cruzaram a linha média no bulbo ou na medula espinal. Dessa forma, lesões unilaterais do tronco cerebral tipicamente originam síndromes sensitivas alternadas, com acometimento dos nervos cranianos do mesmo lado da lesão, como, por exemplo, o trigêmeo (V nervo), o que causa uma hipoestesia da hemiface ipsilateral, ao mesmo tempo que o déficit sensitivo acomete o hemicorpo contralateral, dando origem à chamada hipoestesia alterna, a qual, quando presente, é altamente sugestiva de lesão de tronco.

No bulbo, parte inferior do tronco cerebral, as vias espinotalâmicas e proprioceptiva (lemnisco medial) permanecem separadas. A primeira encontra-se em uma região mais lateral, assim lesões nessa topografia causam perda da sensibilidade dolorosa e térmica do lado contralateral à lesão e, ao mesmo tempo, podem levar à perda dessas sensibilidades ipsilateralmente na face, pois, como vimos, a via de dor e temperatura da face tem seus estímulos entrando pela ponte e descendo (também lateralmente) até a porção superior do bulbo, onde se integra no núcleo do trato espinhal do trigêmeo (ver Fig. 3.1).

A via proprioceptiva (tratos grácil e cuneiforme), por sua vez, ao nível do bulbo, tem suas fibras cruzando o plano mediano (fibras arqueadas internas) e formando o lemnisco medial, que apresenta uma posição mais anterior (ventral) no tronco cerebral, ficando próximo ao trato piramidal. Assim, lesões anteriores costumam causar alterações proprioceptivas e também síndrome piramidal no hemicorpo contralateral. Os estímulos proprioceptivos da face também são carreados pelo trigêmeo, porém são integrados no núcleo sensitivo principal do V nervo (na ponte); assim, principalmente, lesões nesse nível provocam também perda proprioceptiva de distribuição alterna (ver Fig. 3.2).

As fibras do trato espinotalâmico e lemnisco medial tornam-se bem próximas ao nível do mesencéfalo; dessa forma, mesmo lesões pouco extensas causam perda de todos os tipos de sensibilidade do lado contralateral, normalmente acompanhada por paralisias de nervos cranianos (por exemplo, III nervo) e fraqueza muscular.

Além das características já descritas, um outro dado importante no diagnóstico topográfico de lesões do tronco cerebral é a presença de síndrome dos nervos cranianos. Uma lesão bulbar pode afetar os nervos, situam-se nesse segmento ("nervos bulbares"): glossofaríngeo, vago, acessório e hipoglosso. Por exemplo, uma lesão anterior (ventral) nesse nível causa, além de síndromes piramidal e proprioceptiva, também paralisia e atrofia da língua ipsilateral à lesão e, durante a retração, ocorre desvio da ponta da língua para o lado são, pela lesão das fibras do nervo hipoglosso. Uma lesão lateral no bulbo, por sua vez, além do déficit doloroso e térmico, pode cursar também com lesão do núcleo motor do vago, assim como disfagia e disfonia ou ainda síndrome de Horner.

Na ponte, o déficit sensitivo pode ser acompanhado por síndrome dos nervos vestibular, facial ou abducente. Assim, podem-se encontrar associados ao quadro sensitivo: ataxias, síndrome vestibular, nistagmo, estrabismo ou paralisias faciais.

Já no mesencéfalo, sintomas homolaterais relacionados à lesão dos nervos oculomotor (ptose palpebral e estrabismo divergente), ou troclear, junto com os déficits sensitivos contralaterais tanto proprioceptivos quanto exteroceptivos podem ser observados.

Tálamo

As lesões do tálamo, no caso da sensibilidade, do núcleo ventral posterolateral, local onde passam todas as informações sensitivas vindas do corpo, causam anestesia do hemicorpo contralateral, e apenas a sensibilidade dolorosa costuma manter-se (lembre-se de que existe a via paleospinotalâmica que faz sinapse na substância reticular e é responsável por ativação cortical e dor menos localizada).

A lesão do tálamo também pode ser acompanhada de síndrome talâmica, 4 a 6 semanas após a lesão aguda, caracterizada por crises espontâneas de dor, sensações disestésicas ou alodíneas na distribuição da perda sensorial. Essa síndrome causa dores de forte intensidade, de difícil tratamento. Lesões dos núcleos intralaminares do tálamo, relacionadas ao trato paleospinotalâmico, por sua vez, geralmente diminuem a dor sem interferir nos limiares sensoriais.

Córtex

Em lesões da área somatossensorial primária, giro pós-central, a topografia lesional é muito importante, pois, como ocorre com o córtex motor, os distúrbios de sensibilidade afetam determinados segmentos do corpo, dependendo de sua representação cortical. Essa representação cortical da sensibilidade tem somatotopia similar à encontrada na região motora – membro inferior medialmente e tronco, membro superior e face na convexidade encefálica (ver Figs. 3.1 e 3.2).

Após uma lesão cortical, todos os tipos de sensibilidade são afetados na fase aguda, havendo, com o tempo, algum grau de melhoria das sensibilidades dolorosa e térmica, pelas vias que se tornam conscientes antes de chegar ao córtex, como o trato paleospinotalâmico, que se dirige à substância reticular ascendente e ao sistema límbico.

Dependendo da área cortical lesada, têm-se quadros clínicos de complexidade distinta, assim, se uma área cortical primária for lesada, haverá perda de sensibilidade como um todo, já se a área de associação secundária for lesada, existe a perda de decodificação das informações vindas das áreas primárias, o que dá origem às chamadas agnosias que se caracterizam pela perda da capacidade de reconhecer objetos pela palpação. Assim, se desenharmos a letra "A" na palma da mão de um indivíduo com lesão da área secundária, ele será capaz de sentir que está sendo tocado, mas não conseguirá dizer o que foi escrito, a isso chamamos de agrafoestesia. Da mesma maneira, esse tipo de lesão pode levar à aestereognosia.

As lesões das chamadas áreas terciárias de associação, ou supramodais, por integrarem as informações das áreas secundárias e elaborarem estratégias de comportamento (por exemplo, área pré-frontal, límbica e temporoparietal) causam quadros mais complexos, como distúrbios de comportamento e de atenção. Este último é observado, por exemplo, na lesão da área temporoparietal direita (também chamada de área do esquema corporal), em que o paciente deixa de perceber a parte esquerda de seu corpo, julgando-a como não pertencente a ele mesmo (ver Capítulo 7).

SEMIOTÉCNICA

Como vimos na neuroanatomia e na neurofisiologia, as várias formas de sensibilidade têm trajetos distintos, trazendo vantagens na interpretação dos achados ao exame neurológico. Para isso, é necessário que pesquisemos as sensibilidades superficial e profunda em suas várias modalidades.

Na prática clínica, para a pesquisa da sensibilidade superficial, avaliamos o tato, a dor e, em algumas situações, a temperatura. Usamos na pesquisa da sensibilidade tátil: algodão seco, gaze ou pincel. Deve-se evitar, de maneira geral, o uso do dedo, já que, com isso, corre-se o risco de estimular receptores relacionados à pressão (sensação que o paciente pode ter preservada) e não ao tato.

A pesquisa da sensibilidade dolorosa é feita de preferência com monofilamento, podendo também utilizar-se alfinete ou agulha de costura, uma vez que esses instrumentos foram desenhados para não cortar o tecido, tendo ambos a ponta romba, enquanto as agulhas descartáveis (com pontas muito finas) foram feitas para cortar com a menor dor possível. Durante o exame o uso destas agulhas pode provocar pequenas lesões na pele (às vezes, sangrantes). Mas, atenção, tanto o alfinete quanto a agulha de costura **devem ser descartados** após seu uso, pois a partir do exame devemos considerá-los material infectante.

A sensibilidade térmica deve ser pesquisada com o uso de dois tubos de ensaio, um com água quente e outro com água fria, tomando-se o cuidado de evitar extremos de temperatura que poderiam estimular terminações nervosas livres (dolorosas).

Sabe-se que o organismo é capaz de perceber uma diferença de até 2ºC. Dessa maneira, o paciente consegue distinguir entre frio e quente sem a necessidade do uso de temperaturas extremas. Aliás, o uso de temperaturas extremas ao exame pode provocar dor, em vez de sensação térmica.

Assim, recomenda-se que o tubo de água fria tenha uma temperatura acima de 15ºC e que o de água quente tenha uma temperatura máxima de 45ºC. Uma dica simples é misturar, em partes iguais, água da torneira com a da geladeira (tubo frio) e $1/3$ de café com $2/3$ de água da torneira (tubo quente).

A pesquisa das várias formas de sensibilidade superficial é feita de maneira comparativa, testando-se uma área de um hemicorpo com a área correspondente do outro e no mesmo membro o segmento proximal com o distal. Durante a pesquisa, deve-se pedir para que o paciente feche os olhos.

Uma vez reconhecida uma área de hipoestesia, é interessante pesquisar do centro dessa área até a sua periferia. Dessa maneira, delimitaremos com maior segurança e facilidade a área hipoestésica.

Ao avaliar-se o território de inervação do V nervo craniano (trigêmeo) utiliza-se o mesmo método descrito acima. O V nervo também pode ser avaliado por meio dos reflexos axiais faciais, mais precisamente o orbicular da boca e o mentoniano (lembre-se de que o reflexo glabelar depende exclusivamente do VII nervo). Além desses, outro reflexo de importância na avaliação do trigêmeo é o corneano, que é pesquisado tocando-se a córnea com uma mecha de algodão, o que determina o fechamento de ambos os olhos, por contração do músculo orbicular do olho. A porção aferente desse reflexo depende do nervo oftálmico, que faz sinapse no núcleo sensitivo principal do V nervo, na ponte. Daí saem fibras que vão aos núcleos motores do facial (também na ponte) tanto ipsi quanto contralateralmente, sendo, portanto, o VII nervo a via eferente do reflexo, resultando em fechamento de ambos os olhos. Por essa razão, quando existe lesão unilateral do trigêmeo, a estimulação do olho lesado abole o reflexo direto, mas preserva o consensual. Por outro lado, quando o VII nervo é lesado, abole-se o reflexo direto e consensual, isto é, a pálpebra não se oclui qualquer que seja a córnea estimulada.

A sensibilidade profunda pode ser pesquisada de três maneiras distintas: através da palestesia, ou seja, a sensação vibratória com o uso de diapasão nas eminências ósseas; da artrestesia, pelo reconhecimento da posição da articulação; e, por fim, do equilíbrio estático com os olhos fechados, comumente chamada de pesquisa do sinal de Romberg. O indivíduo com perda da sensibilidade profunda perde o equilíbrio quando fecha os olhos, o que caracteriza o sinal de Romberg positivo (ver Capítulo 4). Destas três formas, a palestesia é muito mais sensível para se detectar déficit da sensibilidade profunda do que as outras duas manobras, que só são positivas quando o paciente está bastante acometido.

A sensibilidade vibratória (palestesia) deve ser pesquisada por meio de um diapasão de 64, 128 ou 256Hz, o qual deve ser colocado preferencialmente sobre eminências ósseas (Fig. 3.10), devendo o examinador comparar o limiar de percepção do paciente com o limiar do próprio examinador e com eminência óssea do hemicorpo contralateral do próprio paciente.

O exame da propriocepção consciente ou sensibilidade cineticopostural já é realizado em parte com os testes de coordenação e marcha, no entanto, de maneira clássica, a avaliação dessa sensibilidade pode ser feita solicitando ao paciente, de olhos fechados, que indique qual a posição final de um segmento do seu corpo deslocado de forma passiva pelo examinador. É importante que, ao movermos qualquer segmento do corpo para cima ou para baixo, o façamos segurando em suas bordas laterais, pois do contrário o paciente pode perceber a movimentação pela pressão de nossos dedos. Assim, ao movimentarmos para cima e para baixo, por exemplo, o hálux do paciente, devemos segurá-lo pelas porções laterais de sua articulação interfalângica proximal, pedindo para que ele relate em que posição se encontra seu indicador.

A pressão e o tato protopático (grosseiro) não são usados rotineiramente na pesquisa de déficits sensitivos por não fornecerem informações seguras da delimitação destes, já que existem colaterais (tanto homo quanto contralaterais) nas vias responsáveis pela ascensão dessas sensações, além de sua pesquisa ser muito trabalhosa.

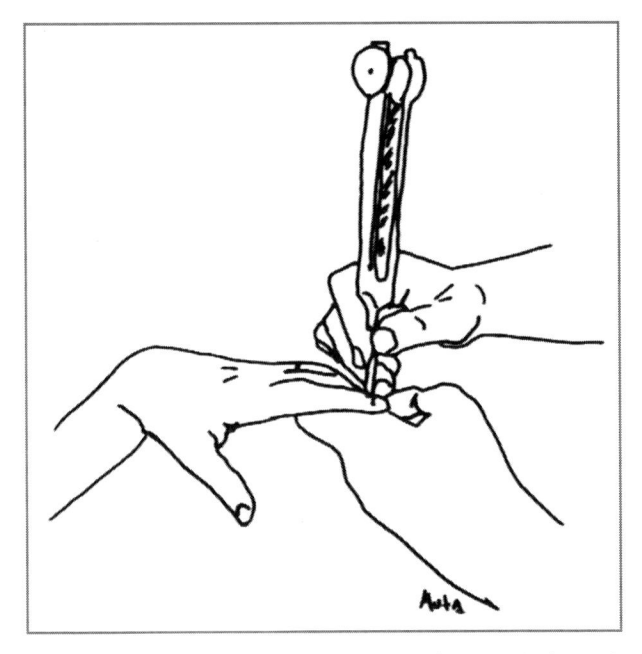

Figura 3.10 – Pesquisa da sensibilidade vibratória (palestesia) utilizando um diapasão.

À medida que se vai pesquisando as várias formas de sensibilidade, é interessante que se desenhe, em cima de um modelo em branco, as áreas de hipoestesia de maneira a compararmos depois com mapas de sensibilidade já conhecidos dos dermátomos, nervos periféricos e nervos cranianos, facilitando assim a interpretação visual dos dados obtidos (ver Figs. 3.4 a 3.9).

BIBLIOGRAFIA

De Jong RN. The neurologic examination: incorporating the fundamentals of neuroanatomy and neurophysiology. 4th ed. Cambridge: Harper & Row; 1979.

Duus P. Topical diagnosis in neurology. 2nd ed. New York: Thieme; 1989.

Machado ABM. Neuroanatomia funcional. Rio de Janeiro: Atheneu; 1981.

CAPÍTULO 4

Incoordenação, Desequilíbrio e Tontura

A incoordenação motora, também chamada de ataxia, por definição é a falha da coordenação muscular que se traduz na irregularidade ou na incapacidade da realização correta e harmônica de um movimento. Muitas vezes, esse termo é usado para designar uma instabilidade da marcha, e também se aplica às incoordenações dos movimentos dos membros superiores, da fala ou da movimentação dos olhos.

A ataxia pode surgir de múltiplas anormalidades da função motora, desde anormalidades cerebelares, até disfunções das vias sensoriais (proprioceptivas), vestibulares ou da própria via motora. A coordenação dos movimentos é integrada primordialmente no cerebelo, a partir de informações sensitivas e motoras. A despeito de manipular informações sensitivas e motoras, lesões cerebelares não causam déficit sensitivo nem paralisias.

Quando se depara com um caso suspeito de ataxia, deve-se, primeiramente, confirmar o diagnóstico, afastando outros quadros que podem apresentar-se de forma simi-

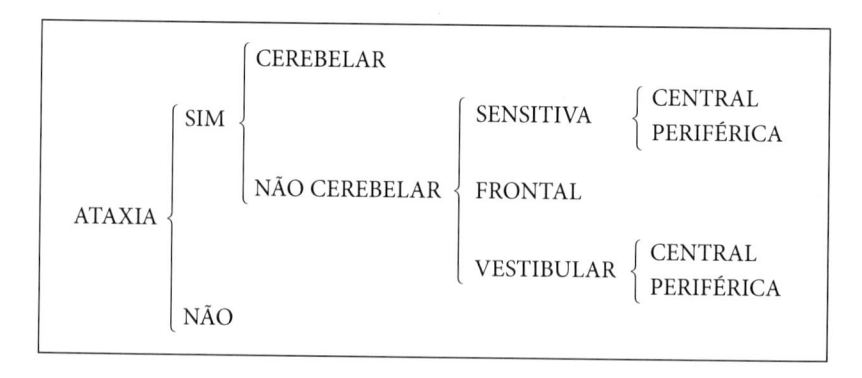

```
                  ┌ CEREBELAR
          ┌ SIM  ┤                       ┌ SENSITIVA  ┌ CENTRAL
          │      │                       │            └ PERIFÉRICA
ATAXIA ┤         └ NÃO CEREBELAR ┤ FRONTAL
          │                              │            ┌ CENTRAL
          │                              └ VESTIBULAR ┤
          └ NÃO                                       └ PERIFÉRICA
```

lar, como, por exemplo, as fraquezas musculares. Confirmado o diagnóstico de ataxia, deve-se diferenciar se o quadro é de ataxia cerebelar ou não; no último caso, deve-se classificá-la como sensitiva, vestibular ou mais raramente frontal. Caso se confirme uma ataxia sensitiva ou vestibular, deve-se ainda distinguir as centrais das periféricas, isto é, se a ataxia é causada por lesão no sistema nervoso central ou no periférico.

ANATOMIA DA COORDENAÇÃO

O cerebelo é o principal órgão responsável pela coordenação, recebendo informações inclusive de outras estruturas que também se prestam ao controle da coordenação, tais como aparelho visual, auditivo, vestibular, das várias formas de sensibilidade e de determinadas áreas corticais. Por essa razão, para o entendimento dos mecanismos fisiopatológicos que levam à ataxia, é preciso conhecer a anatomia e as principais funções das estruturas e vias cerebelares, bem como suas relações tanto corticais quanto periféricas. Do ponto de vista fisiológico, o cerebelo tem ação na coordenação motora, sempre em âmbito involuntário, fazendo um controle das funções motoras que não chega à consciência.

O cerebelo recebe tanto informações centrais de como o movimento é planejado quanto informações sensitivas periféricas do desempenho motor durante o ato motor; assim, o cerebelo comporta-se como um centro comparador de informações que tem como função o ajuste do controle motor, corrigindo a todo momento os erros pela comparação da "intenção" com a execução. Na realização de um movimento, existe constantemente a perda da sincronia de ativação neuronal e contração muscular, sendo o cerebelo o responsável por essa correção, dando o chamado *match* do movimento.

Macroscopicamente, podemos identificar no cerebelo, sob visão direta anterior, os pedúnculos cerebelares, e abaixo deles, o flóculo e o nódulo. Há uma porção saliente, mediana, visualizada sob praticamente qualquer direção, é o vérmis, que está flanqueado por duas grandes estruturas, os hemisférios cerebelares. Os hemisférios possuem uma zona lateral e uma intermédia, em contato com o vérmis (Fig. 4.1). Cada um desses reparos – nódulo e flóculo, vérmis e hemisférios – tem um papel distinto, como será explorado adiante.

O cerebelo tem uma estrutura monótona com as fibras aferentes fazendo sinapse direta ou indiretamente com as células de Purkinje no córtex cerebelar (Fig. 4.2). As células de Purkinje, por sua vez, ligam-se aos núcleos cerebelares profundos, nos quais ocorre a integração das informações sensitivas e motoras, além das recebidas de outras estruturas relacionadas com a coordenação. É importante lembrar, ainda neste contexto, que os núcleos vestibulares comportam-se funcionalmente como núcleos cerebelares (Figs. 4.3 a 4.6).

Finalmente, os núcleos cerebelares profundos transmitirão o resultado da integração dos sinais recebidos a outras estruturas encefálicas. As várias funções cerebelares, como veremos a seguir, ocorrem pela aferência e eferência distintas nas várias áreas cerebelares, ou seja, o cerebelo fará a coordenação das informações que receber e enviará de volta à origem da informação para os ajustes necessários, não importando, por exemplo, se a origem das informações é do planejamento ou da execução do ato motor.

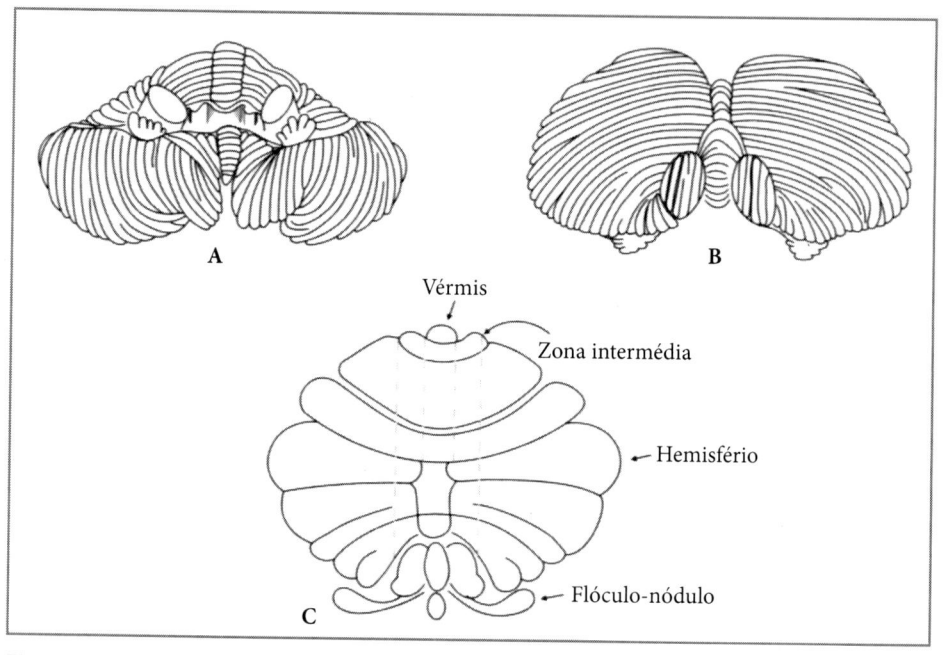

Figura 4.1 – **A**) Visões anteroposterior; **B**) posteroanterior; e **C**) esquemática do cerebelo. Repare bem no nódulo e flóculo, no vérmis e nos hemisférios cerebelares.

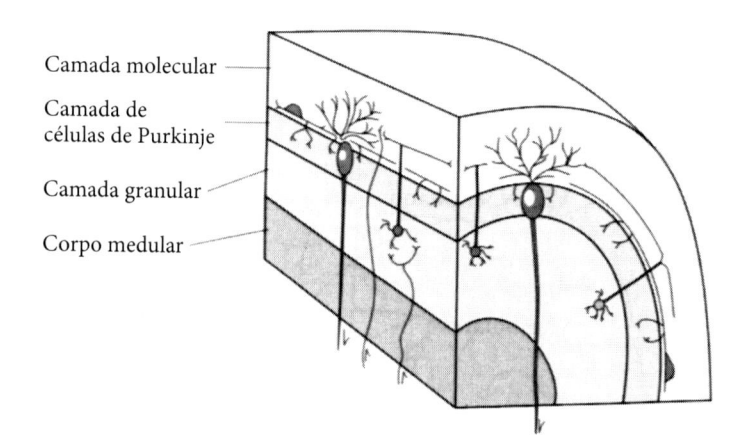

Figura 4.2 – Representação simples e esquemática do córtex cerebelar.

O cerebelo pode ser dividido funcionalmente em três regiões distintas: vestíbulo-cerebelo, espinocerebelo e cérebro-cerebelo, cada uma possuindo conexões anatômicas aferente e eferente distintas. Por essa razão, suas lesões causam síndromes clínicas com sintomatologia própria em cada uma dessas três regiões.

O vestíbulo-cerebelo corresponde anatomicamente ao lóbulo floculonodular, sendo a parte mais antiga filogeneticamente do cerebelo e correspondendo ao chamado arquicerebelo. Essa parte do cerebelo possui, primordialmente, conexões aferentes e eferentes com estruturas e núcleos vestibulares, sendo suas principais funções: a manutenção do equilíbrio e a postura e motricidade ocular, a despeito de acelerações externas. A via de saída do vestíbulo-cerebelo faz-se a partir das fibras de Purkinje provenientes do lóbulo floculonodular que se projetam em núcleos vestibulares e daí aos sistemas motores (Fig. 4.3).

O espinocerebelo corresponde anatomicamente a uma região que inclui o vérmis e as zonas intermédias de cada lado dos hemisférios cerebelares, tendo conexões principalmente com a medula espinal e recebendo aferências da sensibilidade profunda (propriocepção), além de outros tipos de sensibilidades como visão, audição e vestibular. Essa parte do cerebelo é a principal responsável pela correção do ato motor que está ocorrendo no momento, já que cruza informações proprioceptivas periféricas do de-

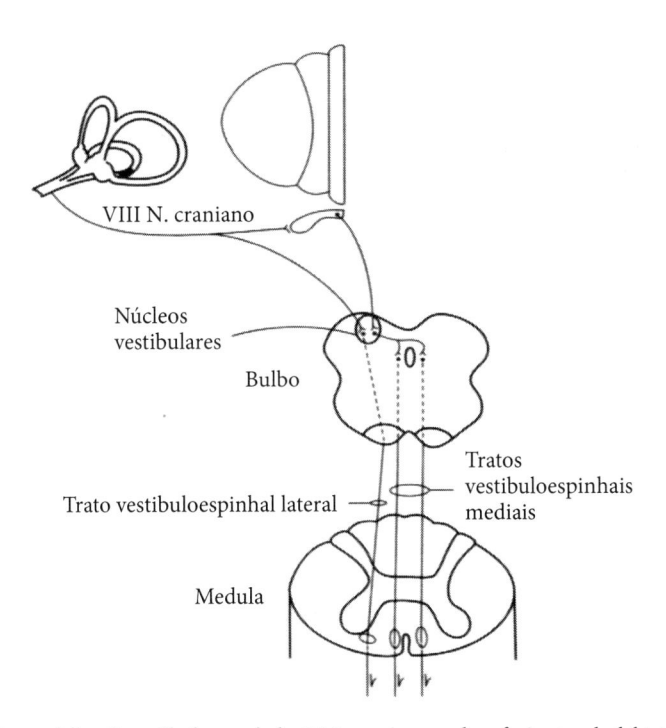

Figura 4.3 – O vestíbulo-cerebelo. Notar como recebe aferências do labirinto vestibular e emite eferências diretas para os núcleos vestibulares.

sempenho motor com os comandos centrais (para o ato motor). As fibras provenientes do vérmis projetam-se ao núcleo fastigial e deste para os núcleos vestibulares e formação reticular, de onde parte o trato reticuloespinhal, que exercem influência sobre o grupo medial de motoneurônios da coluna anterior da medula e, consequentemente, sobre a musculatura axial e proximal dos membros (Fig. 4.4). Por sua vez, as fibras provindas da zona intermédia dirigem-se aos núcleos globoso e emboliforme, os quais projetam-se, primordialmente, para o tálamo do lado contralateral e então para o córtex motor na origem do trato corticoespinhal, exercendo ação sobre o grupo lateral de neurônios do corno anterior da medula responsável pela inervação da musculatura apendicular distal do corpo (Fig. 4.5). Filogeneticamente, essa região corresponde aproximadamente ao chamado paleocerebelo.

O cérebro-cerebelo (ou neocerebelo) é a porção mais nova filogeneticamente do cerebelo, tendo como principal função modular os comandos corticais envolvendo-se no programa motor, isto é, no planejamento do movimento. Essa região cerebelar recebe aferências corticais (fibras corticopontocerebelares) e suas eferências originam-se no núcleo denteado que se projeta ao tálamo e daí ao córtex pré-motor (via dentato-talamocortical), responsável pelo planejamento dos movimentos voluntários (Fig. 4.6). Em consequência, o cérebro-cerebelo tem grande importância no planejamento e na iniciação dos movimentos voluntários e finos, corrigindo alguma imperfeição no plano do movimento programado pelo cérebro. Anatomicamente, o cérebro-cerebelo corresponde à parte lateral dos hemisférios cerebelares.

É importante que se diga que, ao contrário do cérebro, o cerebelo exerce influência sempre no lado homolateral (Figs. 4.3 a 4.6), assim, uma lesão no hemisfério cerebelar esquerdo causará sintomatologia também no hemicorpo esquerdo.

Quando realizamos um ato motor, este não se resume apenas ao estímulo dos motoneurônios, com consequente contração muscular. O SNC planeja, antes de tudo, o que deve ser executado e, a todo momento, recebe informações da realização do movimento a fim de corrigi-lo e adequá-lo, de forma rápida e contínua, ao plano motor previamente estabelecido.

Para terminar devemos explicar as vias vestibulares de forma sucinta, enquanto as vias sensitivas estão descritas no Capítulo 3, e as vias relacionadas ao comando motor, no Capítulo 2. O VIII nervo craniano, também conhecido como acústico, recebe informações do labirinto através de estruturas chamadas de sáculo, utrículo e canais semicirculares. O sáculo e o utrículo percebem acelerações lineares, por exemplo, a gravidade, quando subimos de elevador ou quando andamos em linha reta. Os canais semicirculares percebem acelerações angulares, ou seja, quando rodamos sobre nós mesmos. Os dois tipos de informações junto com as informações auditivas vêm da periferia até a ponte, onde farão sinapse com os núcleos vestibulares e cocleares. Os núcleos vestibulares também recebem informações de outros sistemas, como, por exemplo, das vias sensitivas, além de, como vimos, influência cerebelar. Todas essas informações são integradas para que ocorram ajustes na postura, no equilíbrio e na movimentação ocular, diante de modificações da posição do corpo em relação ao espaço.

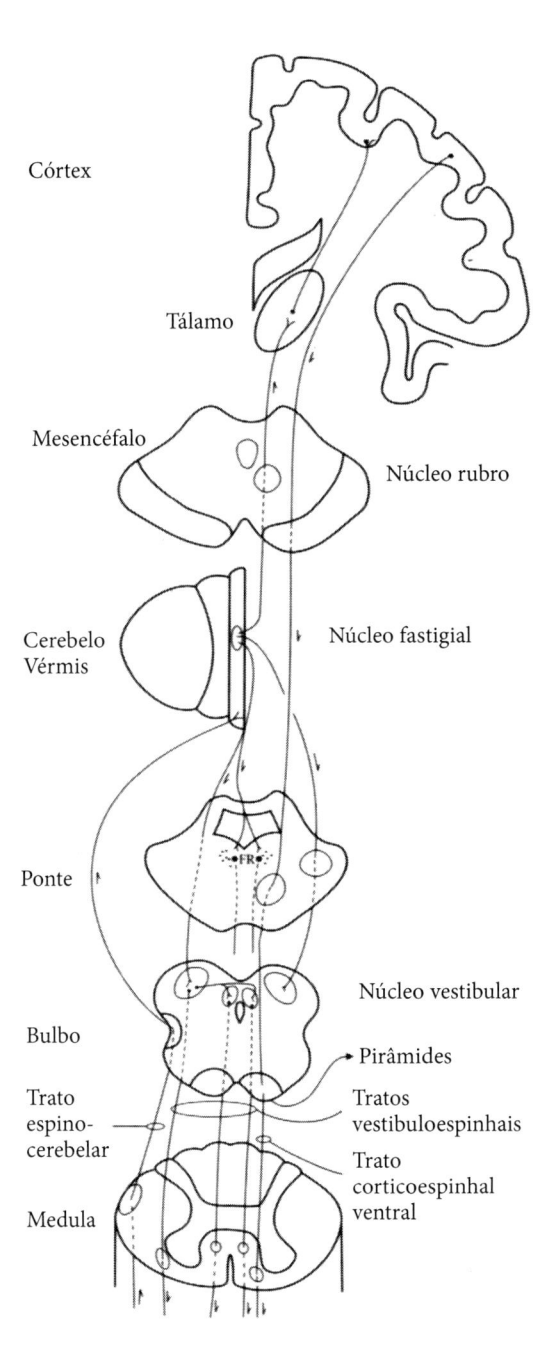

Figura 4.4 – O espinocerebelo, parte vermiana. O vérmis recebe aferências da musculatura axial (pescoço, tronco e, ainda, sistema vestibular e olhos), projetando-se para o tronco cerebral e córtex. O núcleo envolvido é o fastigial.

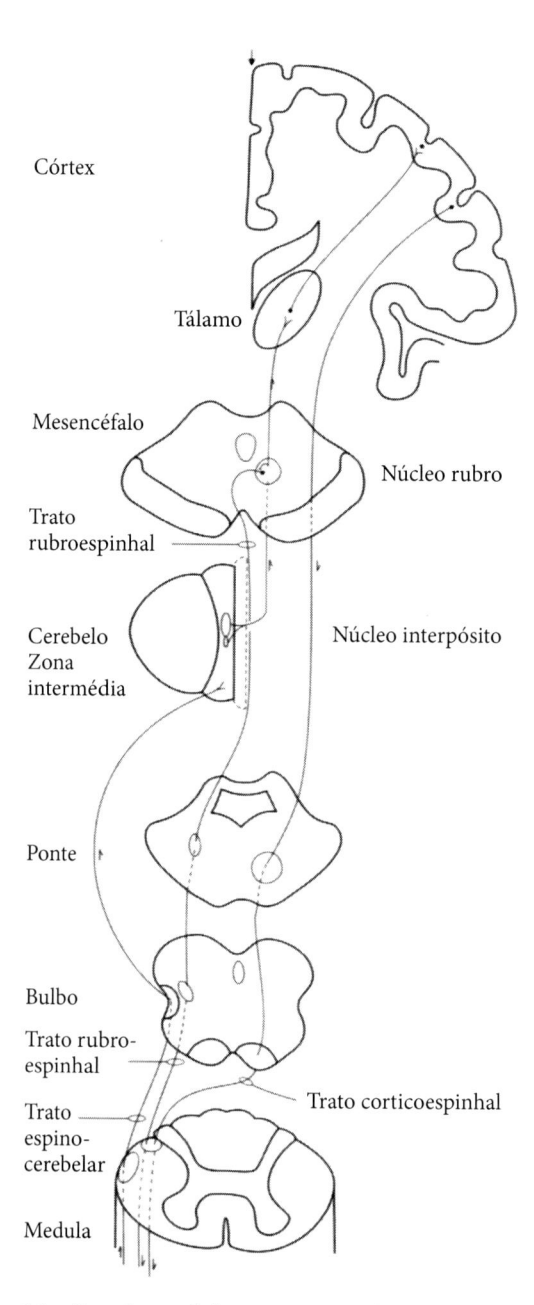

Figura 4.5 – O espinocerebelo, zona intermédia. As zonas intermédias estão envolvidas com a musculatura apendicular: membros. Controlam as vias descendentes dorsolaterais do mesmo lado. É importante que se notem as diversas decussações envolvidas. O núcleo em questão é o interpósito formado pelos núcleos globoso e emboliforme.

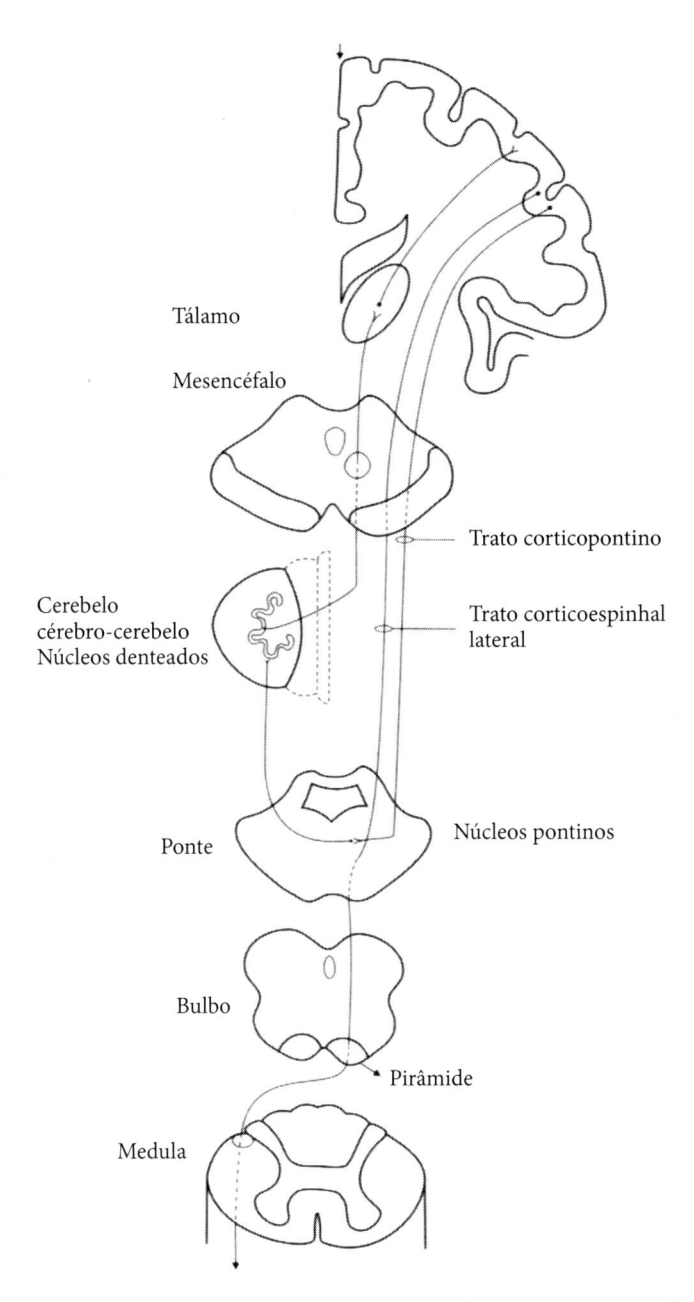

Figura 4.6 – O cérebro-cerebelo. Notar como funciona como ajustador do movimento: recebe informações do córtex motor (via núcleos pontinos) projetando-se para os córtices motor e pré-motor. Novamente, atua de maneira ipsilateral; ver como as decussações são importantes.

Esse arranjo anatômico implica quadros clínicos distintos entre lesões vestibulares periféricas e centrais. As lesões periféricas, como veremos, são mais homogêneas e estereotipadas, pois todas as informações estão reunidas no VIII nervo, enquanto as informações centrais estão espalhadas entre vários núcleos vestibulares que recebem influência de outras informações não vestibulares e com independência em relação às informações auditivas, causando síndromes clínicas heterogêneas e parcelares. Por exemplo, um núcleo vestibular pode receber informações dos canais semicirculares e não do sáculo ou aferência da sensibilidade cineticopostural e outro não.

Existem várias estruturas responsáveis pela coordenação motora no ser humano, além do cerebelo, e isso faz com que esse controle seja multissegmentar, no qual cada componente desse sistema tem funções específicas e identificáveis por meio do exame neurológico. Dessa forma, lesões de componentes diversos da coordenação causarão déficits com características próprias e distintas que podem ser reconhecidas pelo clínico, a fim de estabelecer o diagnóstico e a conduta correta para cada caso.

Na verdade, o problema diagnóstico nas ataxias está em sabermos se a lesão ocorreu no centro coordenador ou em outras estruturas responsáveis pelas informações que serão coordenadas, ou seja, se ela se deve a déficits cerebelares ou à falta de informação sensorial, vestibular ou proveniente do córtex cerebral.

ATAXIAS

Ataxia cerebelar

Diante de um caso de ataxia, logo após o diagnóstico confirmado, o raciocínio clínico tem que se voltar ao fato de tratar-se ou não de um quadro cerebelar. Para tanto, serão apresentadas as características clínicas da ataxia cerebelar, ressaltando os pontos que a diferenciam dos demais quadros atáxicos.

A sintomatologia de uma lesão cerebelar depende primordialmente de sua topografia, porém três grupos de sintomas são fundamentais: 1. incoordenação na realização dos movimentos voluntários (ataxia) dos membros que se caracterizam, clinicamente, por erros de direção, medida (dismetria) ou marcha; 2. perda do equilíbrio, fazendo com que o paciente seja obrigado a aumentar sua base de sustentação e tenha dificuldade para andar em linha reta (marcha atáxica); e 3. hipotonia, manifestada como diminuição da resistência à movimentação passiva dos membros ou pela observação da demora na resposta ou no início de movimentos voluntários. Quando existe um acometimento global do cerebelo, todos esses sintomas estão presentes, no entanto, quando existem lesões mais localizadas, a sintomatologia é diversa e característica da porção cerebelar lesada.

Alguns autores dividem três síndromes cerebelares, de acordo com a divisão filogenética do cerebelo, sendo elas: a do arquicerebelo, a do paleocerebelo e a do neocerebelo.

A síndrome do arquicerebelo por lesão do lóbulo floculonodular e vérmis pode ocorrer particularmente em crianças, devido à maior incidência de tumores da linha média, como o meduloblastoma, nessa faixa etária. O quadro inicial acarreta somente a perda de equilíbrio, sem alteração do tônus muscular, tendo a criança a coordenação conservada enquanto deitada e demonstrando a preservação das outras áreas e funções cerebelares. Já a síndrome paleocerebelar ocorre, na maioria das vezes, em virtude da degeneração cortical pelo alcoolismo crônico, cursando com perda do equilíbrio e ataxia. A síndrome do neocerebelo, por sua vez, tem como sintoma principal a incoordenação motora para movimentos finos das extremidades que pode ser percebida ao exame clínico por vários sinais, tais como dismetria, decomposição do movimento, tremor ou disdiadococinesia.

É difícil individualizar as diversas síndromes cerebelares descritas acima utilizando puramente a semiologia, mas, de certa maneira, existe alguma correlação anatomo-clínica que podemos descrever assim: síndrome cerebelar global, quando o cerebelo é acometido por inteiro, síndrome cerebelar axial, por lesão vermiana ou paravermiana, manifestando-se primordialmente com perda do equilíbrio e alargamento da base do paciente e, consequentemente, marcha atáxica, e síndrome cerebelar apendicular, por lesão dos hemisférios cerebelares que cursa com incoordenação de extremidades para movimentos finos e voluntários. Comparativamente, podemos dizer que a síndrome cerebelar axial equivaleria à lesão de arqui e paleocerebelo, enquanto a apendicular equivaleria à lesão do neocerebelo.

O equilíbrio e a coordenação da musculatura proximal são bastante acometidos em lesões cerebelares axiais, porém estes não se agravam com o fechamento dos olhos, não havendo, portanto, o sinal de Romberg, que é a perda do equilíbrio ao se fechar os olhos. Ao exame do equilíbrio estático, quando o paciente se encontra na postura ereta com os pés juntos, pode-se observar que os tendões dos músculos dos dedos dos pés, o tendão de Aquiles e o tendão do músculo tibial anterior oscilam irregularmente, sinal característico de lesão cerebelar e chamado de dança dos tendões. Isso ocorre porque, ao ficarmos em pé, é necessário que os músculos agonistas e antagonistas do membro inferior mantenham uma tensão constante se contrabalançando. Essa tensão é mantida à custa de ajustes a partir de informações provenientes da periferia e transmitidas aos motoneurônios. Com a lesão cerebelar, esses ajustes não podem ser executados adequadamente e, portanto, novas e frequentes correções serão necessárias, provocando perda da estabilidade postural. Por isso, o paciente com lesão cerebelar tende a ter uma base alargada que durante a marcha se acentua, ao mesmo tempo que ele desfere passos irregulares, ora muito curtos, ora longos, com constante perda de equilíbrio, caracterizando um tipo de marcha que, por ser semelhante à que ocorre em indivíduos embriagados, denominou-se marcha ebriosa.

Quando há lesão unilateral cerebelar, existe tendência de desvio da marcha para o lado lesado, já que há predomino das funções de ajuste postural no lado são, apesar da manutenção dos músculos ativos e com força de contração normal. Ao contrário, como veremos, do que ocorre na ataxia sensitiva, ao exame do equilíbrio estático ou dinâmico, o fechamento dos olhos não piora, de forma acentuada, o quadro atáxico cerebelar.

A hipotonia ocorre nas lesões do lobo anterior cerebelar, assim, à inspeção e à palpação, os músculos encontram-se flácidos, e os reflexos, pendulares. Ao exame, é constatada também a presença de nistagmo, que são movimentos oculares rítmicos e involuntários, principalmente em lesões do vestíbulo-cerebelo. O nistagmo cerebelar frequentemente é mais intenso durante o movimento ocular e pode mudar o sentido, a depender da posição do olhar (nistagmo evocado pelo olhar). A fala também pode modificar-se em lesões axiais, pois todos os movimentos voluntários podem ser afetados, inclusive os necessários para a fonação; dessa forma, o paciente não consegue sincronizar os movimentos das cordas vocais com a respiração, dando origem a uma voz entrecortada e que varia de intensidade baixa e tom monótono até alta e bem marcada, caracterizando a fala escandida.

Em uma lesão vermiana, o sinergismo entre tronco e membros é o mais acometido, algo que clinicamente pode ser constatado pelas manobras de Babinski (**dissinergia**).

Nas lesões dos hemisférios cerebelares, predomina sintomatologia neocerebelar, tendo como sintoma principal a incoordenação motora, que pode expressar-se por vários sinais bem distintos clinicamente. Ao exame, percebe-se erro de medida ou precisão (**dismetria**): hipermetria, quando o paciente passa do alvo, ou hipometria, quando não atinge o alvo, e erros de direção dos movimentos algo que pode ser avaliado, por exemplo, pelas provas índex-nariz, índex-índex e calcanhar-joelho (ver item Semiotécnica na página 106).

Nessas mesmas provas, podem-se constatar, ainda, outros sinais característicos de lesão cerebelar, como a dificuldade em iniciar os movimentos e a decomposição destes. Na decomposição, observa-se que os movimentos de maior complexidade que requerem o uso de várias articulações simultaneamente são decompostos, ou seja, realizados em parcelas, por articulação e em tempos diferentes, o que lhes confere um aspecto "mecânico". Outros sinais característicos de lesão cerebelar são o tremor e a dificuldade em iniciar os movimentos. O tremor típico é de movimento cinético e que se acentua ao final do movimento (tremor intencional), não ocorre no repouso e é mais intenso quando a anormalidade está no trato de saída do cerebelo, mais especificamente no pedúnculo cerebelar superior a partir do núcleo denteado (relacionado com as fibras que deixam o cérebro-cerebelo). Essas características o distinguem de outros tipos de tremores, como os das síndromes extrapiramidais, por exemplo, o parkinsoniano, em que o tremor é postural, ou chamado de repouso, e que diminui com o movimento.

Outro sinal típico de lesão cerebelar apendicular é a disdiadococinesia, que é a dificuldade em realizar movimentos rápidos e alternados, isso ocorre porque, sem a intervenção cerebelar, a ativação alternada das unidades motoras antagonistas ocorre em sequência anárquica, sem otimizar sua potência e sua função, o que impossibilita a realização de movimentos rápidos e sucessivos, já que os músculos antagonistas ao movimento realizado não são estimulados em tempo correto, observando-se, clinicamente, lentidão e dificuldade em realizar o movimento oposto. A prova do rechaço (de Stewart e Holmes) positiva nada mais é do que esse atraso na contração da musculatura antagonista a tempo de impedir que o braço se choque contra o tronco ao liberarmos a resistência que se faz contra a flexão do antebraço. Em uma pessoa normal, a flexão é rapidamente interrompida pela ação dos músculos antagonistas, impedindo o rechaço.

Apresentados os principais aspectos clínicos da ataxia cerebelar, é preciso tê-los em mente para seu correto diagnóstico. Seguindo o algoritmo clínico, caso existam sinais in-

Quadro 4.1 – Diagnóstico diferencial das ataxias.

Ataxia/ Sinais	Sensitiva	Vestibular	Cerebelar
Sinal de Romberg	Presente	Pseudo-Romberg" ou Romberg vestibular	Dança dos tendões
Sensibilidade profunda	Comprometida	Normal	Normal
Coordenação com os olhos fechados	Piora significativa	Piora significativa	Inalterada ou piora discreta
Nistagmo	Ausente	Presente (geralmente com os componentes horizontal e vertical)	Pode estar presente, mas grosseiro
Marcha	Talonante	Marcha em estrela e marcha de Fukuda	Ebriosa
Tendência para lateralização da queda	Ausente	Presente	Ausente
Outros	Hiporreflexia	Vertigem, déficits auditivos	Hipotonia, reflexos pendulares

dicativos de ataxia que piorem com o fechamento dos olhos, devemos pesquisar sinais de ataxia sensitiva ou vestibular, pois, como já dissemos, nestes casos, não é uma questão de disfunção cerebelar, mas sim a falta de informação neural para que o cerebelo processe algo que estava sendo suprido pela visão na falta de informação sensitiva ou vestibular (Quadro 4.1).

Ataxia sensitiva (proprioceptiva)

Esse tipo de ataxia pode resultar de anormalidades da via sensitiva proprioceptiva, desde o nervo periférico passando pela raiz dorsal, tratos espinocerebelares ou, menos frequentemente, tálamo e substância cortical. Assim, nesse tipo de ataxia, o SNC e principalmente o cerebelo não recebem informações proprioceptivas dos fusos neuromusculares e órgãos neurotendinosos (de Golgi), entre outras informações sensitivas, perdendo, dessa forma, o controle cineticopostural sobre cada segmento corporal em relação aos demais, embora a força muscular permaneça relativamente preservada.

Como o SNC não recebe informações suficientes da posição espacial dos diversos segmentos corporais, o paciente utiliza-se da aferência visual para suprir, em parte, esse déficit. Dessa forma, ao exame clínico, um sinal característico de ataxia sensitiva é o chamado sinal de Romberg, em que a perda de equilíbrio se acentua quando pedimos para o paciente fechar os olhos. Assim, ao exame do equilíbrio estático, com o paciente em posição ereta e pés juntos, haverá tendência à queda imediatamente após o fechamento dos olhos e que ocorre sem um sentido preferencial, de maneira aleatória.

Caracteristicamente, a marcha desses pacientes é irregular, com base alargada, mantendo as pernas afastadas e os calcanhares batendo contra o solo, produzindo um tipo de marcha denominado talonante (ou calcaneante). Acredita-se que o aumento do impacto do calcanhar aumenta a informação sensitiva, sendo uma forma de compensar a falta de informação; no entanto, outros autores acreditam que se trata de hipermetria. Com o fechamento dos olhos e a consequente privação da correção visual, a marcha, geralmente, torna-se quase impossível, não tendo o paciente nenhuma segurança em dar os passos. Quando inquiridos, alguns pacientes referem que pioram ao caminhar à noite e no escuro. Ao exame, percebe-se que os erros de medida são característica patente e se acentuam com o fechamento dos olhos, ou seja, o paciente não consegue atingir seu objetivo de pegar um objeto, por exemplo, porque interrompe o movimento antes do tempo ou choca sua mão contra ele.

Nas provas de índex-nariz e calcanhar-joelho, a coordenação piora com o fechamento dos olhos, levando à perda da direção e à dismetria.

Não se observa nenhum comprometimento ocular nesse tipo de ataxia, e o nistagmo, dado importante no diagnóstico diferencial com outros tipos de ataxia como a vestibular e a cerebelar, não está presente. Pelo acometimento da via proprioceptiva, constata-se uma perda marcante da sensibilidade profunda, que envolve, além da artrestesia, a sensibilidade vibratória e o tato grosseiro nos segmentos acometidos.

Quando há ataxia sensitiva por acometimento periférico, este geralmente é bilateral e acomete mais pronunciadamente os membros inferiores e em maior proporção a propriocepção. No entanto, o principal achado neste caso é a diminuição dos reflexos miotáticos, pois, como vimos, a alça aferente do arco reflexo miotático é interrompida. Mesmo em doenças específicas para a sensibilidade, poupando a eferência motora, os reflexos profundos também estão afetados, já que essas fibras aferentes do arco reflexo são mielinizadas (fibras grossas).

O quadro decorrente de lesão do funículo posterior é semelhante àquele da lesão das fibras grossas periféricas (por exemplo: doenças desmielinizantes), exceto pelo fato de que não há hiporreflexia, já que as fibras aferentes (grossas) do arco reflexo estão íntegras na lesão central.

O déficit funcional da ataxia sensitiva, tanto central quanto periférica, pode ser causado por diversas doenças. Os nervos periféricos podem ser acometidos por neuropatia diabética ou alcoólica ou por lesão dos tratos grácil e cuneiforme como na *tabes dorsalis*, nas lesões desmielinizantes da esclerose múltipla e na deficiência de vitamina B_{12}, nestas últimas, os reflexos miotáticos podem estar hiperativos em decorrência da lesão concomitante do trato piramidal.

Ataxia vestibular e tontura

O labirinto possui receptores sensíveis à aceleração linear ou angular da cabeça. Esses receptores mandam impulsos por meio do VIII nervo para o sistema nervoso suprassegmentar, que coordena principalmente a musculatura axial responsável por ajustes posturais e oculares. Na porção vestibular da orelha interna, existem estruturas especializadas para essa função denominadas sáculo, utrículo e canais semicirculares, que possuem estruturas ciliares embebidas em um líquido gelatinoso em seu interior. Quando a cabeça se mexe, esse líquido se desloca em direção oposta ao sentido do movimento (pela inércia) e leva consigo os cílios que, ao se movimentarem, produzem impulsos elétricos que trafegam através do nervo vestibular em direção aos núcleos vestibulares e cerebelo (principalmente vestíbulo-cerebelo), onde servem para controlar a manutenção da postura e os ajustes visuais. Os canais semicirculares são em número de três em cada orelha, estando dispostos em planos ortogonais (horizontal, anterior e posterior), conseguindo captar movimentos do segmento cefálico em qualquer direção e amplitude; sua principal função é ajustar os movimentos para manter a postura e o olhar quando se foca um objeto, permitindo que se fixe um ponto enquanto a cabeça se movimenta.

O exame do equilíbrio estático em pacientes com ataxia vestibular revela uma tendência à queda que piora com o fechamento dos olhos. Pacientes com disfunção vestibular dependem muito da função visual para corrigir o déficit vestibular, porém, diferentemente da ataxia sensitiva, há tendência de queda para um sentido preferencial que ocorre após um período de latência (na sensitiva, a queda é imediata e para qualquer lado), caracterizando um sinal chamado por alguns de pseudo-Romberg ou Romberg vestibular.

O comprometimento vestibular periférico unilateral pode ocorrer em qualquer lugar do trajeto do VIII nervo, desde a orelha até o tronco cerebral; nesse tipo de lesão, o sentido preferencial da queda se dá para o lado do labirinto afetado, alterando-se com a posição da cabeça, ou seja, se o labirinto esquerdo é lesado e fechamos os olhos com a cabeça voltada para a frente, a queda se dará para o lado esquerdo. Já se a viramos para o lado direito, a orelha esquerda ficará para a frente e a queda será para a frente. Essa tendência de inclinação para o lado afetado decorre do fato de que o sistema nervoso interpreta a falta de informações do lado lesado como deslocamento para o lado oposto (lado são), tentando preservar a postura, e o sistema nervoso acaba ativando a musculatura do lado não acometido, levando ao desvio para o lado oposto (lesado), já que, na realidade, não existe movimento algum. Nas lesões vestibulares centrais, ou seja, dos núcleos vestibulares, a tendência de lateralização também se dá para o lado lesado, mas as variações com a posição da cabeça deixam de acontecer.

A marcha desses pacientes também se encontra alterada, há alargamento da sua base de sustentação e tendência de desvio para o lado lesado, principalmente quando se pede para ele fechar os olhos. Se fizermos o paciente andar com os olhos fechados e em linha reta de frente e depois de costas, ele descreverá um tipo de marcha característica denominada marcha em estrela de Babinski-Weill, e quando com ele parado em um ponto ("marcha no lugar") chama-se marcha de Fukuda, com o paciente tendendo a desviar-se sempre para o lado com o sistema vestibular lesado.

Nesse tipo de ataxia, há predomínio das alterações de equilíbrio, já a coordenação motora e os movimentos apendiculares dos membros que independem do equilíbrio são praticamente normais.

Muito característico e pronunciado nas lesões vestibulares é o nistagmo, evidente ao exame clínico da musculatura extrínseca ocular. O nistagmo vestibular caracteriza-se por possuir dois componentes: um lento, vestibular, e um rápido, consciente. Há um desvio lento dos olhos na direção do lado lesado (como acontece com o restante do corpo) e um movimento rápido voluntário de correção no sentido contrário. Isso ocorre pelo fato de que o sistema vestibular lesado empurra o olho para o lado acometido e conscientemente, para focar a visão, corrigimos isso, dando origem ao componente rápido, ou seja, corrigimos conscientemente o que o sistema vestibular executou incorretamente, a fase rápida do nistagmo aponta para o lado são e o lento para o lado da lesão. Nas lesões periféricas (do VII nervo) o nistagmo tem um padrão horizonto-rotatório e obedece à lei de Alexander, isto é, o nistagmo melhora ou desaparece quando o paciente olha na direção do componente lento do nistagmo e piora na direção oposta. Lesões vestibulares centrais também podem ocasionar nistagmo, porém este pode ser bilateral, vertical ou rotatório e, às vezes, não apresenta um componente rápido e outro lento facilmente distinguíveis.

É extremamente comum nas lesões vestibulares que a vertigem, sensação de rotação do meio ou de si mesmo, acompanhe o quadro juntamente com náuseas e vômitos, pois o sistema vestibular envia ao sistema nervoso, erroneamente, a mensagem de que estamos nos movimentando, algo que tentamos corrigir com o sistema visual, daí, ao fecharmos os olhos, a tendência de queda se acentua. Hipoacusias também são comuns e associadas a síndromes vestibulares periféricas, pois o sistema vestibular tem estreita relação com o sistema auditivo, o VIII nervo, que, como já dissemos, compõe-se de duas partes, uma vestibular e outra auditiva, sendo por isso chamado de vestibulococlear. Quando a lesão periférica é bilateral não ocorre o nistagmo e o paciente queixa-se de tontura só quando está em movimento, isto é, andando a pé ou de carro, por exemplo.

Se a ataxia vestibular foi devido a uma lesão periférica (por exemplo, do VIII nervo), há todos os sintomas característicos vistos anteriormente, incluindo o nistagmo. No entanto, se a lesão for central (por exemplo, lesão dos núcleos vestibulares), tem-se um quadro parcelar, ou seja, menos pronunciado e desprovido de alguns sintomas. Isso ocorre pelo fato de existirem vários núcleos vestibulares no tronco cerebral, o que distribui suas funções, e, consequentemente, só existe perda total com lesões muito extensas. A sensação vertiginosa pode ser menos evidente e raramente há hipoacusias, já que a parte auditiva do VIII nervo se distribui no SNC bilateralmente através dos núcleos cocleares, sendo raro o acometimento perceptível da função em uma lesão central pouco extensa (Quadro 4.2).

A causa mais comum de tontura é a vertigem posicional paroxística benigna, ou VPPB. Ela é causada pelo deslocamento de otólitos do sáculo ou utrículo para os canais semicirculares, e 90% das vezes, para o canal semicircular posterior. Esses otólitos, ao se deslocarem em descompasso ao movimento da cabeça, ativam a cúpula e esta sinaliza aos núcleos vestibulares. Esse sinal ocorre em decorrência dos movimentos dos otólitos e não pelo movimento da cabeça como deveria ser. Assim, o paciente tem uma sensação vertiginosa, rotatória, de curta duração (menos de 1 minuto), em determinada posição da cabeça (que provoca o deslocamento dos otólitos), mais comumente a tontura ocorre ao olhar para cima (tontura da prateleira ou do maleiro), ao deitar ou ao virar na cama. Para testar e fazer o diagnóstico do acometimento do canal semicircular posterior usamos a manobra de Bárány e/ou de Dix-Hallpike, descrita a seguir.

Quadro 4.2 – Síndromes vestibulares periférica e central: diferenciação.

Sintomas	Síndrome vestibular periférica	Síndrome vestibular central
Características globais da síndrome	Síndrome completa e harmônica, isto é, todos os sintomas vestibulares presentes com mesma intensidade	Síndrome frequentemente parcelar, incompleta e desarmônica
Intensidade dos sinais e sintomas	Vertigem pronunciada e nistagmo patente, sinais sistêmicos como náuseas	Usualmente, vertigem suave, nistagmo menos intenso, raramente náuseas
Vertigem	Geralmente intensa em surtos	Menos evidente, menos típica
Latência (tempo para o início da vertigem ou nistagmo)	0-40 segundos (média 7,8)	Sem latência
Duração	< 1 minuto	Sintomas são persistentes
Nistagmo	Horizontal, horizonto-rotatório, direção fixa do nistagmo, diminui ou desaparece com o fixar do olhar e obedece à lei de Alexander	Geralmente rotatório ou vertical ou múltiplo, direção variável e pouco se modifica com o fixar do olhar
Nistagmo de posição	Possível, provavelmente por comprometimento dos otólitos	Muito menos frequente, geralmente de etiologia tumoral
Desvio dos membros superiores	Sempre ou quase sempre no plano horizontal	Às vezes, no plano vertical
Equilíbrio estático	Lateral, lento (exceto durante crises), a direção da queda é influenciada pela posição da cabeça	Lateral, anteropulsão, retropulsão ou retrolateropulsão, não influenciado pela posição da cabeça
Adaptação, diminuição dos sinais com repetição de manobras desencadeantes	Sim	Não
Evolução	Habitualmente em surtos ou uma única vez	Crônica

Modificado de Baloh e Honrubi.

Outras causas de acometimento vestibular periférico são: síndrome de Ménière; intoxicações exógenas; neurinoma do acústico; infecções virais e bacterianas; fístula entre o aparelho labiríntico e a orelha média (*hydrops*). Causas de acometimento são: esclerose múltipla, acidente vascular cerebral, tumores, epilepsia e enxaqueca. Pacientes com distúrbio ansioso podem apresentar vertigem fóbica.

Ataxia frontal

Os pacientes com doenças dos lobos frontais podem ter comprometimento do equilíbrio e coordenação, além dos sinais clássicos de alteração do comportamento e déficit de atenção. As anomalias causadoras mais comuns de acometimento da região frontal são: tumores, infartos cerebrais ou hidrocefalia. A fisiopatologia da ataxia frontal ainda não é bem compreendida, mas acredita-se que se relacione com dificuldades de comunicação entre córtex, estruturas subcorticais e cerebelo.

Nesse tipo de ataxia, o equilíbrio dinâmico é mais afetado que o estático, há alargamento da base do paciente e existe grande dificuldade em iniciar a marcha e usar os membros inferiores quando o paciente está em pé. O paciente, frequentemente, relata que seus pés parecem colados ao chão (**reação magnética**) e seus passos são incertos e curtos, com os pés arrastados ao chão, havendo aumento na sensação de desequilíbrio com as mudanças de direção (marcha a pequenos passos).

A **marcha a pequenos passos**, após iniciada, é vacilante, ficando mais fácil com o auxílio de um suporte ou de indicações no chão. No entanto, paradoxalmente, quando os pacientes se encontram em decúbito dorsal, são capazes de fazer qualquer movimento com os membros inferiores, de forma perfeitamente coordenada. Muitos usam o termo apraxia da marcha para esses distúrbios da marcha decorrentes de lesão dos lobos frontais, em particular na hidrocefalia e nos infartos lacunares.

O exame dos membros revela hipertonia aos movimentos passivos e usualmente reflexos tendinosos hiperativos. A coordenação apendicular é menos afetada que a axial, mas apresenta, no entanto, um sinal característico de acometimento, a perseveração motora que consiste no fato de o paciente ter dificuldade de trocar de movimento, principalmente quando tenta realizar movimentos alternados e sucessivos, fazendo várias vezes, contra seu desejo, o último movimento antes de conseguir trocá-lo.

Ao exame estático, percebemos, mais uma vez, o acometimento desproporcional da musculatura axial, havendo tendência à flexão do tronco e região cefálica, o que, em casos graves, pode levar o paciente a não conseguir ficar na posição ereta pela postura fletida em excesso e pelo consequente desvio de seu centro de gravidade.

SEMIOTÉCNICA

A incoordenação motora (ataxia), se suspeita, pode ser identificada no exame clínico do equilíbrio, da marcha e da coordenação dos movimentos.

O equilíbrio é avaliado, basicamente, de duas formas: com o paciente parado (equilíbrio estático) e pedindo-se para que ele ande (equilíbrio dinâmico).

O equilíbrio estático é pesquisado com o paciente em pé, parado. Observa-se a base de apoio do paciente, pedindo para que ele coloque os pés juntos e paralelos. É importante que o paciente esteja descalço e com, pelo menos, a perna visível, pois, com isso, observam-se irregularidades de postura ou constitucionais que podem afetar a marcha, como geno varo e valgo, além de oscilações como a dança dos tendões em pacientes com lesão cerebelar. Pode-se sensibilizar a prova dando leves empurrões no paciente, para testar sua capacidade de manter o equilíbrio. Posteriormente, solicita-se ao paciente que feche os olhos, se houver piora significativa do equilíbrio devemos pensar em ataxia sensitiva ou vestibular, caso não piore, devemos suspeitar de ataxia cerebelar, como já mencionado no diagnóstico diferencial dos diversos tipos de ataxia.

Outra manobra que pode ser adicionada à do equilíbrio é solicitar para o paciente esticar os membros superiores, deixando-os paralelos ao chão, em seguida, pede-se para ele fechar os olhos e, caso tenha lesão vestibular, observa-se o desvio de ambos os membros superiores para o lado lesado. Já em uma lesão cerebelar, como ela se manifesta em geral homolateralmente, a tendência de desvio é observada apenas no membro ipsilateral à lesão.

Avalia-se o equilíbrio dinâmico pedindo-se para o paciente andar e, com isso, examina-se sua marcha. Primeiramente, solicita-se que ele ande para a frente e para trás com os olhos abertos (e depois com os olhos fechados), atentando-se sempre para: postura, manutenção do equilíbrio e tipo de marcha apresentados pelo paciente. Os cerebelopatas costumam apresentar marcha irregular, semelhante à de pessoas alcoolizadas e por isso denominada marcha ebriosa, como já dissemos. Os vestibulopatas apresentam tendência de desviar a direção para o lado lesado ao que se denomina marcha em estrela de Babinski-Weill e que quando feita com o paciente parado chamamos de "marcha no lugar" ou manobra de Fukuda. Pacientes com déficit sensitivo batem o calcanhar (tálus) contra o solo – marcha talonante. Os portadores de doença de Parkinson apresentam, caracteristicamente, marcha em bloco. Caso o déficit seja muito discreto, uma maneira de sensibilizar o exame é pedir para que o paciente caminhe encostando o hálux no calcanhar a cada passo, como se estivesse medindo com os pés (marcha em tandem).

Podemos avaliar a coordenação de movimentos de um paciente não só pela observação da marcha. Existem outras manobras eficazes para esse propósito, como as provas índex-nariz e calcanhar-joelho, que também são úteis na avaliação da coordenação apendicular. Na manobra índex-nariz, solicita-se ao paciente que mantenha os membros superiores estendidos lateralmente paralelos ao chão e que, com movimentos de adução, coloque a ponta do dedo indicador na ponta do próprio nariz, primeiramente com os olhos abertos, e depois, fechados; uma variante que pode ser utilizada é a prova índex-nariz-índex, em que o paciente deve levar seu dedo indicador até o dedo indicador do examinador e depois ao próprio nariz, podendo este estar parado na frente do paciente ou em movimento. Já a prova calcanhar-joelho se presta à mesma função das anteriores, mas avalia a coordenação dos membros inferiores: nela, com o paciente deitado em decúbito dorsal e os membros inferiores estendidos, solicita-se a ele para que leve o calcanhar de um pé ao joelho do membro oposto escorregando pela tíbia até o pé.

Com essas manobras, é possível evidenciar possíveis tremores, decomposição dos movimentos e dismetria característica dos cerebelopatas, além de erros de direção e piora da execução nos pacientes com lesão sensitiva e nos vestibulopatas.

Testando-se, ainda, a coordenação apendicular, deve-se avaliar a diadococinesia (capacidade de fazer movimentos sucessivos e alternados). Para tanto, pede-se ao paciente que, apoiando as mãos em algum lugar, realize movimentos sucessivos e alternados de supinação e pronação do punho, isto é, batendo o dorso e as palmas das mãos alternadamente ou movimentos alternados de flexão e extensão do pé. Déficits, nesse tipo de movimento, são característicos das lesões cerebelares, sendo denominados disdiadococinesia.

Além da coordenação apendicular, deve-se testar também a coordenação axial, para isso utilizam-se, como recurso propedêutico, as chamadas manobras de Babinski, em que se avaliam as dissinergias entre tronco e membros. Com o paciente deitado em decúbito dorsal, pede-se para ele levantar o tronco sem o auxílio dos membros superiores; os pacientes com lesões cerebelares, caracteristicamente, têm grande dificuldade ou não conseguem realizar essa prova, pois levantam os membros inferiores e o tronco ao mesmo tempo. Uma segunda prova que pode ser utilizada é pedir para que ele se sente em uma cadeira e, em seguida, o examinador deve puxá-la por trás, de modo a provocar sensação de perda do equilíbrio no paciente nesse momento, sendo esperado que ele jogue o corpo abruptamente para a frente "para não cair". Uma última manobra seria a de o examinador empurrar o tórax do paciente, estando este em posição ereta; nesse momento, a pessoa saudável flete os joelhos e coloca o quadril para a frente, de maneira a deslocar o centro de gravidade para a frente, a fim de contrabalançar o deslocamento do tórax para trás e não cair.

A avaliação vestibular, ou labiríntica, faz-se simultaneamente ao exame da coordenação descrito acima. Chamamos a atenção para algumas manobras direcionadas ao diagnóstico de lesões vestibulares com o reflexo oculovestibular ou manobras de Halmagyi, de Dix-Hallpike, de Valsalva (sinal de Mirro) e fenômeno de Túlio.

Manobra de Dix-Hallpike (Fig. 4.7) que consiste, para o canal posterior direito, em deitar o paciente na maca em decúbito dorsal, com a cabeça inclinada 45° abaixo do plano da maca e rodada a 45° para a direita e depois para testar o canal posterior esquerdo rodando-a a 45° para a esquerda. A manobra é positiva quando o paciente apresenta vertigem e nistagmo, que se iniciam alguns segundos após o término da manobra.

O reflexo oculovestibular ou manobra de Halmagyi consiste em rodar velozmente a cabeça do paciente em 20 a 30° pedindo-lhe para manter o olhar em um ponto fixo (por exemplo, o nariz do examinador) (Fig. 4.8). Quando o paciente tem um déficit vestibular periférico, o olho acompanha o movimento da cabeça para em seguida voltar a olhar o ponto fixo, isto é, ele não tem o reflexo, necessitando mover os olhos voluntariamente, e é possível neste momento ver o movimento dos olhos para corrigir o desvio indevido. Este é um sinal muito importante que ajuda a distinguir vertigem de origem central de periférica.

Mais raramente, no fenômeno de Túlio, o estímulo auditivo provoca vertigem e nistagmo no paciente com deiscência do canal semicircular. Esses sintomas podem ocorrer também com a manobra de Valsalva. Já o paciente com fístula labiríntica apresentará nistagmo e vertigem ao se aumentar a pressão na orelha externa que, por sua vez, pressionará a membrana timpânica transmitindo, através da fístula, esta pressão ao aparelho vestibular.

Na avaliação das funções vestibulares é fundamental examinarmos as funções auditivas, já que é comum o acometimento de ambas nas lesões periféricas, o que praticamente afasta uma lesão central. A semiologia auditiva está descrita no capítulo 6.

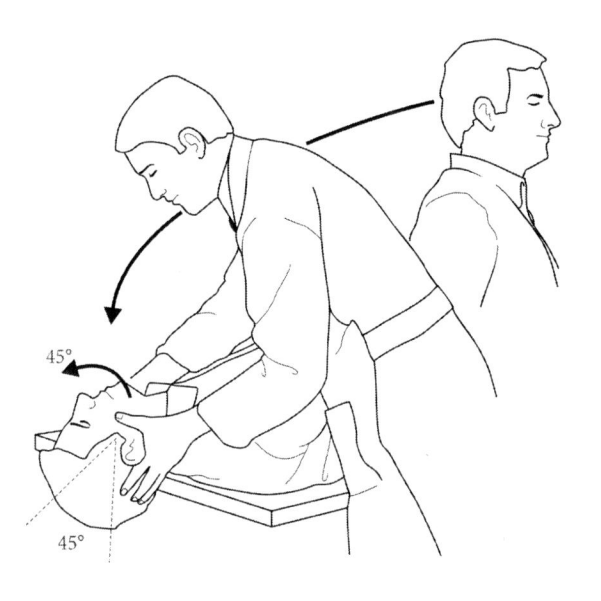

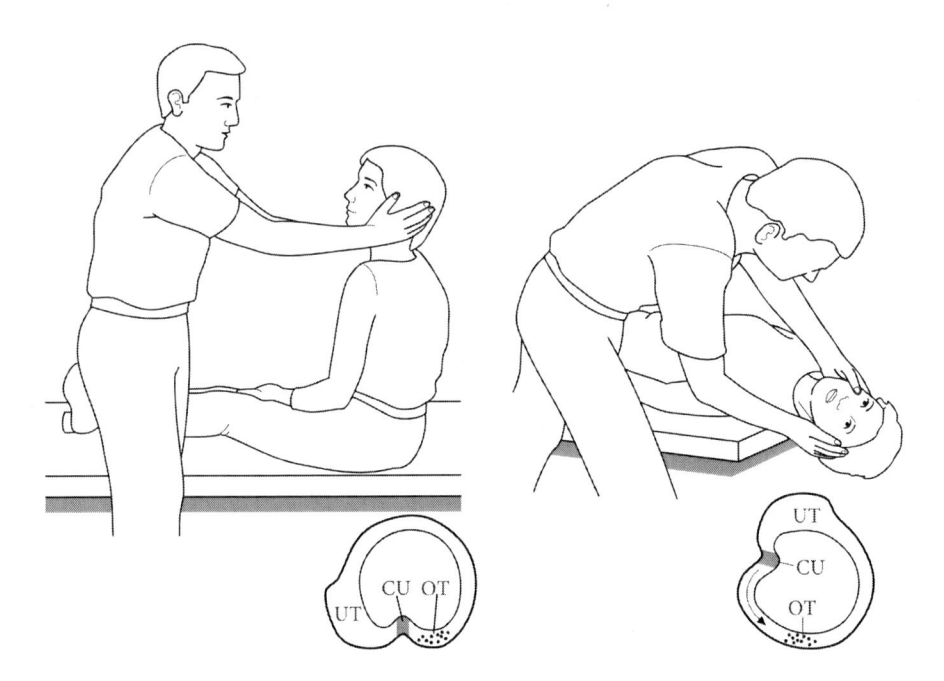

Figura 4.7 – Manobra de Dix-Hallpike, UT = utrículo; CU = cúpula; OT = otólitos.

Mirada no alvo   Os olhos se mantêm no alvo

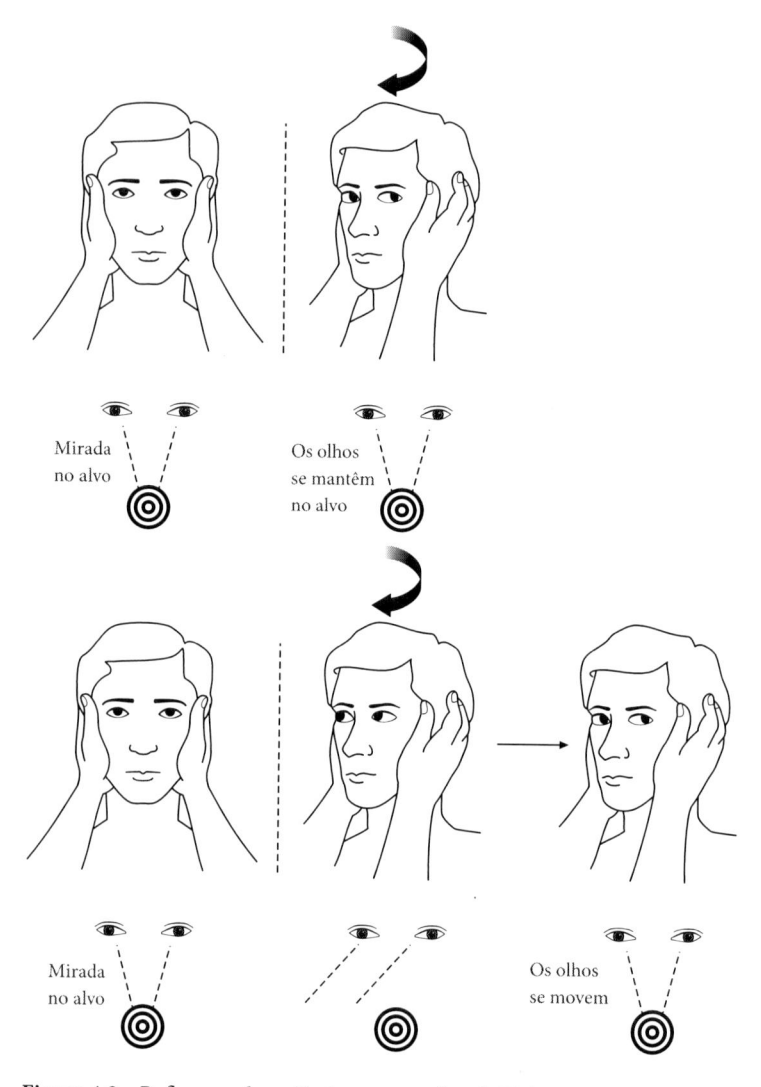

Mirada no alvo   Os olhos se movem

Figura 4.8 – Reflexo oculovestibular ou manobra de Halmagyi.

BIBLIOGRAFIA

Baloh RW, Honrubi V. Clinical neurophysilogy of the vestibular system. 2nd ed. Philadelphia: FA Davis; 1990.

DeJong RN. The neurologic examination: incorporating the fundamentals of neuroanatomy and neurophysiology. 4th ed. Cambridge: Harper & Row; 1979.

Ghez C. The cerebelum. In Kandel ER, Schwartz JH, Jessell TM. Principles of neuroscience. 3rd ed. New York: Elsevier; 1991.

CAPÍTULO 5

Alteração Visual e Sintomas Correlatos

A queixa de não estar enxergando bem ou de estar vendo embaçado é clinicamente vaga, podendo ter como causa desde alterações de refração, passando por enxaqueca e distúrbios da movimentação ocular, até doenças das vias ópticas. Por essa razão, é fundamental a abordagem correta do paciente com queixa visual tanto do ponto de vista neurológico, propósito deste capítulo, quanto oftalmológico, para o qual textos específicos são indicados.

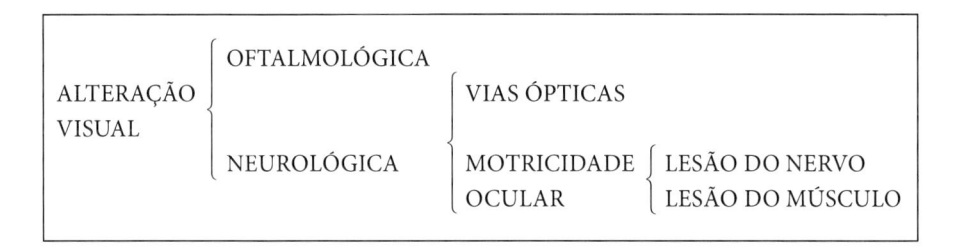

```
                    ┌ OFTALMOLÓGICA
ALTERAÇÃO   ┤                       ┌ VIAS ÓPTICAS
VISUAL      │                       │
            └ NEUROLÓGICA            │ MOTRICIDADE  ┌ LESÃO DO NERVO
                                    └ OCULAR       └ LESÃO DO MÚSCULO
```

A partir da queixa inicial do paciente e afastada a causa oftalmológica, deve-se identificar se esta corresponde à lesão da via óptica, ou a uma diplopia (visão dupla), provocada por lesão da musculatura que controla a motricidade ocular extrínseca ou dos nervos responsáveis pela inervação desses músculos. Para isso, devem-se utilizar tanto os dados de história fornecidos pelo paciente quanto o exame clínico adequado.

Ao exame das vias ópticas, atentar para três pontos básicos: a acuidade, o exame de fundo de olho e a campimetria (medida do campo visual).

A acuidade visual, definida como a capacidade de discriminação de detalhes de uma cena ou objeto no campo visual, seria, *grosso modo*, a capacidade de resolução da visão. Clinicamente, a acuidade visual é pesquisada com o auxílio de tabelas (chamadas tabelas de Snellen) dotadas de números e letras de diferentes tamanhos e colocadas a distâncias variadas do paciente, testando-se sempre um olho de cada vez. Existem duas variantes desse exame, na clássica (sendo esta a ideal), o cartaz com letras deve ser colocado a 6m do observador. Pacientes que usam óculos devem usá-los durante o exame, pois aqui interessam as alterações neurológicas e não as oftalmológicas.

Ao exame, solicitar ao paciente que cubra um dos olhos, por exemplo, com um cartão, e leia a menor linha possível, sendo o objetivo de esse exame descobrir qual a menor linha impressa no cartaz em que o paciente consegue identificar mais da metade das letras. Ao final, deve-se registrar a acuidade visual mostrada ao lado dessa linha.

O ângulo é uma medida de acuidade, sendo descrita como uma fração em que o numerador indica a distância, do paciente ao cartaz, necessária para este ler determinada linha e o denominador indica a distância em que uma pessoa normal conseguiria ler essa mesma linha.

Existe também uma variante mais prática desse teste, em que se utiliza um cartão menor (denominado teste de Jaeger), semelhante ao anterior, que deve ser mantido a uma distância de aproximadamente 36cm do paciente, podendo assim ser usado para exame à "beira do leito" (Fig. 5.1).

A campimetria por confrontação detecta defeitos, mesmo discretos (menores que 1cm), do campo visual, sendo este definido como a parte do espaço vista por um olho estando este em uma posição fixa.

Muitas vezes, o paciente não sabe referir perfeitamente se seu déficit é de campo visual, queixando-se, por exemplo, de que sempre "bate do lado direito", tanto o ombro quanto o carro, ou que não percebe ações ocorridas do lado direito do seu campo visual. Quando a queixa do paciente é de que não enxerga de um lado, solicitar campimetria.

VISÃO

VIAS ÓPTICAS

Os receptores visuais (cones e bastonetes) e os três primeiros neurônios da via óptica localizam-se na retina (neuroepitélio que reveste a cavidade ocular posteriormente à íris). Na parede posterior da retina, alinhada com o centro da pupila no eixo anteroposterior, existe uma área de cor amarela, a mácula, e no seu centro nota-se uma depressão, a fóvea central, área em que a visão é mais nítida por possuir grande densidade de receptores visuais. É com essa parte que lemos e percebemos os maiores detalhes; nas demais regiões a visão não é tão detalhada, tendo como objetivo ver o conjunto da imagem e não o detalhe (Fig. 5.2).

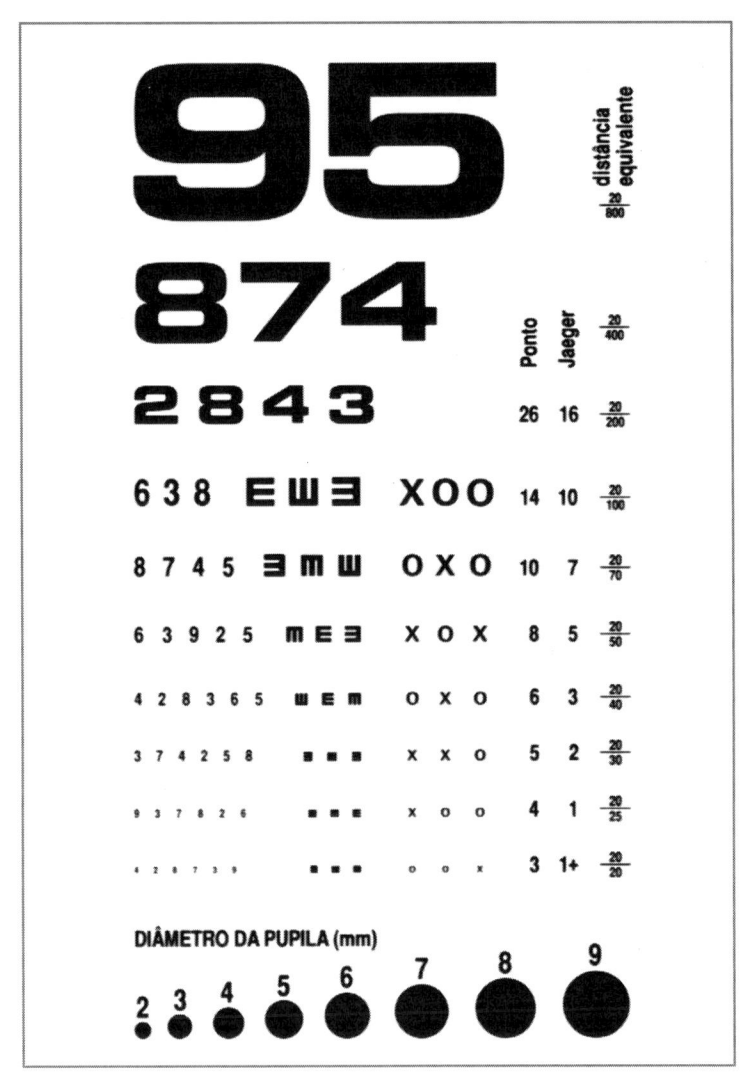

Figura 5.1 – Cartão com teste de Jaeger (tamanho natural). Esse cartão deverá ser colocado a 36cm de distância do olho a ser examinado. Examinar um olho por vez.

Os receptores visuais (cones e bastonetes) são prolongamentos periféricos das células fotossensíveis (primeiro neurônio da via), as quais se conectam com as células bipolares (segundo neurônio da via óptica) que, por sua vez, conectam-se às células ganglionares, cujos axônios convergem para a papila óptica situada na parte posterior da retina e medialmente à mácula. Na papila óptica, os axônios das células ganglionares atravessam as camadas externas do olho, tornando-se mielinizados e constituindo o nervo óptico.

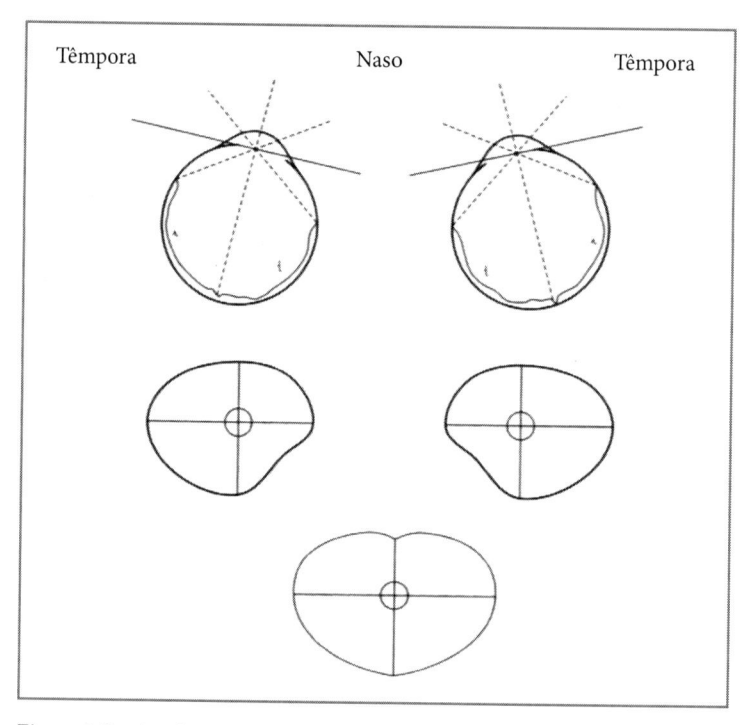

Figura 5.2 – A retina e os campos visuais. Notar como os raios de luz retilíneos estimulam a retina em um ponto diametralmente oposto à sua emissão, ou seja, a retina nasal recebe a imagem do campo temporal e vice-versa.

Pela ausência de fotorreceptores e, portanto, da capacidade de reconhecer a luz, a papila óptica também é conhecida como ponto cego da retina. Nesse local passam, ainda, os vasos que nutrem a retina, os quais são observados ao exame de fundo de olho.

Clinicamente, divide-se a retina em duas porções: uma nasal (medial) e outra temporal (lateral). Como a íris delimita um orifício (orifício pupilar), um raio de luz retilíneo estimula a retina em um ponto diametralmente oposto à sua emissão, assim o quadrante nasal inferior de um olho recebe estímulos do quadrante temporal superior do seu campo visual, e vice-versa, e o quadrante temporal inferior da retina de um olho é estimulado pelo quadrante nasal superior do seu campo visual (Fig. 5.2). O campo visual é nomeado pelo que ele vê, assim, em um indivíduo com o olho esquerdo fechado e olhando fixamente com o olho direito à frente, tudo que ele vê à sua direita é chamado de campo temporal e tudo o que ele vê à sua esquerda é chamado de campo nasal.

No homem, os campos visuais de ambos os olhos se sobrepõem, constituindo o que se chama de campo binocular. Quando fechamos um olho, por exemplo, há perda somente de uma pequena região do campo visual pela presença do nariz, enquanto a percepção do restante do campo permanece inalterada. Em uma pessoa normal, com ambos os olhos abertos, o nariz não atrapalha a visão, porque para o cérebro ele está "incorporado na imagem", o que no processamento neurológico visual faz com que o cérebro "despreze" sua existência. Da mesma forma, não temos consciência da existência do ponto cego, local da inserção do nervo óptico no globo ocular onde não há fotorreceptores.

Após emergir da retina, os nervos ópticos de ambos os olhos têm um trajeto adjacente aos giros retos do lobo frontal, convergindo no quiasma óptico. Nesse ponto, as fibras dos nervos ópticos apresentam decussação parcialmente, as da retina nasal de ambos os olhos cruzam para o lado contralateral, enquanto as das retinas temporais continuam do mesmo lado sem cruzar, formando os chamados tratos ópticos que contêm fibras temporais da retina do lado ipsilateral e fibras nasais da retina contralateral (Fig. 5.3).

Como vemos, em virtude desta decussação parcial, os impulsos de metades homônimas do campo visual (esse termo refere-se ao lado direito ou esquerdo do campo visual) são transmitidos ao córtex do lado contralateral.

As metades direitas de ambas as retinas percebem o lado esquerdo do campo visual. No entanto, com a decussação das fibras nasais ao nível do quiasma óptico, essas imagens à esquerda vão para o trato óptico, radiação óptica e córtex visual do hemisfério direito. Como ocorre nas outras modalidades sensoriais, um hemicórtex é responsável pelo recebimento e processamento das informações dos campos visuais do lado oposto.

Os tratos ópticos de cada hemisfério dirigem-se aos corpos geniculados laterais do mesmo lado, no qual fazem sinapse com o quarto neurônio da via óptica, cujos axônios formam uma alça no lobo temporal (alça de Meyer) e constituem a radiação óptica que termina no córtex visual primário (área 17 de Brodmann) no lobo occipital. Essa alça explica o porquê de as lesões temporais também causarem déficit visual (ver Fig. 5.3).

A via óptica possui uma somatotopia bem definida, principalmente depois do corpo geniculado lateral, já que as fibras a partir daí seguem exatamente a mesma distribuição de ambas as retinas. Por essa razão, existe grande correspondência entre regiões da retina e do córtex visual, isto é de grande importância clínica pelo fato de permitir que se localizem lesões da via óptica com base na observação clínica dos campos visuais. A parte superior da retina (inferior do campo visual) tem uma topografia também superior no córtex visual, o mesmo ocorrendo para as demais regiões da retina, inclusive a mácula, que tem uma posição central, projetando-se na parte posterior do sulco calcarino.

Dos neurônios do córtex visual primário saem fibras para o córtex de associação visual (córtex visual secundário), responsável pela interpretação e reconhecimento (gnosia) visual dos elementos presentes na imagem, o que é feito por meio da comparação do objeto visto com seu conceito existente na memória do indivíduo. Essa área secundária conecta-se com as áreas terciárias (supramodais) que, por sua vez, integram diversas modalidades sensoriais.

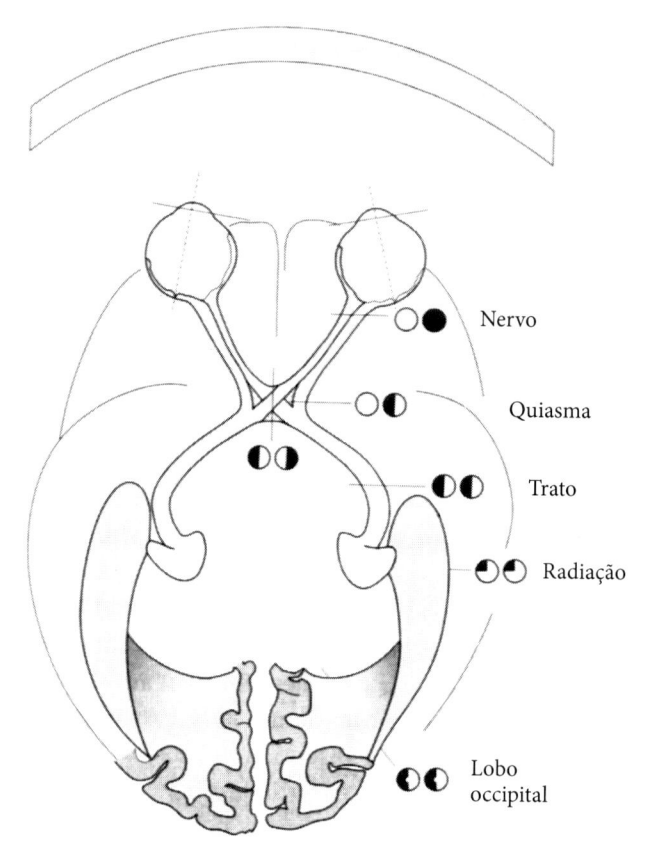

Figura 5.3 – Vias ópticas, da captação à percepção. Ao lado de cada trecho encontra-se representado um esquema do déficit visual correspondente à sua lesão.

Lesões das vias ópticas

O conhecimento da disposição das fibras da via óptica permite reconhecer a sintomatologia das lesões em cada um de seus níveis e, consequentemente, seu diagnóstico topográfico.

Os principais sintomas de acometimento das vias ópticas são a diminuição da acuidade visual e as alterações do campo visual. Uma área de falha parcial ou completa dentro do campo visual é chamada de escotoma, sendo este o termo genérico empregado à perda de visão em qualquer parte do campo visual e decorrente de um distúrbio visual qualquer. Se esse escotoma atingir metade do campo visual, é denominado hemianopsia, a qual pode ser chamada de heterônima, quando há perda de visão no campo esquerdo de um olho concomitantemente à perda de visão no campo direito do olho contralateral, ou homônima, quando o campo do mesmo lado de ambos os olhos é acometido, ou seja, desaparece a visão do lado esquerdo ou direito de ambos os olhos (campo nasal de um lado e temporal do outro).

Tomando por base a anatomia discutida até agora, podemos inferir como orientação geral que as hemianopsias heterônimas são causadas por lesões quiasmáticas, enquanto as homônimas são causadas por lesões retroquiasmáticas.

Uma característica especial das hemianopsias ocorre quando há comprometimento de mesma proporção dos campos visuais de ambos os olhos, que é chamada de hemianopsia congruente e há sugestão de lesão de fibras totalmente pareadas (com a mesma disposição da retina), ou seja, posterior ao corpo geniculado. Por outro lado, hemianopsias em que ambos os olhos são afetados desigualmente, ditas hemianopsias incongruentes, são sugestivas de lesão anterior ao corpo geniculado lateral, em que as fibras ópticas ainda não estão totalmente pareadas (ver Fig. 5.3).

O conhecimento anatômico permite inferir os sintomas clínicos encontrados nas lesões de cada nível das vias ópticas. Por essa razão, descreveremos a sintomatologia citada pelo paciente ou encontrada ao exame nos principais tipos de lesão das vias ópticas.

Lesão da retina – é frequentemente unilateral e pode ocorrer por infecção, tumor, deslocamento ou isquemia. Quando ocorre por isquemia, em virtude de obstrução das artérias que irrigam a retina, aparece um quadro de hemianopsia altitudinal, em que o paciente perde a capacidade de enxergar, por exemplo, o campo inferior de um olho por acometimento da parte superior da retina deste. Pela natureza das primeiras doenças citadas, o déficit de campo visual destas apresenta-se como escotomas em ilhas.

Lesão do nervo óptico – resulta em cegueira total do olho acometido sem haver lesão de outras estruturas do globo ocular (ver Fig. 5.3), condição denominada amaurose. Quando a lesão é parcial, os escotomas ocorrem em posições variáveis, dependendo do local da lesão e exclusivamente no olho do lado lesado. As principais etiologias desse tipo de quadro são: a neurite retrobulbar, muito comum na esclerose múltipla; os traumatismos, com distensão do nervo óptico; as intoxicações exógenas e o glaucoma. Neste último caso, o aumento da pressão dentro do globo ocular pode comprimir e lesar as fibras ópticas quando estas saem do globo ocular, ao nível da papila óptica, levando a uma visão tubular, isto é, à perda da periferia do campo visual, como se o paciente enxergasse através de um tubo.

Lesão do quiasma óptico – se a lesão ocorrer em sua parte medial, resultará em hemianopsia heterônima bitemporal, já que as fibras vindas das retinas nasais de ambos os olhos se cruzam neste ponto (ver Fig. 5.3). A principal causa desse quadro são os tumores de hipófise, principalmente os adenomas, que podem chegar a grandes dimensões, comprimindo o quiasma de baixo para cima. Por esse fato, nas fases iniciais do tumor apenas as fibras mais inferiores do quiasma são afetadas, resultando em quadrantoanopsia (heterônima) bitemporal superior, referindo o paciente que a perda de visão progride "descendo" em seu campo visual até atingir todo um hemicampo à medida que o tumor cresce.

As lesões do quiasma também podem ser, muito raramente, laterais, atingindo fibras da retina temporal do olho ipsilateral e resultando em hemianopsia nasal do olho correspondente (ver Fig. 5.3).

Lesão do trato óptico – resulta em hemianopsia homônima direita ou esquerda, contralateral ao lado lesado (ver Fig. 3). Porém, em lesões parciais, como mencionado anteriormente, esta é incongruente (afeta ambos os olhos em proporções diferentes), já que as fibras da retina nasal contralateral e temporal ipsilateral antes do corpo geniculado lateral não são totalmente pareadas.

Lesões da radiação óptica – lesões completas resultam em alterações idênticas às causadas por lesão do trato óptico (hemianopsias homônimas).

Na prática, lesões completas da radiação óptica são raras, pois suas fibras espalham-se fazendo a chamada alça de Meyer no polo temporal. O que ocorre, na maioria das vezes, são lesões parciais dessas fibras, originando falhas menores do campo visual que são denominadas quadrantoanopsias (ver Fig. 5.3).

Como as fibras após o corpo geniculado lateral estão totalmente pareadas, há hemianopsias congruentes (acometimento de mesma proporção em ambos os olhos). Como exemplo, cita-se a lesão da alça de Myers da radiação óptica situada no polo do lobo temporal que, quando lesada, provoca a perda da porção superior contralateral do campo visual de ambos os olhos, como "fatia de torta no céu" (ver Fig. 5.3).

Lesões do córtex visual – deve-se lembrar que o córtex visual também possui uma representação somatotópica das vias ópticas. Assim, o lábio superior do sulco calcarino do lobo occipital direito representa a metade superior da retina nasal do olho esquerdo e temporal do olho direito, o mesmo ocorrendo do lado esquerdo. A sintomatologia de uma lesão completa do córtex visual primário de um hemisfério é semelhante à de uma lesão total da radiação óptica, ou seja, hemianopsias homônimas. No entanto, a maioria das lesões corticais também é parcial, causando escotomas mais localizados.

Pela grande representação da mácula, esta é frequentemente poupada nos casos de lesão cortical (ver Fig. 5.3), algo não visto nas lesões totais do trato óptico e mais raramente observado nas lesões da radiação óptica. Por outro lado, os neurônios maculares são muito sensíveis a alguns tipos de lesões metabólicas ou tóxicas, fazendo com que a perda da visão mais apurada e discriminativa seja comum nesses quadros.

Lesões do córtex visual secundário – não causam déficit de campo visual, mas um quadro de agnosia visual, em que o paciente, na ausência de outros distúrbios cognitivos, tem dificuldade em reconhecer objetos, figuras ou pessoas, dependendo da região acometida. Assim, um paciente com lesão do córtex visual secundário pode ser capaz de descrever alguns detalhes de uma cena, mas não percebe seu significado.

SEMIOTÉCNICA

Antes de iniciarmos a avaliação neurológica do II nervo craniano, devemos distinguir se a diminuição da acuidade visual é decorrente de alteração de refração. Isto se faz de maneira simples, uma vez que em pacientes com déficit de refração a acuidade visual melhora utilizando-se o *pin-hole* (pin-hol), o que não ocorre em lesões do nervo óptico (Fig. 5.4).

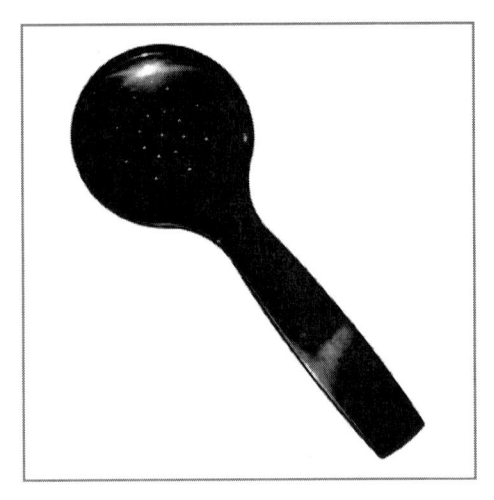

Figura 5.4 – *Pin-hole*.

Clinicamente, o exame mais usado na detecção de anormalidades de campo visual é a campimetria por confrontação. Neste exame, o paciente deve olhar para os olhos do examinador que, por sua vez, faz o mesmo, e assim os campos visuais de ambos se superpõem. É importante que os olhos do examinador e os do paciente estejam em um mesmo nível horizontalmente e que este olhe fixamente para um ponto sem mexer a cabeça ou os olhos durante o exame, para que haja melhor correspondência entre os campos visuais (Fig. 5.5).

O examinador deve colocar uma mira (ou outro objeto como uma caneta, um lápis ou alfinete) a aproximadamente 60cm do paciente (distância que permite que este foque perfeitamente a mira), dentro do campo visual. Durante o exame, o paciente deve ocluir um dos olhos, avaliando-se um olho de cada vez (ver Fig. 5.5). Com a mira, o médico deve explorar todo o campo visual do paciente, tanto nasal quanto temporal, perguntando sempre se em algum momento ele deixa de vê-la em qualquer um dos campos, tendo o examinador sempre seu próprio campo visual como referência. Considerando o campo visual normal, quando não conseguirmos mais ver um objeto, ao deslocá-lo para a periferia devemos esperar o mesmo por parte do paciente, assim a confrontação com o examinador serve de parâmetro para os limites do campo visual.

Um exame bem feito permite detectar déficits visuais muito pequenos, ao mesmo tempo que delimita bem as perdas maiores. Caso a suspeita de alteração do campo visual não seja esclarecida, devem-se solicitar exames mais acurados de campimetria por meio de aparelhos.

A fundoscopia é feita com o uso de oftalmoscópio. O paciente deve estar sentado na maca e o médico em pé. O examinador deve orientar o paciente a fixar o olhar em um ponto sobre seu ombro, de maneira que o olho a ser examinado esteja ligeiramente desviado medialmente. Devem-se examinar a papila, os vasos e a retina. Uma técnica para encontrar a papila é seguirem-se os vasos em direção central. É importante reconhecer

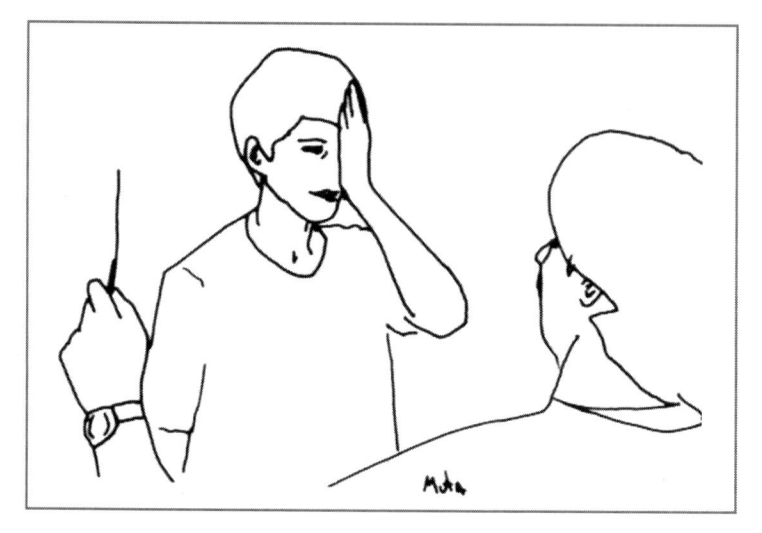

Figura 5.5 – Campimetria por confrontação. Respeite sempre a distância mínima de 60cm entre a mira e o paciente.

fundoscopias normais (Fig. 5.6). O edema de papila é um dos sinais clínicos observados ao exame de fundo de olho mais importantes e apresenta-se como um borramento do contorno da papila, sugerindo a presença de hipertensão intracraniana (Fig. 5.7). A presença de lesões retinianas pode ajudar em alguns diagnósticos como, por exemplo, toxoplasmose e citomegalovirose.

MOVIMENTAÇÃO OCULAR EXTRÍNSECA

Seguindo o algoritmo apresentado no início do capítulo, devemos ter em mente que, quando o paciente procura o médico com uma queixa visual, este deve delimitar, por meio da anamnese e exame adequados, se esta corresponde a uma alteração de campo visual, já tratada anteriormente, ou a uma diplopia (visão dupla); nem sempre o paciente refere diplopia, mas sim, frequentemente, embaçamento da visão. Quando o paciente se queixa de visão dupla, a causa neurológica deve-se à alteração na motricidade ocular. No entanto, existem ainda outras causas não neurológicas (Quadro 5.1).

ANATOMIA E FISIOLOGIA DA MOTRICIDADE OCULAR

A motricidade ocular é uma função complexa e depende da coordenação de várias estruturas tanto nervosas quanto musculares (Quadro 5.2). Qualquer falha na função ou sincronia dessas resulta clinicamente em diplopia, a qual é referida pelo paciente como visão borrada ou embaçada. Juntamente a essa queixa, o paciente pode apresentar o estrabismo como sinal característico ao exame, podendo este ser de dois tipos: convergente ou divergente.

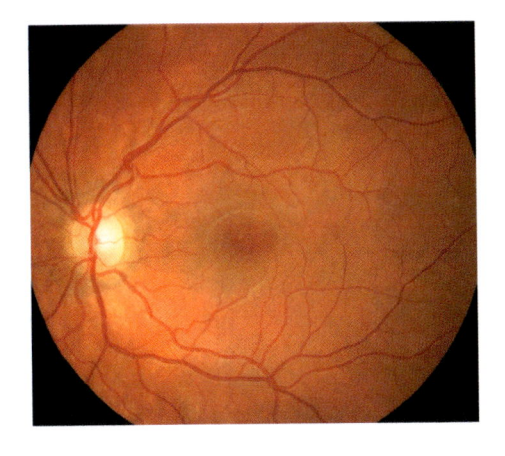

Figura 5.6 – Fundoscopia com papila nítida. Repare como são nítidos os limites entre a papila e a retina. (gentilmente cedida pelo Prof. Dr. Francisco Max Damico).

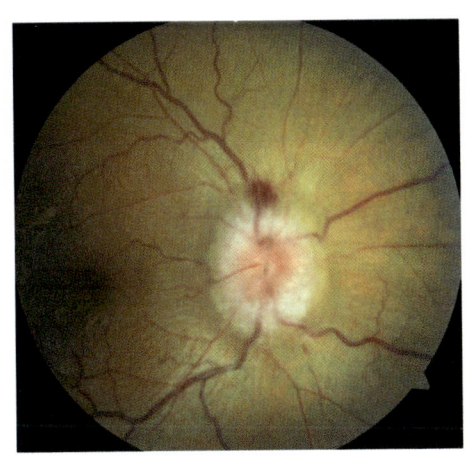

Figura 5.7 – Fundoscopia com papiledema. Notar o borramento dos limites da papila, bem como a discreta hemorragia. (gentilmente cedida pelo Prof. Dr. Danilo Soriano).

Quadro 5.1 – Causas de diplopia.

Causas neurológicas	Causas não neurológicas

Paralisia do III, IV ou VI nervos por:
  Traumatismo
  Hipertensão intracraniana
  Inflamação
  Compressão: hérnia ou direta
  Difteria
  Isquemia e trombose venosa
Paresia dos músculos:
  Miastenia gravis
  Miopatias
  Traumatismo
  Botulismo
	Astigmatismo
	Hipermetropia ou miopia
	Irregularidade retiniana
	Cristalino: deslocamento ou catarata
	Compressão do olho por tumor ou pseudotumor e doença de Graves
	Psicogênica

Lesão do córtex de associação (diplopia monocular bilateral)	

Quadro 5.2 – Nervos e músculos responsáveis pela motricidade ocular extrínseca.

Músculo	Função	Nervo
Reto medial	Adução	III
Reto superior	Elevação e inciclodução	III
Reto inferior	Abaixamento e exciclodução	III
Oblíquo inferior	Elevação e exciclodução	III
Oblíquo superior	Abaixamento e inciclodução	IV*
Reto lateral	Abdução	VI

* Único nervo craniano que inerva o músculo contralateral ao núcleo.

Quando há lesão de qualquer um dos músculos citados no quadro 5.2, tem-se como resultado a perda dos movimentos simétricos (paralelismo) de ambos os olhos. Assim, a imagem focada não cai em pontos correspondentes da retina de ambos os olhos (para que se consiga enxergar perfeitamente um objeto, tridimensionalmente, com ambos os olhos é necessário que a imagem tenha uma incidência em pontos correspondentes de ambas as retinas), causando uma sensação de visão borrada. Pela perda da ação mecânica de um músculo, seu antagonista predomina, causando desvios no eixo de alinhamento do olho, mesmo quando este está fixo e em repouso, sinal denominado estrabismo, ao qual chamamos de convergente, quando os olhos se aproximam, ou de divergente, quando eles se separam (Figs. 5.8 e 5.9).

Em um caso de diplopia, é fundamental, além de observar desvios oculares (estrabismo), identificar o lado com maior diplopia, usando a análise das próprias características da imagem referida pelo paciente como recurso.

Musculatura ocular extrínseca

Os movimentos oculares dependem da ação destes seis músculos, em conjunto denominados músculos extrínsecos oculares (ver Quadro 5.2). Todos os músculos extrínsecos do olho, exceto o oblíquo inferior, originam-se em uma estrutura membranosa situada na parede posterior alta da órbita (denominada anel de Zinn), cada um possuindo uma função específica na movimentação do globo ocular, dependendo de sua inserção e ângulo de tração (Fig. 5.10). Por essa razão, lesões isoladas desses músculos causarão quadros clínicos específicos.

Os movimentos no plano horizontal dependem de dois músculos: o reto medial, responsável pela adução do olho (aproximação do plano mediano), e o reto lateral, responsável pela abdução do olho (afastamento do plano mediano). Suas inserções se dão de forma paralela ao eixo anteroposterior do globo ocular. Quando o músculo reto medial é lesado, há predomínio do reto lateral, o que causa sua abdução (desvio para fora) e, em

Visão normal
(olhando em qualquer direção)

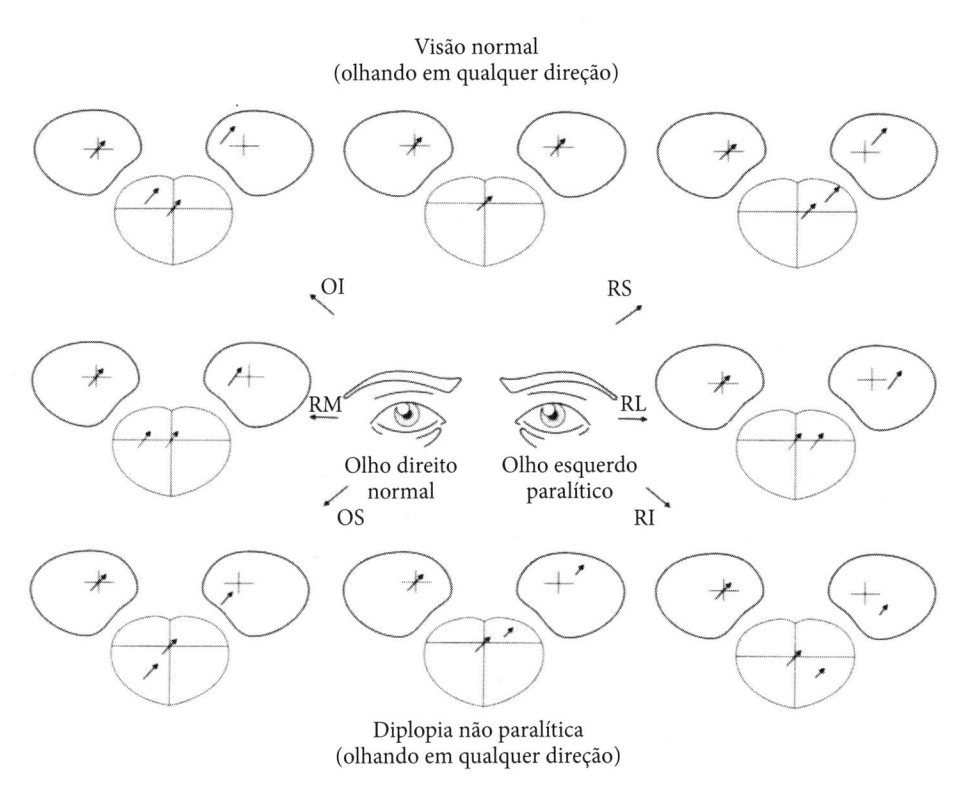

OI   RS

RM Olho direito   Olho esquerdo RL
    normal   paralítico
    OS   RI

Diplopia não paralítica
(olhando em qualquer direção)

Figura 5.8 – Representação dos campos visuais (laterais e comum) da lesão de cada um dos músculos da movimentação ocular extrínseca. Nesta figura, a lesão representada é sempre da movimentação do olho esquerdo. Por exemplo: o déficit do músculo reto lateral esquerdo causa diplopia quando o paciente olha à esquerda. Acima e abaixo do par de olhos representado no centro da figura, têm-se, respectivamente, visão com motricidade normal e estrabismo fixo. O estrabismo fixo decorre de alterações oftalmológicas e não da movimentação ocular.

consequência, estrabismo divergente (exotropia). Por outro lado, lesão do músculo reto lateral causa desvio do olho medialmente (adução) do lado lesado e, em consequência, estrabismo convergente (esotropia).

Outra classificação é quanto a sua apresentação e persistência, podendo ser dividido em estrabismo não paralítico, ou estrabismo comitante, quando o desvio é constante em todas as direções do olhar (por exemplo, nas lesões não neurológicas, como o astigmatismo) e estrabismo paralítico, ou não comitante, quando o desvio da posição normal varia de acordo com a direção do olhar, sendo causado, na maioria das vezes, por paralisia de um ou mais nervos ou músculos extraoculares.

Os movimentos verticais são mais complexos (ver Quadro 5.3), dependendo da ação de quatro músculos, dois responsáveis pelo abaixamento (reto inferior e oblíquo supe-

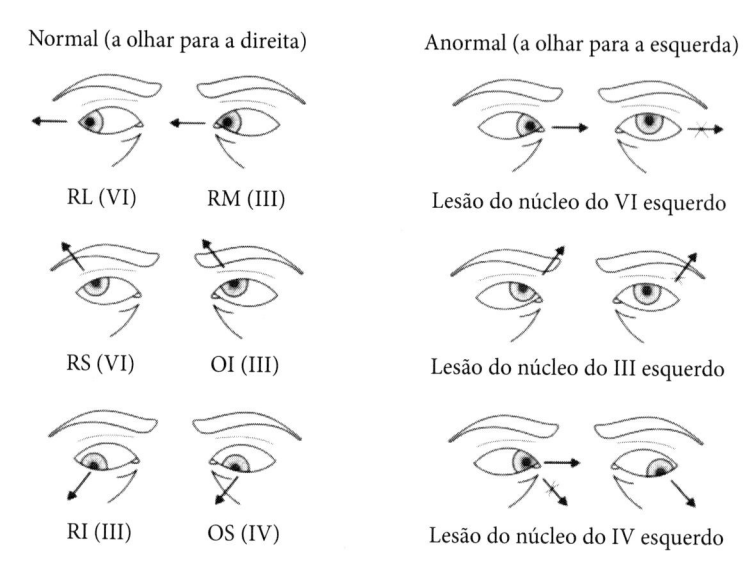

Figura 5.9 – Representação dos olhos movimentando-se normalmente à direita e com déficit à esquerda. RM = reto medial; RL = reto lateral; RS = reto superior; RI = reto inferior; OS = oblíquo superior; OI = oblíquo inferior.

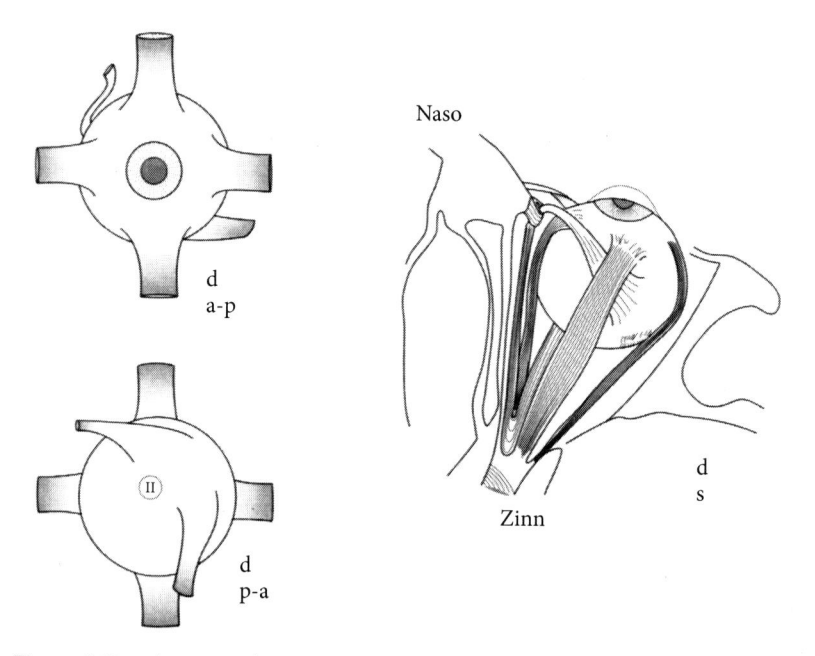

Figura 5.10 – Anatomia dos músculos da movimentação ocular extrínseca. Notar as inserções peculiares dos músculos oblíquos no globo ocular que produzem movimentação inversa à realizada pelos músculos retos.

Quadro 5.3 – Ação dos músculos da motricidade ocular extrínseca – movimentos verticais e de torção.

Músculo	Função com o olho abduzido	Função com o olho aduzido
Reto superior	Elevação	Inciclodução
Reto inferior	Abaixamento	Exciclodução
Oblíquo inferior	Exciclodução	Elevação
Oblíquo superior	Inciclodução	Abaixamento

rior) e dois pela elevação do globo ocular (reto superior e oblíquo inferior). Essa complexidade decorre do fato de que as inserções desses músculos não se dão de forma paralela ao eixo anteroposterior do globo ocular, mas de maneira oblíqua (ver Quadro 5.3).

O músculo reto superior insere-se na metade anterior e medial do globo ocular, formando um ângulo de aproximadamente 23° com seu eixo anteroposterior, assim, quando contrai, roda o olho internamente (inciclodução, às vezes chamada de intorção), além de elevá-lo quando esse se encontra abduzido. Já o músculo oblíquo inferior, outro músculo levantador do olho, não se origina do anel de Zinn, mas da porção anteromedial da cavidade orbitária, inscrindo-se na parte inferior e lateral do globo ocular, formando um ângulo de 54° com seu eixo anteroposterior; desse modo, quando contrai roda lateralmente o olho (exciclodução, às vezes chamada de extorção), além de elevá-lo quando este está aduzido (ver Fig. 5.10).

O músculo reto inferior insere-se na parte inferior e medial do globo ocular, também formando um ângulo de 23° com seu eixo anteroposterior. Por essa disposição anatômica, ao se contrair, roda o olho lateralmente (exciclodução) e o abaixa quando ele está abduzido (lateralizado). O oblíquo superior, antes de se inserir no globo ocular, vai até a porção anteromedial superior da cavidade orbitária, onde sofre um desvio por uma estrutura fibrocartilaginosa, denominada tróclea, que funciona como uma polia para o músculo que se insere na parte superior posterolateral do globo (ver Fig. 5.10). Assim, ao se contrair, esse músculo abaixa o olho (quando este está aduzido), além de rodá-lo lateralmente (inciclodução).

Em resumo, como regra geral, podemos observar que, em virtude de suas inserções e mecânica, os músculos oblíquos elevam e abaixam o olho quando ele está aduzido, enquanto os retos superior e inferior exercem essa função quando o olho está abduzido. Da mesma forma, os músculos que se inserem na parte superior do globo ocular (reto e oblíquo superior) fazem a inciclodução do olho, enquanto aqueles que se inserem inferiormente (reto e oblíquo inferior) fazem a rotação lateral do olho (exciclodução).

Nervos motores oculares

A inervação da musculatura extrínseca ocular depende de três pares de nervos cranianos: oculomotor (III), troclear (IV) e abducente (VI).

A perfeita sincronia e funcionamento desses três pares de nervos são fundamentais, sendo cada um deles indispensável para a perfeita função visual. Como esses nervos são responsáveis pela inervação dos músculos extraoculares, muitas lesões nervosas têm quadro clínico muito similar ao das lesões diretas desses músculos. A diferenciação entre ambas pode ser difícil, podendo ser feita, em muitos casos, pela história e pelos fatos associados referidos pelo paciente.

O principal nervo responsável pela motricidade ocular é o oculomotor (III), responsável pela inervação dos músculos retos medial, superior e inferior, e do oblíquo inferior. Além da maioria dos músculos extrínsecos (com exceção do reto lateral e oblíquo inferior), o III par também inerva o músculo levantador da pálpebra, o músculo ciliar (que regula a convergência do cristalino – reflexo de acomodação) e o esfíncter da pupila que causa miose ao se contrair, em virtude do componente parassimpático existente nesse nervo. Assim, os principais sinais que acompanham a lesão do oculomotor são midríase (pela perda do referido componente parassimpático) e ptose palpebral do mesmo lado da lesão nervosa, além da perda da capacidade de abdução do globo ocular com consequente desvio lateral desse (estrabismo divergente) e ausência do reflexo de acomodação do cristalino, que ocorre para focalizar objetos a diferentes distâncias. Quanto mais perto o objeto, maior a acomodação (por contração do músculo ciliar), aumentando assim a capacidade de convergência do olho.

O nervo oculomotor emerge do sulco medial do pedúnculo cerebral, apresentando um trajeto próximo às artérias cerebelar superior e cerebral posterior (aneurismas desses vasos podem causar compressão e consequente lesão desse nervo). Esse nervo caminha anteriormente na cisterna interpeduncular, seguindo para a parede lateral do seio cavernoso até penetrar na órbita pela fissura orbital superior e distribuir-se aos músculos citados.

O III nervo é particularmente vulnerável às chamadas hérnias uncais (ou transtentorial anterior), em que, por aumento da pressão intracraniana, forma-se um gradiente de pressão com protrusão de parte do lobo temporal (mais especificamente o úncus) por meio da fenda tentorial, causando a compressão do mesencéfalo e, consequentemente, da saída do nervo oculomotor.

O nervo troclear (IV) é responsável pela inervação do músculo oblíquo superior, logo sua lesão cursa exclusivamente com perda das funções desse músculo, o que gera um quadro clínico muito menos complexo do que aquele decorrente de lesão do oculomotor. O nervo troclear (IV) origina-se na parte posterior do encéfalo, mais precisamente no véu medular superior, contornando a ponte até emergir em sua face lateral (este é o mais delgado dos nervos cranianos e é, também, o único a emergir dorsalmente do tronco cerebral e cruzar para o lado oposto). Depois, suas fibras seguem anteriormente pela parede lateral do seio cavernoso (abaixo do oculomotor), adentram a órbita pela fissura orbital superior e atingem o músculo oblíquo superior. Por seu pequeno diâmetro e grande trajeto, é um nervo muito vulnerável, podendo ser rompido em traumatismos cranioencefálicos ou em fraturas da órbita. Quando isso ocorre, há perda de função do músculo oblíquo superior e, consequentemente, diplopia, ficando diminuída a capacidade de inciclodução do olho, assim como seu abaixamento, quando este se encontra aduzido.

O nervo abducente (VI) é responsável pela inervação do músculo reto lateral, por esta razão, sua lesão cursa com perda da capacidade de abdução do olho do lado da lesão. O nervo abducente emerge do tronco encefálico ao nível do sulco bulbopontino e, como os demais nervos relacionados com a motricidade ocular, penetra na órbita pela fissura orbitária superior.

Núcleos dos nervos motores oculares

O conhecimento da localização dos núcleos dos nervos motores oculares é de fundamental importância, pois lesões localizadas no tronco cerebral podem causar sintomatologia específica, dependendo de seu nível e das estruturas comprometidas. Por essa razão, o estudo e o conhecimento topográfico desses núcleos são básicos para a compreensão da sintomatologia e do diagnóstico de qualquer lesão do tronco cerebral.

O núcleo do III nervo encontra-se ao nível do colículo superior no mesencéfalo, estando sua topografia intimamente relacionada com a do fascículo longitudinal medial. É um núcleo muito complexo, sendo constituído de várias partes e, por isso, designado por muitos como complexo oculomotor (Fig. 5.11).

Esse complexo pode ser funcionalmente dividido em duas porções: uma somática e outra visceral. A parte visceral é chamada de núcleo de Edinger-Westphal e contém neurônios pré-ganglionares pertencentes ao parassimpático que vão pelo III nervo, fazem sinapse no gânglio ciliar e inervam os músculos ciliares e o esfíncter da pupila. Já a parte somática é constituída por vários subnúcleos menores dos quais emergem fibras relacionadas com a inervação da musculatura extrínseca ocular que se dirigem ventralmente, próximo ao núcleo rubro.

A lesão completa desse núcleo, além da perda da adução do globo ocular do lado lesado, também acarreta midríase e ptose palpebral bilateral. O olho do lado lesado desvia-se lateralmente, pois o reto lateral (VI) continua funcionando e os únicos movimentos oculares que não são perdidos são a inciclodução (dependente do oblíquo superior) e a abdução (dependente do reto lateral). O abaixamento do olho não é possível porque o reto inferior é inervado pelo III nervo e o oblíquo superior (IV) só abaixa o olho quando este se encontra aduzido, o que não é possível, já que a ação abdutora do reto medial também depende do III nervo.

O núcleo do nervo troclear (IV) também se encontra no mesencéfalo, na altura do colículo inferior. Suas fibras emergem da sua face dorsal do núcleo e contornam a substância cinzenta central, cruzando para o lado oposto e saindo do véu medular superior. Esse nervo é o único que emerge da face dorsal do encéfalo e que cruza para o lado oposto ao núcleo.

O núcleo do nervo abducente (VI) é encontrado na parte inferior da ponte e tem íntima relação com o núcleo do nervo facial (VII), dele partem fibras que caminham ventralmente, emergindo no sulco bulbopontino e formando o VI nervo. O acometimento deste núcleo também acarreta diplopia, com perda da capacidade de adução do olho do lado lesado, além de desvio medial do globo ocular, já que a ação do reto medial, nesse caso, não é contrabalançada pela do reto lateral.

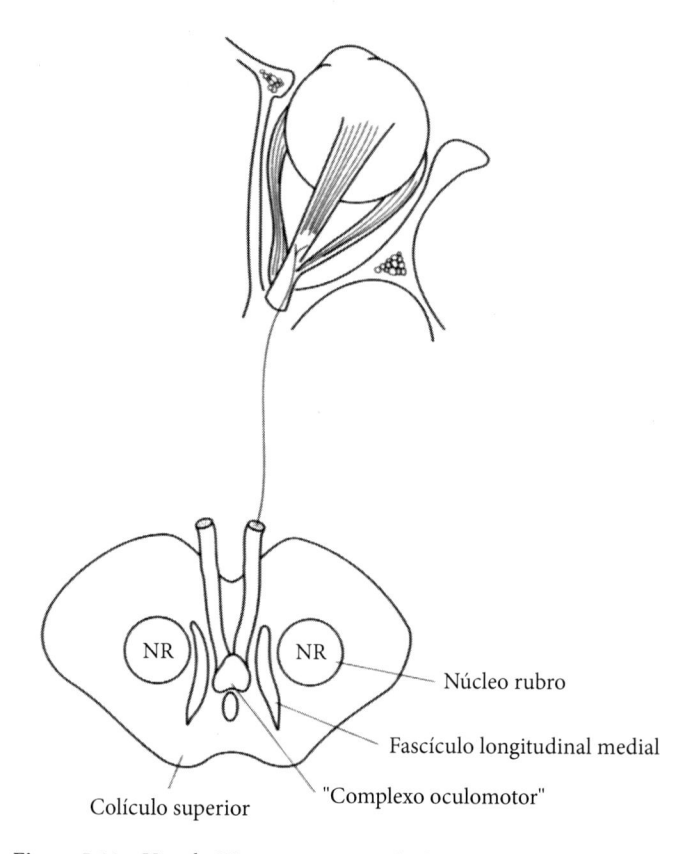

Figura 5.11 – Vias do III nervo craniano desde o núcleo até os músculos.

Olhar conjugado

Os movimentos oculares normais são sempre conjugados e dependem da interligação dos núcleos dos nervos cranianos relacionados com a movimentação ocular naquela direção; se houver lesão ou qualquer alteração dessas estruturas pode ocorrer desalinhamento dos olhos e consequentemente diplopia.

No plano horizontal, por exemplo, como já discutido anteriormente, a movimentação ocular depende dos músculos reto medial e lateral, o primeiro inervado pelo nervo oculomotor (III), e o segundo, pelo nervo abducente (VI).

Do núcleo do abducente, localizado na parte inferior da ponte, além dos neurônios responsáveis pela inervação do músculo reto lateral partem fibras que cruzam o plano mediano, formando o chamado fascículo longitudinal medial que vai para o núcleo do nervo oculomotor contralateral, localizado no mesencéfalo. Essa conexão direta entre ambos os núcleos leva informações do VI para o III nervo e garante o paralelismo dos olhos no plano horizontal. Dessa forma, quando tentamos focalizar um objeto à nossa direita, o olho direito desloca-se para esse lado pela contração do reto lateral, por sua vez, o núcleo do III nervo no mesencéfalo recebe informações conduzidas pelo fascículo longitudinal medial e faz o reto medial do lado oposto também contrair-se, desviando o olho esquerdo paralelamente para o lado direito. Em virtude desse movimento simétrico, o objeto focalizado "cai" em pontos correspondentes da retina de ambos os olhos, o que nos propicia a visão perfeita deste objeto.

Quando há lesão do tronco cerebral ao nível da ponte, o fascículo longitudinal medial pode ser lesado, causando uma condição denominada oftalmoplegia internuclear. Em oftalmoplegia internuclear há comprometimento da adução do olho ipsilateral por falta de aferências ao III nervo provenientes do núcleo do VI nervo, causando uma acomodação incorreta da imagem na retina e, em consequência, diplopia e nistagmo do olho abduzido. A lesão direta do núcleo abducente, por sua vez, causa ausência de abdução do olho do lado lesado e desvio do olho medialmente (estrabismo convergente), enquanto a do III nervo causa estrabismo divergente. A oftalmoplegia internuclear, às vezes, é confundida com a lesão do músculo reto medial ou do nervo oculomotor, mas é diferenciada desta pelo fato de a convergência dos olhos estar preservada. A convergência depende exclusivamente dos retos mediais e do III nervo, sendo perdida nas lesões destes ou do núcleo do III nervo (por isso diz-se que o "centro da convergência ocular" se situa no mesencéfalo).

Os movimentos oculares horizontais, apesar de dependerem dessas estruturas referidas, também são modulados por áreas corticais como a occipital e a parietal, sendo a principal a área frontal que modula a visualização voluntária dos objetos. Os neurônios provenientes dessa área saem do córtex descendo pelo tronco cerebral onde cruzam ao nível da transição entre ponte e mesencéfalo, terminando na chamada formação reticular paramediana-pontina (FRPP), a qual manda fibras para o núcleo do VI nervo, sendo esta uma das principais estruturas relacionadas com o controle do olhar conjugado lateral. Por essa distribuição anatômica e funcional, observamos que o córtex frontal de um lado causa desvio dos olhos para o lado contralateral (Fig. 5.12).

Os movimentos de convergência, como dito anteriormente, são realizados pela contração dos dois retos mediais comandados por seus respectivos núcleos dos oculomotores no mesencéfalo, que por sua vez são modulados pelos neurônios específicos de vergência, um grupo de neurônios convergentes e outro de divergentes, localizados na formação reticular mesencefálica paramediana aos núcleos do III nervo. Esses neurônios, além de controlarem a contração dos retos mediais, modulam adaptações para a nitidez das imagens, como o controle sobre o cristalino e a pupila.

Os movimentos no plano horizontal dos olhos também ocorrem reflexamente e são modulados por estimulação dos canais semicirculares. Isso ocorre pelo fato de estes lançarem aferências para núcleos vestibulares, os quais se conectam ao núcleo do VI nervo contralateral, estimulando-o (Fig. 5.12), o que provoca, como no caso anterior, desvio dos olhos para o lado contralateral à estimulação. A constatação clínica é feita por provas que estimulam os canais semicirculares, algo que pode ser semiologicamente obtido pelas provas do ar quente ou rotação da cabeça.

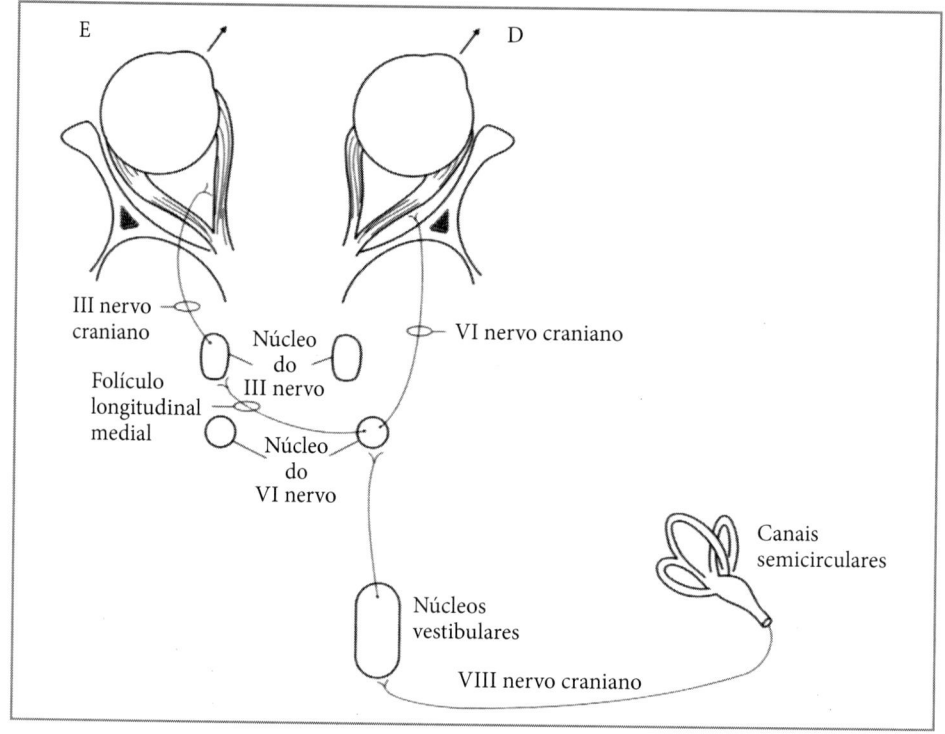

Figura 5.12 – Coordenação reflexa do olhar conjugado horizontal.

DIAGNÓSTICO DIFERENCIAL DE DISTÚRBIOS DA MOTRICIDADE OCULAR

Quando um paciente chega queixando-se de visão dupla, é importante que primeiramente se faça o diagnóstico desta como sendo ou não de causa neurológica; nesses casos de etiologia não neurológica, a diplopia pode ser monocular, isto é, visão dupla com um olho só (ver Quadro 5.1).

Grande parte da sintomatologia das lesões descritas no quadro 5.1 já foi apresentada e discutida anteriormente. Neste capítulo, apresentaremos esses conhecimentos clínicos de forma ordenada.

Lesões da musculatura ocular extrínseca

Lesões do músculo reto medial – além de diplopia, também causam um desvio lateral do olho do lado lesado (estrabismo divergente), já que a ação do músculo reto lateral não é contrabalançada pela do reto medial. Quando, ao exame, solicitamos ao paciente que olhe fixamente para um ponto à sua frente, já existe manifestação da esotropia, que é máxima quando o fazemos focalizar um ponto contralateral ao lado lesado, exigindo assim a abdução do olho comprometido (ver Fig. 5.8).

Lesões do músculo reto lateral – causam desvio do olho medialmente (adução) e, consequentemente, estrabismo convergente, que se manifesta já em posição neutra, sendo máximo quando solicitamos ao paciente que ele olhe para um ponto do lado lesado, o que exige a contração do músculo lesado (ver Fig. 5.8).

Lesões do músculo reto superior – provocam a perda da capacidade de elevação do olho quando este está abduzido. Ao exame, há desvio máximo da posição normal quando o olho lesado se dirige para cima e ao mesmo tempo para fora (ver Fig. 5.8). Além disso, também há perda da capacidade de rotação interna do olho (inciclodução).

Lesões do músculo reto inferior – expressam-se pela perda da capacidade de abaixamento do olho, quando esse se encontra abduzido, o que é constatado clinicamente quando solicitamos para o paciente focalizar um ponto (dedo ou lápis) mostrado em seu campo visual baixo do lado lesado, o que obriga o olho acometido a ser abduzido e abaixado (ver Fig. 5.8).

Lesões do músculo oblíquo inferior – há perda da capacidade de elevação do olho quando este está aduzido. Por isso, encontra-se um desvio máximo quando o paciente tenta focalizar um objeto no campo superior do lado oposto ao olho lesado, o que obriga o olho acometido a ser aduzido e elevado (ver Fig. 5.8). Além disso, há perda da capacidade de rotação lateral (exciclodução) do olho lesado.

Lesões do músculo oblíquo superior – por sua vez, causam perda da capacidade de abaixar o olho quando este está aduzido, havendo um desvio mais pronunciado da posição normal do olho quando, ao exame, pede-se para o paciente focalizar um objeto no campo inferior contralateral ao olho lesado, o que testa sua adução e seu abaixamento (ver Fig. 5.8).

Déficits da motricidade ocular levam o paciente a tentar compensá-los com a postura da cabeça, desviando-a para o lado oposto ao músculo parético.

"Certa vez, quando estava de plantão na ortopedia, como interno, chegou um garoto com história de ter caído da escada no dia anterior, e, desde então, apresentava 'torcicolo': sua cabeça ficava o tempo todo em uma postura com o queixo apontando para a clavícula, porém sem dor, o que chamava a atenção. Naquele dia fiquei impressionado, pois o ortopedista logo disse que aquela postura da cabeça era típica de traumatismo do IV nervo, ou troclear, que também leva o nome de nervo patético".

Lesões dos nervos motores oculares

Não cabe aqui repetirmos tudo o que já foi dito, chamaremos a atenção para algumas particularidades que diferenciam as lesões dos músculos das dos nervos para motricidade ocular.

Por inervar a maioria dos músculos extrínsecos oculares, lesões do nervo oculomotor (III nervo) causam um quadro clínico de maior complexidade. Na maioria das vezes, pode-se observar um desvio lateral do olho lesado (estrabismo divergente) e a maioria dos movimentos oculares perdidos. A inciclodução (dependente do oblíquo superior) e a abdução (dependente do reto lateral) são os únicos movimentos preservados. A elevação do olho é impossibilitada porque seus dois levantadores (reto superior e oblíquo inferior) dependem da inervação do III nervo, o abaixamento do olho também não é possível pelo fato de o reto inferior ser inervado pelo oculomotor e o oblíquo superior só abaixar o olho quando este está abduzido, algo que não é possível, já que o reto medial também está acometido.

Além dessas características, a lesão do nervo oculomotor (III nervo) cursa também com outras peculiaridades que permitem seu diagnóstico. Ptose palpebral e midríase fixa, ou seja, dilatação pupilar com perda do reflexo fotomotor no olho do lado da lesão, são achados comuns, já que o nervo oculomotor possui fibras parassimpáticas responsáveis pela inervação do músculo esfíncter da pupila (via eferente do reflexo fotomotor) e pelo levantador da pálpebra. Em casos mais sutis ou duvidosos, a pesquisa da reação à aproximação de objetos pode ajudar, já que esta desencadeia a convergência ocular e o reflexo de acomodação do cristalino, que também depende do oculomotor, tendo valor semiológico semelhante ao do reflexo fotomotor.

Lesões centrais relacionadas à motricidade ocular

As lesões do tronco cerebral apresentam vários dos sintomas abordados até aqui, porém podem cursar com outros sintomas associados que se devem à lesão de estruturas topograficamente relacionadas, já que é muito caprichoso o acometimento exclusivo dos núcleos, sem atingir estruturas adjacentes.

Lesões do mesencéfalo – ao nível do colículo superior podem acometer o núcleo do oculomotor, causando quadro semelhante ao da lesão do nervo. Se a lesão for mais extensa, podem afetar bilateralmente os núcleos desse nervo, o que é expresso por uma dificuldade de convergência ocular. Mas, como esse é um núcleo complexo, podem ocorrer, por outro lado, quadros parciais, dependendo da região afetada. Quando sua porção somática é mais acometida, há predomínio dos sintomas envolvendo a motricidade extraocular, já quando há comprometimento maior de sua porção autonômica, os sintomas como a midríase paralítica (fixa) são mais pronunciados. Lesões do núcleo do III nervo, mesmo que parciais, levam à ptose palpebral bilateral, com preservação da motricidade ocular extrínseca do lado não lesado; esse achado faz o diagnóstico de lesão nuclear em contraposição ao de lesão do nervo.

Lesões ao nível do colículo inferior podem acometer o núcleo do nervo troclear (IV nervo), causando sintomatologia semelhante à encontrada na lesão do nervo.

Lesões pontinas – podem acometer o núcleo do nervo abducente (VI nervo) levando ao estrabismo convergente. Devido à sua proximidade com o núcleo do VII nervo, e por esse contornar o núcleo do VI nervo antes de emergir do sulco bulbopontino, várias lesões, tais como acidentes vasculares dessa região, podem dar origem a um quadro misto de diplopia e paralisia facial. Lesões pontinas podem atingir o fascículo longitudinal medial e cursar, como já citado anteriormente, com oftalmoplegia internuclear. Também, como já foi dito, o quadro de oftalmoplegia internuclear pode ser semelhante ao de lesão do III nervo, em que o olho não aduz durante o olhar lateral, sendo dessa diferenciado pelo fato de a adução estar preservada na convergência ocular.

Lesões do trato corticonuclear – ocorrem desvios conjugados do olhar. Assim, em lesões frontais, ocorre déficit do olhar conjugado para o lado contralateral à lesão. Quando a lesão é mais intensa, além do déficit, ocorre o desvio do olhar para o lado da lesão, a chamada síndrome de Foville superior, o paciente olha para a lesão. Já lesões mais baixas na via corticonuclear na ponte causam déficit do olhar conjugado para o lado lesado ou desvio do olhar para o lado oposto, síndrome de Foville inferior. Uma regra mnemônica fácil para guardar as duas síndromes é a seguinte: um indivíduo evoluído, superior, gosta de enfrentar os problemas de frente, olha o problema, já outro que não enfrenta seus problemas, um indivíduo inferior, desvia sua atenção do problema, olha para a consequência e não para a causa.

SEMIOTÉCNICA

Ao se fazer o exame da motricidade ocular, devem-se testar todos os músculos e, para isso, convém que o examinador avalie os movimentos em todas as direções, observando também os movimentos conjugados entre os olhos em cada direção, bem como qualquer desvio do olho da posição normal. Também deve atentar para a presença de nistagmo, movimento involuntário dos olhos, que possui um componente rápido e um lento.

O exame da motricidade ocular é feito solicitando ao paciente que, inicialmente, olhe para o "infinito"; nessa posição os músculos estão relaxados e, se houver fraqueza importante de algum músculo, seu oponente predominará, levando ao estrabismo. Em seguida, o examinador deve movimentar uma caneta ou mesmo a ponta do dedo testando as sete direções do olhar, isto é, com os olhos no "Equador" olhar horizontalmente para cada um dos lados (números 2 e 5 do esquema), com os olhos desviados para os lados olhar para baixo (números 3 e 6 do esquema) e para cima (números 1 e 4 do esquema) e para o centro (número 7 do esquema), para observarmos a convergência. Deve-se testar a movimentação de cada músculo individualmente. O modo como se examina varia de acordo com o examinador, mas pode-se, como regra geral, fazer a figura de um "H", como apresentado no esquema a seguir:

Olhe os números nesta sequência como formam o "H":

```
1               4
2       7       5
3               6
```

É importante que o objeto usado para guiar o paciente esteja a uma distância de 2 metros, caso contrário estaremos examinando a convergência, em vez da movimentação conjugada lateral. Caso o paciente movimente a cabeça inconscientemente durante o exame, deve-se segurá-la na posição adequada.

Após testar as 6 direções laterais do olhar, deve-se fazer o teste da convergência (7); para tanto, solicitar ao paciente que foque com ambos os olhos a ponta de um lápis ou o dedo do examinador, enquanto este o desloca em linha reta em direção à ponta do nariz do paciente. Normalmente, com a convergência, o paciente consegue acompanhar um objeto a aproximadamente 5 a 8cm da ponta do nariz.

Nem sempre é fácil identificar o músculo ocular parético. Quando o indivíduo apresenta estrabismo, facilita a identificação do músculo responsável pelo déficit. Nesse grau de dificuldade devemos ser metódicos a fim de não errarmos a localização da lesão.

1º passo – identificar a posição do olhar em que ocorre a maior distância entre as imagens diplópicas, nesse passo identificamos o par de músculos acometido. Os três passos seguintes tentarão identificar qual dos dois músculos é o parético. Passamos então a cobrir alternadamente um olho de cada vez.

2º passo – a segunda imagem, a virtual, não é tão nítida quanto a imagem real, pois, por não haver movimentação adequada da musculatura do lado lesado, a imagem do objeto não cai na fóvea, área de visão mais nítida da retina.

3º passo – a imagem do olho comprometido, caracteristicamente, é a mais excêntrica e a imagem real é a mais central (ver Fig. 5.8).

4º passo – ao cobrirmos um olho de cada vez, o olho lesado, como característica, desvia em sua direção a fim de compensar seu déficit e colocar a imagem na fóvea, enquanto o olho são permanece imóvel.

A título de ilustração, imagine uma pessoa queixando-se de diplopia ao olhar lateral, que é a situação mais frequente na prática clínica. No primeiro passo, identificamos que as imagens ficam mais separadas quando o indivíduo olha para a direita. Assim, sabemos que os músculos reto lateral direito e reto medial esquerdo são os responsáveis por tal movimento, a posição 5 do nosso "H", logo um dos dois está lesado. Ao cobrirmos o olho direito, desaparece a imagem mais lateral (excêntrica) e a imagem menos nítida; além disso, o olho esquerdo permanece imóvel, então, é certo que o déficit está no reto lateral direito. Como contraprova, cobrimos o olho esquerdo e observamos que o olho direito se movimenta um pouco mais para a direita, a fim de compensar seu déficit. O músculo mais frequentemente afetado, na prática clínica, é o reto lateral por lesão do nervo abducente.

ANORMALIDADES PUPILARES

MOTRICIDADE PUPILAR

As pupilas são controladas por dois sistemas, um que contrai a pupila, e com isso diminui seu diâmetro (miose), e outro que a dilata (midríase).

O sistema relacionado com a diminuição da pupila está ligado à luz ambiente, ou seja, quanto maior a quantidade de luz, menor o diâmetro da pupila. A câmara fotográfica foi inspirada no funcionamento do olho, e o diafragma da câmara funciona como o sistema pupilar. Havendo mais luz no ambiente, pode-se fechar o diafragma e, com isso, melhorar a profundidade do foco. A constrição pupilar é controlada pelo sistema parassimpático. Já com menos luz no ambiente, é necessária a dilatação da pupila, a qual é controlada pelo sistema simpático e está relacionada ao sistema de luta ou fuga.

Em um momento de defesa, em que o indivíduo ativa o sistema simpático, ocorre a dilatação da pupila, uma vez que o mais importante é ter uma visão ampla tanto para fugir quanto para lutar. Uma visão fina, para detalhes, não tem importância nesse momento, porém é fundamental que tenhamos uma visão do conjunto, uma visão panorâmica (diafragma aberto).

É do equilíbrio entre o simpático e o parassimpático que se mantém o diâmetro das pupilas, sendo que ambas têm, em geral, o mesmo tamanho, e por isso são chamadas de isocóricas.

Em determinadas situações e em algumas doenças, ocorre uma diferença entre uma pupila e outra, ou seja, a anisocoria. Dessa maneira, diante de um paciente anisocórico, devem-se pesquisar as várias possibilidades para essa alteração. Para tanto, é importante o conhecimento neuroanatômico das vias que controlam a pupila.

ANATOMIA E FUNCIONAMENTO PUPILAR

O sistema parassimpático de controle da pupila tem a entrada da luz no olho como estímulo inicial, o que, por sua vez, estimula a retina, originando um impulso nervoso que é transmitido pelo nervo óptico, trato óptico, até o núcleo de Edinger-Westphal no tegmento mesencefálico (Fig. 5.13).

Em relação à ação pupilar, os impulsos seguem em uma série de conexões entre um lado e outro dos núcleos de Edinger-Westphal. De cada núcleo parte o neurônio pré-ganglionar parassimpático por meio do III nervo craniano homolateral, até chegar ao gânglio ciliar onde faz sinapse com o neurônio pós-ganglionar e daí com o músculo esfíncter da pupila (Fig. 5.13). A partir do núcleo de Edinger-Westphal, não ocorre nem cruzamento da linha média nem conexões contralaterais e, portanto, em lesões a partir deste ponto a midríase é homolateral à lesão. Porém, pelo cruzamento de parte das fibras do nervo óptico no quiasma óptico e pela série de sinapses que ocorreram antes do núcleo, lesões até esse ponto não causam anisocoria, mas podem afetar o reflexo fotomotor.

O sistema simpático nasce no diencéfalo, de onde o primeiro neurônio da via desce por meio do tronco cerebral e da medula cervical até a medula torácica alta, onde faz sinapse com um segundo neurônio no corno intermédio lateral da coluna torácica. Do corno intermédio lateral saem fibras pela raiz anterior (C8 e T1) e daí ao ramo branco até a cadeia simpática, indo ao gânglio cervical superior ou gânglio estrelado. No gânglio estrelado, essas fibras fazem conexão com o neurônio pós-ganglionar que segue pela parede da carótida (plexo carotídeo) e vai até o músculo dilatador da pupila. Em todo esse trajeto, não ocorre cruzamento da linha média nem conexões com o sistema contralateral e, dessa maneira, lesões unilaterais, em qualquer ponto da via, causam miose homolateral à lesão.

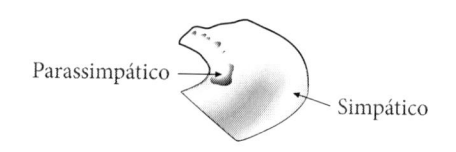

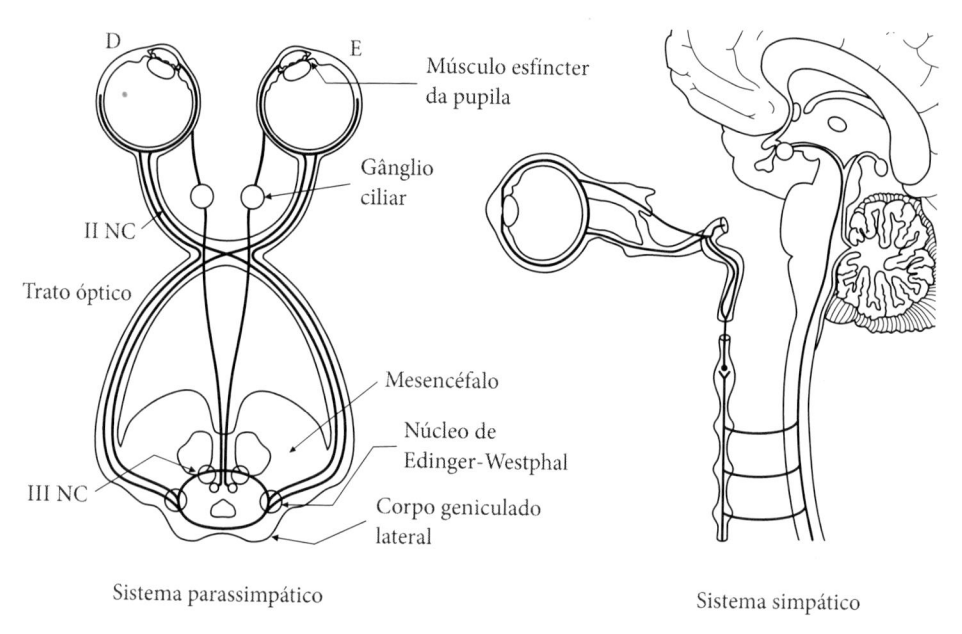

Figura 5.13 – Controle pupilar. NC = nervo craniano.

SEMIOTÉCNICA

Na avaliação da anisocoria, é de grande importância que se examinem as pupilas do paciente, verificando tanto em ambiente claro quanto em ambiente escuro e ao olhar para longe, bem como para perto: o tamanho, o formato e a simetria. Nas lesões simpáticas, a anisocoria aumenta em ambiente escuro e, em contrapartida, nas lesões parassimpáticas piora em ambientes claros.

As pupilas são consideradas de tamanho normal, em ambiente iluminado, quando tiverem entre 3 e 5mm de diâmetro. Pupilas com diâmetro acima de 5mm são ditas midriáticas, e as menores de 3mm, mióticas. Desigualdades entre os diâmetros das pupilas de ambos os olhos (anisocoria) podem ser sinal indicativo de acometimento nervoso, porém em 20% das pessoas pode ocorrer a anisocoria fisiológica, nesta circunstância a diferença entre as pupilas mantém-se constante tanto no ambiente escuro como no claro.

Ao exame das pupilas, é importante ainda pesquisar sua reação à luz, o que é feito testando-se o reflexo fotomotor. Esse reflexo é de grande importância clínica, tendo como via aferente o nervo óptico (II nervo), e como via eferente, o nervo oculomotor (III nervo) (ver Fig. 5.13). Logo, lesões desses nervos, bem como da retina, podem causar alteração do reflexo à luz.

Caracteristicamente, nesse reflexo, quando um estímulo luminoso incide sobre a retina de um olho, há contração pupilar de ambos os olhos. Assim, além do reflexo fotomotor direto, quando se observa a reação pupilar do olho iluminado, deve-se atentar também para a presença do reflexo consensual, constrição pupilar do olho ao estímulo luminoso contralateral, o qual normalmente ocorre por conexões contralaterais no braço aferente da via descrita acima.

Para a pesquisa do reflexo fotomotor, deve-se, idealmente, escurecer a sala de atendimento, solicitando que o paciente olhe fixamente para longe, enquanto o examinador ilumina obliquamente uma pupila de cada vez utilizando uma luz forte.

Caso a pesquisa do reflexo fotomotor não seja suficiente ou esteja comprometida, pode-se usar um outro teste, chamado reação à aproximação de objetos ou acomodação, avaliando-se sempre um olho de cada vez, o que aumenta sua sensibilidade. Nesse teste, o examinador coloca um objeto (como um lápis) a 10cm do olho do paciente e pede para ele focá-lo alternadamente e um outro qualquer, distante a pelo menos mais de 2m, colocado atrás do primeiro. Como reação normal, percebe-se a contração da pupila quando o paciente desvia o olho do objeto distante e tenta focar o objeto mais próximo. Essa reação, assim como o reflexo pupilar, também é mediada pelos nervos óptico (via aferente) e oculomotor (via eferente).

Lesões neurológicas que causam alterações pupilares

As alterações pupilares isocóricas são causadas por lesão do II nervo, alterações sistêmicas, farmacológicas, toxicometabólicas e afetivas (Quadro 5.4).

A lesão do II nervo craniano leva à perda do reflexo fotomotor direto, mas preserva o reflexo fotomotor consensual e não causa anisocoria, também conhecida como fenômeno ou pupila de Marcus Gunn. Essa alteração é mais bem observada quando se ilumina alternadamente os olhos; dessa maneira, o olho com lesão parcial do II nervo dilata ao receber o feixe de luz em vez de contrair. Esse fenômeno ocorre porque o feixe de luz acaba de sair do olho com a melhor aferência e, portanto, com a melhor constri-

Quadro 5.4 – Causas de alterações pupilares isocóricas.

Miose
Opiáceos, álcool, barbitúricos, fenotiazinas, pilocarpina
Midríase
Anticolinérgicos, simpatomiméticos, tireotoxicose, pânico
Déficit aferente (lesão do nervo óptico)
Esclerose múltipla, neurite óptica isquêmica, lesões retinianas

ção, e passa a iluminar o olho com pior eferência e pior constrição. Notar bem que ainda assim o olho com pior aferência quando iluminado provoca constrição, porém de menor potência.

A anisocoria pode ter causas locais como glaucoma agudo, traumatismo, inflamação, infecção ou degeneração. Afastadas as causas oftalmológicas, deve-se perguntar qual a pupila alterada: a que piora no escuro ou a que piora no claro? (Quadro 5.5).

Quadro 5.5 – Causas de anisocoria alteradas pela intensidade de luz.

Anisocoria aumenta no escuro	Aumenta no claro
Fisiológica	III nervo
Horner	Farmacológica
	Adie
	Argyll-Robertson

Anisocoria que piora no escuro (déficit de dilatação)

Na anisocoria fisiológica ocorre pronta dilatação das pupilas ao cessar a estimulação luminosa, enquanto na pupila de Horner ela vai dilatando-se aos poucos por aproximadamente 15 segundos.

Nas lesões do sistema simpático, a anisocoria torna-se mais evidente em ambientes mais escuros. Nesse caso, quando cessa a estimulação luminosa da retina, a pupila miótica dilata-se de maneira retardada ou lenta, embora o reflexo fotomotor esteja preservado. Na síndrome de Horner, por exemplo, há, do lado da lesão do sistema simpático, miose fotorreagente, semiptose palpebral, rubor da hemiface e anidrose. Pode-se observar o resumo das diferenças da pupila fisiológica da de Horner no quadro 5.6.

Caso queira aprofundar o diagnóstico localizatório, podem-se usar colírios farmacológicos. O uso de colírio de cocaína (difícil de obter em nosso meio) confirma a síndrome de Horner, pois essa tem dilatação menor que a da miose fisiológica. Para distinguir a síndrome de Horner de origem central da pré e pós-ganglionar, instila-se colírio de anfetamina (também difícil de se obter em nosso meio). Na lesão central, ambas as pupilas se dilatam, assim como na pré-ganglionar, porém a pupila de Horner torna-se mais dilatada e, por fim, se a lesão for pós-ganglionar, a pupila não se dilata. Outra ma-

Quadro 5.6 – Diagnóstico diferencial da anisocoria fisiológica com síndrome de Horner.

Fisiológica	Síndrome de Horner
No **escuro** a anisocoria é igual ou aumenta um pouco	Aumenta muito
Dilatação normal	Dilatação lenta
Fenômenos associados	Semiptose e anidrose

neira de se fazer o diagnóstico topográfico da síndrome de Horner é pela propedêutica de cada uma delas (Quadro 5.7). Como citado anteriormente, não se têm os colírios para os testes à mão, sendo o quadro 5.7 de importância fundamental para observar outros sinais, como dor e sudorese.

Quadro 5.7 – Diagnóstico topográfico da síndrome de Horner.

1º neurônio (central)	Hemi-hipoidrose, outros sinais de déficit neurológico (exemplo, síndrome de Wallemberg)
2º neurônio (pré-ganglionar)	Anidrose facial, dor radicular para o braço (C8 a T1)
3º neurônio (pós-ganglionar)	Anidrose em ilhas (testa, asa do nariz e cefaleia). Pode estar associado à lesão de outros nervos cranianos

Anisocoria que piora no claro (déficit de constrição)

A lesão parassimpática é caracterizada por alteração no reflexo fotomotor.

A lesão do III nervo craniano leva à anisocoria com midríase do lado lesado, além de perda do reflexo fotomotor direto e consensual e da acomodação pupilar do lado lesado, com preservação do reflexo consensual (do lado contralateral). Esse tipo de alteração pode estar indicando um sinal precoce da grave herniação do úncus que comprime o III nervo contra o tentório e também representar outro tipo de compressão, como, por exemplo, por aneurisma de comunicante posterior. Por outro lado, em lesões da motricidade ocular extrínseca dos músculos do III nervo com preservação da motricidade pupilar, sugere lesão isquêmica do III nervo, como, por exemplo, no *diabetes mellitus*.

A pupila tônica de Adie é causada por lesão do gânglio ciliar e caracterizada por reflexo fotomotor fraco e segmentar, isto é, só algumas partes da pupila se contraem. Durante a acomodação, a constrição é lenta e intensa, e o relaxamento, ao olhar para longe, bastante lento, daí o termo pupila tônica.

A pupila de Argyll-Robertson é caracterizada por ausência do reflexo fotomotor e preservação da constrição pupilar durante a acomodação, lembrando, classicamente, as lesões sifilíticas.

BIBLIOGRAFIA

Duus P. Topical diagnosis in neurology. 2nd ed. New York: Thieme; 1989.

Plum F, Posner JB. The diagnosis of stupor and coma. 3rd ed. Philadelphia: FA Davis Company; 1980.

Glincher PW. Eye movements. In Zigmond MJ, Bloom FE, Landis SC, Roberts JL, Squire LR. Fundamental neuroscience. San Diego: Academic Press; Chap. 36. 1999.

Sharpe JA, Morrow MJ, Newman NJ, Wall M. Neuro-ophtalmology. Continuum. Cleveland: Advastar Comunications; Vol 1, no. 3. 1995.

CAPÍTULO 6

Dificuldade para Engolir, Falar e Compreender

Os sintomas de dificuldade para engolir, falar e compreender encontram-se muitas vezes associados. Esses sintomas podem ter causas diversas e as lesões que levam a eles podem estar tanto no sistema nervoso periférico, quanto no central (SNC). Dessa maneira, organizamos este capítulo, didaticamente, descrevendo das alterações periféricas para as centrais. Assim, iniciaremos discutindo a dificuldade de compreensão por déficit de audição. Seguindo, passaremos a discutir a dificuldade para falar, isto é, a capacidade de emitir as palavras do ponto de vista mecânico e, na sequência, a descrever a deglutição, uma vez que os mecanismos de controle de fala estão intimamente relacionados com os da deglutição. Ao final do capítulo, discutiremos a função intelectual desse processo, que é a linguagem e seus distúrbios.

DISTÚRBIOS AUDITIVOS

A interpretação e a compreensão da linguagem falada passam, obrigatoriamente, pela integridade do sistema auditivo. Dessa maneira, essa função inicial no processo de interpretação dos sons interfere diretamente com a compreensão, função mais complexa, realizada por centros corticais. Muitas vezes, indivíduos com hipoacusia (diminuição da audição) ou anacusia (ausência de audição) são considerados confusos ou não participativos pelas pessoas a sua volta. Por esta razão, o conhecimento das causas de hipoacusia é de fundamental importância no diagnóstico diferencial das dificuldades de interpretação.

FUNCIONAMENTO E ANATOMIA

O som do meio externo passa à orelha por meio da membrana timpânica e dos ossículos, onde é amplificado e propagado mecanicamente até a cóclea. Na cóclea, as ondas sonoras estimulam as células ciliadas do órgão de Corti (receptor da audição), que são transdutores, transformando o impulso sonoro em impulso nervoso, o qual é conduzido ao SNC pelo VIII nervo craniano.

O VIII nervo craniano ou vestibulococlear é um nervo exclusivamente sensitivo, compondo-se de duas partes: uma coclear e uma vestibular. O VIII nervo craniano penetra no crânio pelo meato auditivo interno, dirigindo-se ao tronco cerebral na junção entre a ponte e o bulbo (sulco bulbopontino). Imediatamente após sua entrada no tronco cerebral, as fibras nervosas dividem-se e vão fazer sinapse com uma série de estruturas internas na ponte: em sua porção mais posterior, com o núcleo coclear dorsal, e em sua parte mais anterior, com o núcleo coclear ventral, núcleo olivar superior homolateral e com o núcleo olivar superior contralateral.

Os axônios que saem dos núcleos homolaterais cruzam o plano mediano, constituindo o corpo trapezoide, e infletem-se cranialmente, formando o lemnisco lateral do lado oposto que faz sinapse no colículo inferior. Existem também fibras provindas dos núcleos cocleares que penetram no lemnisco do mesmo lado, sendo assim homolaterais.

Do colículo inferior partem fibras que se dirigem ao corpo geniculado medial, fazendo, posteriormente, uma série de sinapses (anteriores, posteriores, homolaterais e contralaterais) até, finalmente, chegar ao córtex cerebral no giro temporal transverso anterior (área auditiva primária) (Fig. 6.1).

Como se observa, dificilmente ocorre anacusia (perda completa da audição), em uma lesão do sistema nervoso central, devido a essa quantidade enorme de sinapses centrais. Já lesões periféricas podem levar tanto à hipoacusia quanto à anacusia, além de se apresentar com sintomas labirínticos associados (por lesão da porção vestibular do VIII nervo craniano).

LESÕES DO SISTEMA AUDITIVO

Existe, como visto pela anatomia da via auditiva, certa predileção para que o som de uma das orelhas vá ao giro temporal transverso contralateral, por isso, seria de esperar que lesões corticais causassem hipoacusia contralateral. No entanto, é raro o surgimento de hipoacusia unilateral por lesões corticais e seu aparecimento sugere a presença de lesão periférica.

A hipoacusia periférica pode ser de dois tipos: hipoacusia de condução e hipoacusia neurossensorial. Na hipoacusia de condução, o som não é conduzido até o sistema neurossensorial na cóclea, podendo ser causada, por exemplo, por perfuração do tímpano, rolha de cera na orelha ou otosclerose. Na hipoacusia neurossensorial, o som chega até a cóclea, porém não é percebido por esta ou não é transmitido pelo nervo acústico, podendo ser causada, por exemplo, por traumatismos do nervo, neurinoma do acústico ou meningiomas no ângulo pontocerebelar.

Para diferenciar uma hipoacusia de condução de uma neurossensorial, usa-se um diapasão de 1.024 ou 512Hz. Os diapasões de 128 e 64Hz não são úteis nessas manobras, uma vez que são percebidos tanto através da sensibilidade vibratória quanto pelo som, enquanto a frequência de 1.024 ou 512Hz só é percebida como som pelo ser humano.

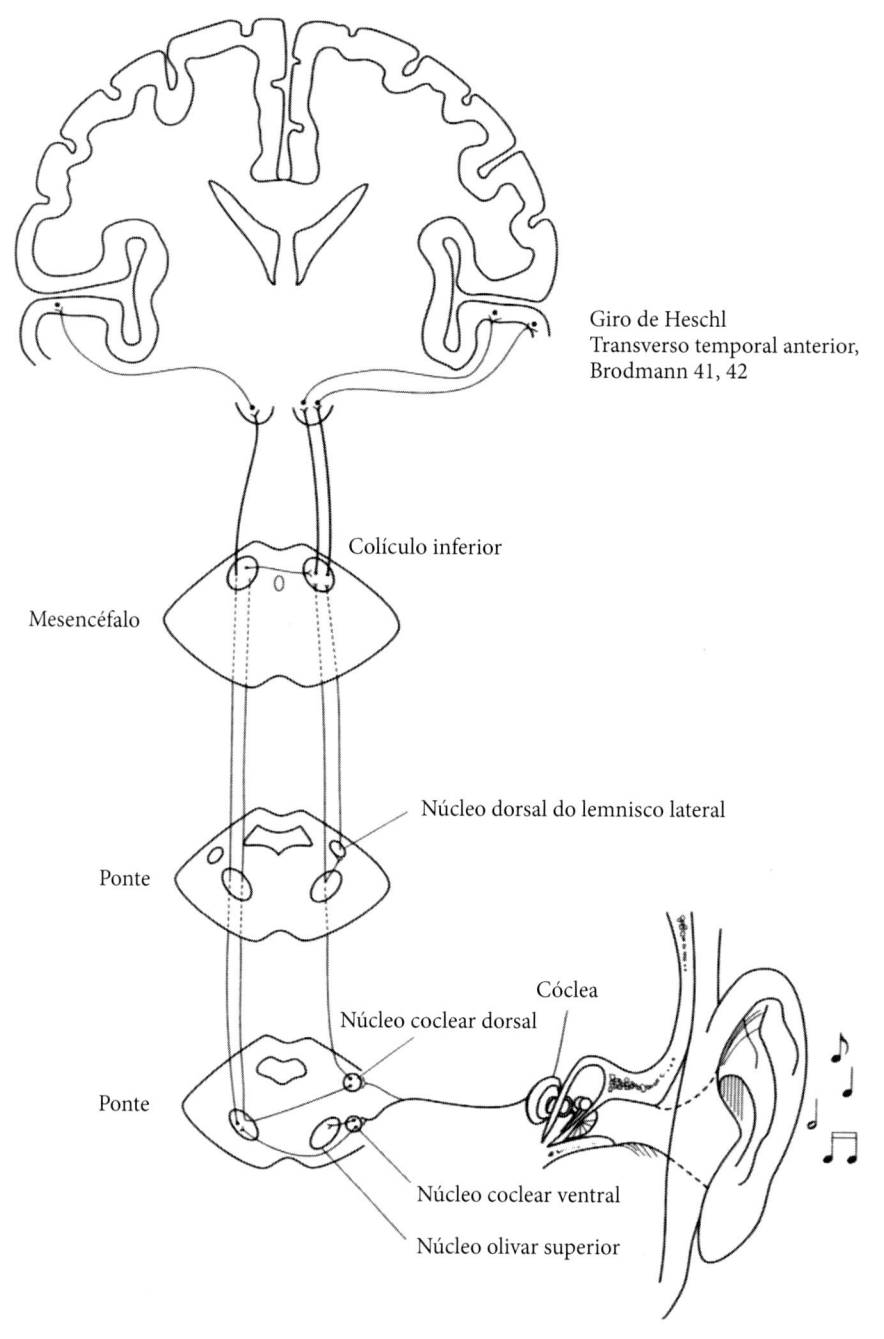

Figura 6.1 – Anatomia das vias auditivas. Observar as várias conexões anteriores, posteriores, homolaterais e contralaterais, o que torna a surdez por lesão central um evento quase impossível.

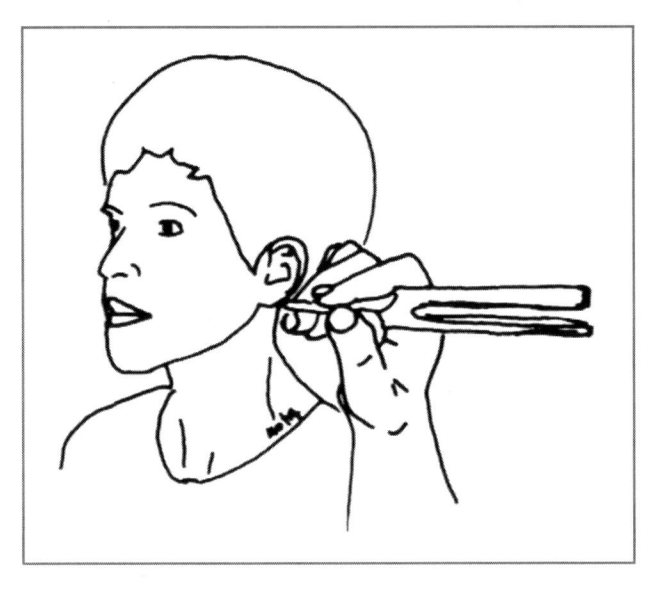

Figura 6.2 – Exame da audição pela condução óssea, prova de Rinne.

Na lesão neurossensorial, quando se coloca o diapasão contra a mastoide, a percepção do som não melhora (Fig. 6.2). Porém, quando a hipoacusia é decorrente de problemas de condução, ocorre o inverso, isto é, a percepção do som melhora quando se coloca o diapasão contra a mastoide do paciente. Essa é a prova de Rinne.

Outro teste importante no diagnóstico diferencial das hipoacusias é a prova de Weber, onde se coloca o diapasão na linha média craniana, por exemplo, na testa ou no queixo do paciente, e pergunta-se em qual das orelhas ele percebe o som. Nessa prova, se o indivíduo tem hipoacusia de condução, a orelha lesada escuta melhor do que a sã. Se a lesão é neurossensorial, a orelha sã escuta melhor do que a lesada ou ambas as orelhas não percebem o som em caso de lesão bilateral.

Para identificar alterações de audição decorrentes de lesão das vias auditivas no sistema nervoso central, é necessário o uso do potencial evocado auditivo (conhecido pela sigla em inglês BERA – *brainstern evoked response audiometry*), uma vez que as manobras clínicas não têm acesso a essas alterações.

SEMIOTÉCNICA

No exame das vias auditivas, utiliza-se em primeiro lugar o diapasão comparando uma orelha com a outra. Em seguida, compara-se a menor audição do paciente com a do examinador. Ao se percutir o diapasão, este emite som de volume progressivamente mais baixo e, dessa maneira, utilizamos esse fato para o diagnóstico de hipoacusia.

Pode-se utilizar uma regra simples para detectar perdas auditivas maiores que 10 decibéis (dB), portanto de significado clínico. Quando o paciente já não escuta mais o diapasão e o levamos à orelha e se seguimos ouvindo o som, progressivamente menor até cessar, por mais de 10 segundos, pode-se computar uma perda de pelo menos 10dB ao paciente naquela orelha.

Identificada a orelha hipoacúsica, devem-se usar as manobras descritas acima para verificar se a perda auditiva é de origem neurossensorial ou de condução. Na prova de Rinne, compara-se primordialmente a audição aérea e neurossensorial colocando-se o diapasão ao lado da orelha externa e, posteriormente, a base do diapasão contra a mastoide (condução). Na prova de Weber, como descrito anteriormente, a mesma comparação é feita, analisando-se a lateralização do som, ao colocarmos a base do diapasão na testa do paciente.

EXPRESSÃO E FALA

A linguagem é uma função cognitiva superior característica do homem e que permite a comunicação verbal, dependendo de áreas corticais especializadas. A linguagem pode ser definida como um código oral ou escrito que transmite algum significado, no entanto, ela não se resume a isso, associando-se a ideias, sons ou imagens. A linguagem, como a entendemos, tem várias facetas, sendo estruturada (calcada em regras gramaticais), criativa, interpessoal e, principalmente, carregada de um significado ou valor simbólico, algo chamado pelos linguistas de semântica (= ideia).

Imaginemos que um paciente chegue ao consultório com queixa de dificuldade para falar, como faremos para identificar clinicamente o que esse paciente tem? Os distúrbios de linguagem, muitas vezes, são de difícil interpretação, pois podem surgir quadros muito complexos e com pequenas nuances, dependendo da área do sistema nervoso relacionada com a linguagem que for acometida. Por ser a função mais nobre e avançada da comunicação humana, pacientes com distúrbios de linguagem são confundidos, com alguma frequência, com pacientes psiquiátricos ou confusos.

DISTÚRBIOS DA FALA

A ação de falar depende da integridade de vários níveis, desde a musculatura e nervos cranianos, passando pela coordenação por meio da formação reticular, cerebelo e núcleos da base, até a função motivacional e de planejamento da linguagem realizada pelo córtex cerebral.

Para se caracterizar os distúrbios da fala, primeiramente, é necessário definir alguns termos. O termo fonação designa o processo de produção de som, que se realiza pela passagem do ar pela laringe e vibração das cordas vocais. Para se produzir sons é preciso que as cordas vocais estejam mais ou menos tensas durante a expiração para que, dessa forma, o jato de ar produza uma vibração de frequência audível. Outro termo de importância é o fonema, que designa o mínimo som articulado que produzimos, já a um conjunto de fonemas articulados dá-se o nome de palavra.

DISFONIAS

As disfonias são distúrbios básicos da fonação, sendo decorrentes de alterações na **produção do som**. Podem ocorrer por doenças intrínsecas da laringe como nódulos, pólipos ou inflamações das cordas vocais, ou por lesões nervosas, como, por exemplo, lesões do nervo laríngeo recorrente (ramo do nervo vago), responsável pela motricidade de quase todos os músculos intrínsecos da laringe, afetando assim a motricidade das cordas vocais.

As disfonias são caracterizadas clinicamente por diversos tipos de alterações na produção do som, podendo haver alteração de intensidade (volume) e tom da voz.

É importante ressaltar que a inervação da laringe e cordas vocais é bilateral, e o nervo laríngeo recorrente inerva a musculatura laríngea e as cordas vocais. O laríngeo recorrente trafega na porção intracraniana pelo nervo acessório (XI nervo) e, em sua porção extracraniana, seu maior trajeto, pelo nervo vago. Assim, se houver uma lesão nervosa unilateral do vago, tem-se um quadro de disfonia, caracterizada clinicamente pelo chamado som de "taquara rachada". Lesões nervosas bilaterais são incompatíveis com a vida, provavelmente pela perda das várias funções respiratórias do vago.

DISARTRIA

A disartria pode ser definida como um distúrbio da articulação dos sons, ocorrendo exclusivamente por disfunções do sistema nervoso tanto central quanto periférico. O processo de articulação dos fonemas é complexo, envolvendo várias estruturas como laringe, língua, palato, lábios e dentes, além de depender de nervos cranianos e da integridade do cerebelo, gânglios da base e tratos corticonucleares. A atuação de todos esses elementos em conjunto dá a forma final das palavras emitidas por uma pessoa.

Os órgãos fonadores são inervados, principalmente, pelos nervos bulbares: nervo glossofaríngeo (IX nervo), que inerva parte do palato e língua (sensibilidade gustativa); nervo vago (X nervo), que inerva as cordas vocais e o palato; e nervo hipoglosso (XII nervo), que é o responsável pela motricidade da língua. Os núcleos motores de todos esses nervos, isto é, o núcleo ambíguo (IX, X e XI nervos) e o núcleo do hipoglosso (XII nervo), recebem aferências do trato corticonuclear, o correspondente suprassegmentar do trato corticoespinhal, tanto ipsi quanto contralateralmente, por isso, lesões unilaterais desse trato causam quadros disártricos parciais e transitórios, sendo de pouca sintomatologia, na maioria das vezes. Além desses, lesões do nervo facial (VII nervo), responsável pela mímica facial e movimentação dos lábios, e do trigêmeo (V nervo) também podem apresentar-se clinicamente como disartria.

Nas paralisias dos nervos vago e glossofaríngeo, a voz fica anasalada, uma vez que, com a paralisia do palato, ocorre a passagem de ar para o nariz e, consequentemente, sua ressonância.

Nas paralisias faciais pela lesão do nervo facial (VII nervo), há dificuldades em se pronunciar os chamados fonemas labiais. Lesões do trigêmeo (V nervo) também podem causar quadros leves de disartria, pois esse é responsável pela abertura e fechamento da mandíbula e pela sensibilidade proprioceptiva, por meio de seus ramos mandibular e maxilar, das estruturas orais relacionadas com a fonação. Por isso, o paciente não tem percepção total da posição espacial desses elementos, o que pode dificultar a fonação. Em lesões bilaterais do trigêmeo, a disartria é mais pronunciada, pois o paciente é incapaz de fechar a boca e, assim, de articular as palavras corretamente.

Pacientes com disartria apresentam fala lenta com sons anasalados e, por vezes, incompreensível. Como veremos, os nervos bulbares são responsáveis pela deglutição e sua lesão pode causar disfagia, daí a grande associação entre disartria e disfagia. Não apenas traumatismos ou doenças locais, como neuropatia de nervos cranianos, podem causar disartria, mas doenças sistêmicas também podem ser responsáveis pelo quadro. O exemplo mais conhecido é o da *miastenia gravis* que, por acometer a junção mioneural difusamente, pode causar, além de disfagia, um quadro de disartria, já que a musculatura estriada relacionada com a fonação pode ser acometida, bem como a movimentação do diafragma e outros músculos respiratórios alterando o fluxo de ar pelas cordas vocais.

Lesões cerebelares também podem causar distúrbios articulatórios; o cerebelopata, por ter comprometido seu controle motor voluntário, não consegue coordenar a abertura das cordas vocais com a respiração, apresentando fala incoordenada e lenta semelhante à de uma pessoa embriagada. A emissão dos fonemas pelo paciente, nesse caso, é forçosa, sendo, em algumas vezes, baixa e monótona e, em outras, alta e destacada, caracterizando a chamada fala escandida, típica dos cerebelopatas.

Doenças que acometam os núcleos da base causam disartrias diversas em sua fenomenologia. Os pacientes com doença de Parkinson, por exemplo, por perderem o automatismo, falam cada vez mais baixo e de maneira monótona, ou seja, sem variar a entonação da voz durante seu discurso. Pacientes com doenças hipercinéticas, como, por exemplo, coreia e atetose, apresentam sua fala permeada por movimentos involuntários levando a explosões e distonias durante a fala; já o tremor essencial familiar produz tremor da fala.

Lesões supranucleares unilaterais do trato corticonuclear podem causar quadros leves de disartria. Um quadro clínico especial ocorre em lesões supranucleares bilaterais do trato corticonuclear, ao nível da cápsula interna, principalmente, recebendo o nome de síndrome pseudobulbar. Pela liberação piramidal, há uma fala espástica, sendo a disartria semelhante à encontrada em lesões bulbares. O que as diferencia é a presença de reflexo mandibular exaltado nas lesões centrais, a preensão palmar forçada (*grasping*) e a contração do orbicular dos lábios quando pressionamos o lábio superior (*snouting*). Observa-se a presença de grande comprometimento da deglutição (disfagia) e um quadro de dupla hemiparesia, pois a cápsula interna abriga fibras relacionadas com a motricidade, além de riso e choro imotivados (sem causa objetiva e evidente para tais reações).

Quando um distúrbio articulatório não se deve a acometimento nervoso, como, por exemplo, na surdez ou em doenças intrínsecas das estruturas relacionadas com a fonação, ele é chamado de dislalia, a própria criança tem um período fisiológico de dislalia, pelo fato de seu aparelho fonador estar desenvolvendo-se, o que faz os sons consoantes serem emitidos de maneira disforme e indistinta (não existe, ainda, a coordenação entre os diversos elementos responsáveis pela formação dos fonemas).

DISTÚRBIOS DA DEGLUTIÇÃO

DISFAGIA

Um sintoma comum associado à dificuldade da fala é a disfagia, definida como dificuldade ou desconforto no ato da deglutição, podendo ocorrer em virtude de lesões neurológicas ou de estruturas orais ou orofaríngeas. O termo odinofagia, por sua vez, refere-se especificamente à sensação de dor ao deglutir, relacionando-se frequentemente com processos irritativos ou tumorais do trato digestivo alto.

O ato da deglutição é complexo, envolvendo uma primeira fase consciente (voluntária), seguida de fases posteriores involuntárias. Várias estruturas relacionam-se com essa ação, sendo as mais importantes: a língua, o palato, a faringe, o esôfago e os músculos mastigatórios.

Apesar de sua complexidade, a sequência de ações no ato da deglutição pode ser, sumariamente, resumida em alguns passos fundamentais. Após a ingestão do alimento e mastigação, o bolo alimentar é empurrado pela língua contra o palato em direção à faringe que se eleva por contração de sua musculatura extrínseca, com isso, a epiglote fecha o ádito da laringe e o alimento é, então, levado ao esôfago, sendo um processo automático e involuntário, desse ponto em diante.

A partir dessa sequência de eventos, podemos inferir quais os principais nervos relacionados com o ato da deglutição. Entre eles estão: o nervo trigêmeo (V nervo), responsável pela inervação dos músculos mastigatórios; o nervo facial (VII nervo), responsável pela inervação dos músculos da face e com a função de ocluir os lábios para a contenção do alimento e posterior ação dos dentes e dos nervos bulbares, representados pelo nervo glossofaríngeo (IX nervo), responsável pela inervação sensitiva da língua (terço posterior), palato, tuba auditiva e faringe; nervo vago (X nervo), responsável pela motricidade faríngea e também do palato e do nervo hipoglosso (XII nervo), que inerva as musculaturas intrínseca e extrínseca da língua (Fig. 6.3).

Do mesmo modo que na fala, todos os nervos relacionados com a deglutição se encontram no tronco cerebral baixo, sendo sua emergência bulbar ou bulbopontina (exceto do V nervo, que é pontina). Assim, lesões traumáticas ou infartos, mesmo que limitados dessa região, podem causar déficits de deglutição. Os núcleos motores de todos esses nervos, isto é, o núcleo ambíguo (IX, X e XI nervos) e o núcleo do hipoglosso (XII nervo), recebem aferências do trato corticonuclear, o correspondente suprassegmentar do trato corticoespinhal, tanto ipsi quanto contralateralmente; por essa razão, lesões unilaterais desse trato causam quadros disfágicos parciais e transitórios, sendo, na maioria das vezes, de pouca sintomatologia.

Entre os nervos relacionados com a deglutição, os que causam maior sintomatologia quando lesados são: glossofaríngeo (IX nervo), vago (X nervo) e hipoglosso (XII nervo), já que esses controlam a inervação do palato e da língua, estruturas fundamentais na fase voluntária da deglutição. Sem a ação destas, o bolo alimentar pode não alcançar a faringe, havendo em consequência regurgitação.

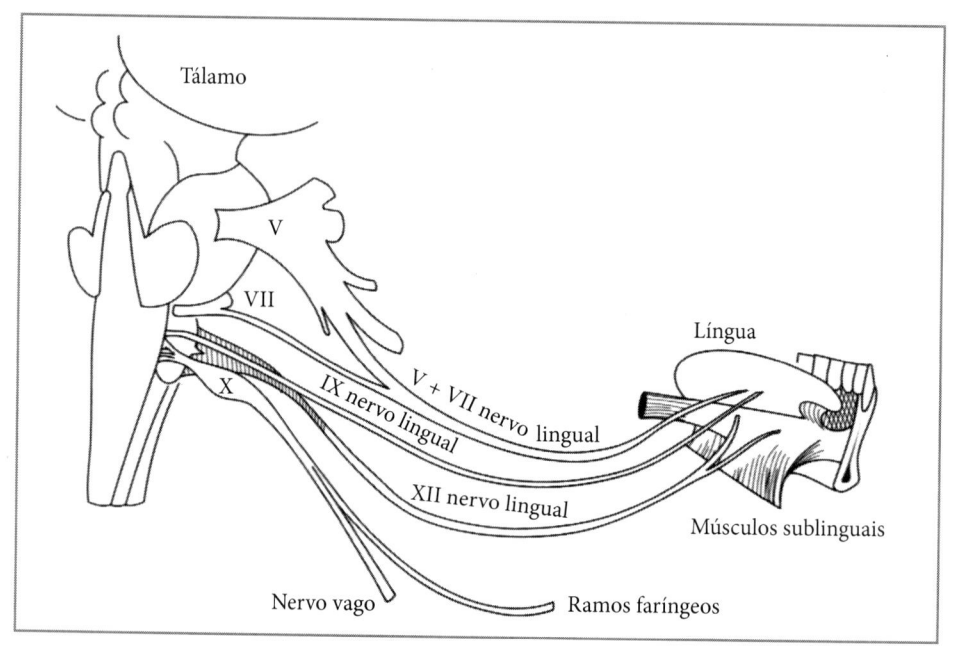

Figura 6.3 – Anatomia da inervação da língua.

Um dado semiológico importante, encontrado em pacientes com lesão do nervo glossofaríngeo (IX nervo), é a passagem de alimento para a cavidade nasal por diminuição da motilidade do palato, além de perda da sensibilidade gustativa no terço posterior da língua. Apesar de evidente ao exame, os pacientes, frequentemente, não têm queixa clínica de dificuldade de sentir o gosto dos alimentos, pois a sensibilidade normal do restante da língua mascara o déficit.

Lesões do nervo vago (X nervo) causam disfagia alta, sendo a regurgitação do alimento ingerido o principal sinal clínico, o que pode ser acompanhado de sensação de engasgo ou mesmo tosse durante a deglutição, havendo também, em alguns casos, disfonia, já que o nervo vago, como dito anteriormente, inerva quase todos os músculos intrínsecos da laringe, responsáveis pela fonação.

Várias doenças podem afetar a deglutição, desde as locais (inflamatórias ou tumorais) até as sistêmicas, como, por exemplo, a *miastenia gravis*, que, em grau mais acentuado, pode afetar os músculos estriados faríngeos ou mesmo os músculos levantadores do palato, causando dificuldade na deglutição.

AVALIAÇÃO CLÍNICA DOS DISTÚRBIOS DA FALA E DA DEGLUTIÇÃO

A avaliação neurológica de pacientes com queixas de distúrbios de uma ou de outra função é, em grande parte, semelhante porque a fala e a deglutição dependem, basicamente, das mesmas estruturas e inervação.

É importante avaliar clinicamente a integridade dos nervos bulbares desses pacientes, com especial importância para o IX e o X nervos cranianos. A motricidade do palato pode ser pesquisada de maneira voluntária, pedindo-se ao paciente que diga alguma vogal, com a boca aberta e a língua para fora. Como foi dito anteriormente, quando há lesão do nervo vago (X nervo), além da disartria, ocorre associadamente um quadro de disfagia alta com regurgitação, já uma lesão do nervo glossofaríngeo (IX nervo) é semiologicamente sugerida quando existe, associada à disfagia ou à disartria, perda da sensibilidade gustativa no terço posterior da língua.

Faz parte da avaliação clínica desses nervos a pesquisa de dois reflexos, o faríngeo (nauseoso) e o palatino. Ambos têm o nervo glossofaríngeo (IX nervo) como alça aferente, e o vago (X nervo), como alça eferente, nervos com topografias muito próximas no tronco cerebral em suas trajetórias. Muitos autores não fazem distinção entre os dois reflexos e, por isso, são avaliados em conjunto.

A pesquisa do reflexo faríngeo, também chamado de nauseoso, consiste na estimulação da parede posterior da orofaringe com uma espátula, o que estimula os receptores relacionados aos vômitos existentes aí, causando contração dos músculos faríngeos, retração da língua e sensação de vômito. Quando há lesão periférica, ou seja, dos IX ou X nervos, esse reflexo encontra-se abolido.

O reflexo palatino, por sua vez, consiste na elevação do palato mole e retração da úvula quando se estimula o palato ou a própria úvula fisicamente, utilizando uma espátula, por exemplo. Em lesões unilaterais, o palato do lado afetado e a úvula são desviados para o lado oposto, já que os músculos desse lado se contraem normalmente. Ao mesmo tempo, a rafe mediana da faringe desvia-se para o lado são, achado que se denomina clinicamente de sinal da cortina.

Lesões do nervo hipoglosso (XII nervo) são pesquisadas clinicamente pela inspeção da língua dentro da boca, atentando-se para assimetrias ou fasciculações, pedindo-se em seguida para que o paciente coloque a língua para a frente (protrua a língua). Em lesões unilaterais, a língua desvia-se para o lado lesado, pois os músculos genioglossos, responsáveis pela protrusão da língua, também a deslocam para a frente e para o lado contralateral, logo, com a lesão de um deles, há predomínio do lado são, o que desvia a ponta da língua para o lado contralateral. Já em lesões bilaterais, a motricidade da língua fica muito diminuída, havendo grande dificuldade ou incapacidade de movimentá-la.

O nervo trigêmeo (V nervo) é funcionalmente misto, possuindo três divisões: nervo oftálmico, nervo maxilar e nervo mandibular. Os três ramos são responsáveis pela sensibilidade somática de grande parte do segmento cefálico, como visto no Capítulo 3. As fibras motoras do trigêmeo acompanham apenas o nervo mandibular, distribuindo-se aos músculos mastigatórios, como: masseter, temporal, pterigóideos externo e interno, ventre anterior do digástrico e milo-hióideo.

A semiologia da sua parte motora é feita testando-se os músculos da mastigação; para tanto, palpam-se os músculos masseter e temporal durante o fechamento da boca, o que pode indicar assimetrias ou hipotrofias. Outra forma de avaliar os músculos masseter e temporal é solicitar ao paciente que morda um abaixador de língua (espátula) e, quando há lesão, percebe-se que fica mais fácil retirá-lo do lado lesado. Em lesões bilaterais, a mandíbula cai pela ação da gravidade.

Quando ocorrem lesões unilaterais, o paciente tem desvio da mandíbula para o lado lesado, quando da abertura da boca. Isso ocorre porque a abertura da boca depende do músculo pterigóideo, especialmente o externo, que, além de abaixá-la, desvia a mandíbula para o lado oposto (Fig. 6.4).

O V nervo também pode ser avaliado por meio dos reflexos axiais faciais, mais precisamente o orbicular da boca e o mentoniano (lembre-se de que o reflexo glabelar depende exclusivamente do VII nervo). Além desses, outro reflexo de importância na avaliação do trigêmeo é o corneano, que é pesquisado tocando-se a córnea com uma mecha de algodão, o que determina o fechamento de ambos os olhos, por contração do músculo orbicular do olho. A porção aferente desse reflexo depende do nervo oftálmico, que faz sinapse no núcleo sensitivo principal do V nervo, na ponte. Daí saem fibras que vão aos núcleos motores do facial (também na ponte) tanto ipsi quanto contralateralmente, sendo, portanto, o VII nervo a via eferente do reflexo, resultando em fechamento de ambos os olhos. Por essa razão, quando existe lesão unilateral do trigêmeo, a estimulação do olho lesado abole o reflexo direto, mas preserva o consensual. Por outro lado, quando o VII nervo é lesado, abole-se o reflexo direto e consensual, isto é, a pálpebra não se oclui qualquer que seja a córnea estimulada.

Existem provas úteis que podem ser usadas na pesquisa e identificação das estruturas acometidas em pacientes com disartria. Solicitar ao paciente que repita a sílaba

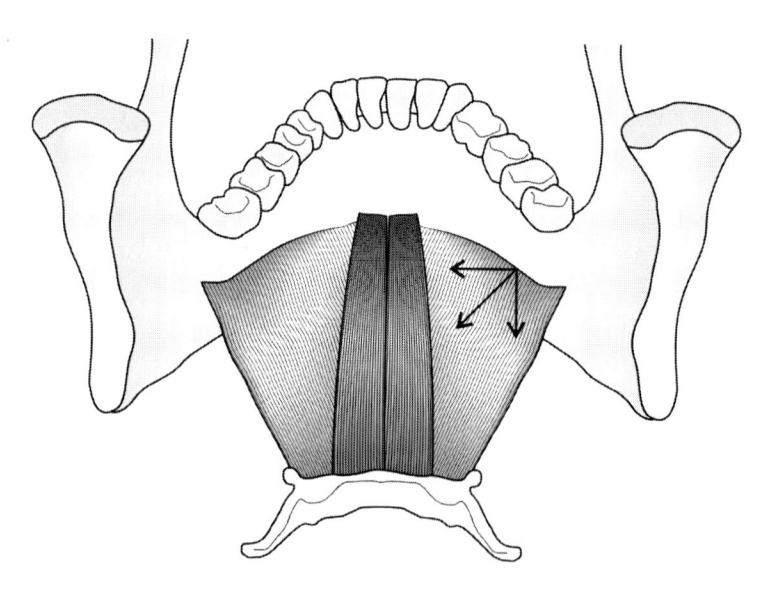

Figura 6.4 – Ação do músculo pterigóideo sobre a mandíbula.

labial "pá" ("pá pá pá"); caso ele não consiga repetir corretamente, isto é, o ar escapa, há indicação de fraqueza dos lábios por lesão do nervo facial. A repetição da sílaba lingual "tá" ("tá tá tá") testa a musculatura da língua e, em consequência, o nervo hipoglosso, já a da sílaba palatal "cá" ("cá cá cá") avalia a integridade da língua e principalmente do palato inervado pelo glossofaríngeo e vago. Pacientes com hipomotilidade do palato apresentam a voz anasalada. A manobra que avalia o bom funcionamento isolado do palato é realizada pedindo-se ao paciente que repita "3 ces e 3 des" e, caso o palato não oclua completamente a passagem de ar para o nariz, a voz ficará anasalada, uma vez que o ar sai pelas narinas. Essa passagem de ar pode ser constatada pelo embaçamento de um espelho colocado sob a narina.

Para avaliar as cordas vocais do paciente, podem-se usar métodos semelhantes: solicita-se ao paciente para emitir a letra "a" prolongadamente ("aaaa") ou para que tussa; caso não consiga realizar essas tarefas normalmente, há indicação de lesão do nervo laríngeo recorrente (ramo do nervo vago). Quando o paciente repete "aaaa" de forma contínua e há falhas (variações de intensidade e tom), pode tratar-se de uma lesão cerebelar (fala escandida), já quando o paciente repete "aaaa" com intensidade cada vez mais baixa, há sugestão de lesão extrapiramidal, como ocorre nos parkinsonianos, e variações rítmicas do "aaaa" sugerem tremor essencial.

DISTÚRBIOS DE LINGUAGEM

AFASIAS

As afasias são distúrbios da linguagem verbal e consistem na perda da capacidade (total ou parcial) do uso da simbologia verbal na expressão ou compreensão de ideias, pensamentos ou emoções. Nas afasias, o distúrbio de linguagem não pode ser atribuído a déficits do pensamento, distúrbios afetivos, ou lesões das vias sensitivas ou motoras envolvidas na fonação, mas apenas a lesões das áreas corticais relacionadas à linguagem.

O uso da linguagem verbal como forma de comunicação é complexo, envolvendo mecanismos de recepção, processamento, compreensão e emissão de fonemas e palavras.

Várias áreas corticais e subcorticais participam desse processo, com destaque para o córtex cerebral, principalmente a região perissylviana (adjacente ao sulco de Sylvius), em que se concentram as regiões mais importantes relacionadas à linguagem. Na maioria dos indivíduos, existe um hemisfério cerebral dominante para a linguagem. Em quase todas as pessoas destras e em mais de 70% das canhotas o hemisfério dominante é o esquerdo. Os que têm o hemisfério direito como dominante podem ser subdivididos em dois tipos: os familiares, ou seja, aqueles que já nascem com o hemisfério direito dominante, e os lesionais, que, após lesão do córtex frontotemporoparietal esquerdo (ainda bem jovens), têm o desenvolvimento das funções verbais no hemisfério direito. O restante dos canhotos tem o hemisfério esquerdo como predominante e alguns, ainda, apresentam uma representação bilateral da linguagem.

Atualmente, admite-se que existam duas áreas corticais principais relacionadas com a linguagem verbal: uma anterior, chamada área de Broca, que se localiza no giro frontal inferior (áreas 44 e 45 de Brodmann), próximo à área motora primária, sendo responsável pela expressão da linguagem, ou mais precisamente pela programação da atividade motora relacionada com a linguagem, mandando essas informações, posteriormente, para o córtex motor primário que realiza esse plano; a segunda, relacionada com a linguagem verbal, localiza-se na porção mais posterior do giro temporal superior (faz parte do córtex auditivo secundário), na junção dos córtices temporal e parietal (área 22 de Brodmann), sendo conhecida como área de Wernicke e relacionada com a percepção e compreensão da linguagem verbal (Fig. 6.5).

Essas duas áreas são ligadas por um feixe nervoso denominado fascículo longitudinal superior ou fascículo arqueado, por meio do qual trafegam informações da área de Wernicke para a área de Broca. A integridade desse feixe é essencial para a comunicação entre a área que decodifica e a que exprime a linguagem verbal (Fig. 6.5).

Esse complexo principal perissylviano de linguagem não trabalha isolado, mas liga-se a outras áreas corticais adjacentes que acabam participando indiretamente no processo de interpretação, atribuição de significado semântico e expressão da linguagem verbal (Fig. 6.5).

Além desses aspectos da linguagem verbal, entendimento e expressão formal, existem alguns outros aspectos da linguagem não verbal, como a corporal, entonação e subtexto, dependentes principalmente do hemisfério direito e em conjunto denominados aspectos paralinguísticos da linguagem. Entre esses estão a prosódia, definida como ritmo e melodia da fala, e a entonação, que pode alterar o significado semântico (ideia) de uma frase, mesmo sem haver alteração sintática. A prosódia é o aspecto informal da fala. Além desses, outros aspectos dependentes do hemisfério direito são a expressão facial e os gestos de conteúdo afetivo, o uso de metáforas (expressão de duplo significado), a linguagem abstrata, o trabalho literário criativo, bem como outros aspectos afetivos da

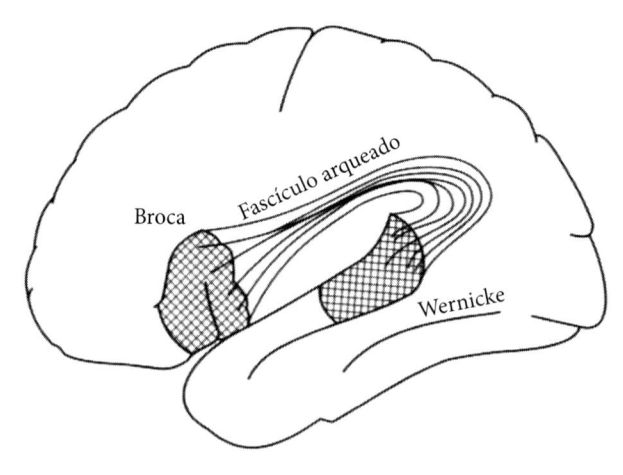

Figura 6.5 – Anatomia das funções cognitivas para linguagem.

linguagem. A porção mais anterior do hemisfério cerebral direito, correspondente à área de Broca, produz esses aspectos da prosódia, enquanto a porção mais posterior do hemisfério cerebral direito, correspondente à área de Wernicke, está afeita à interpretação desses sinais da prosódia. O melhor exemplo que posso dar da expressão da prosódia é com a frase "bonito, bonito né" dita por um professor admirando o capricho de um caderno ou por um policial abordando um arruaceiro. Por outro lado, o indivíduo precisa ter o hemisfério direito íntegro para perceber esta linguagem não verbal. Imagine a confusão que se cria quando a entonação dessa mesma frase é dita ou percebida de maneira diferente da pretendida.

Avaliação clínica

Lesões das áreas de Wernicke, Broca e áreas correlatas resultam nas chamadas afasias, que têm características distintas, dependendo da região acometida. Na avaliação clínica dos distúrbios da comunicação, deve-se concentrar em alguns pontos principais, essenciais para a identificação e o diagnóstico diferencial dos diversos tipos de afasias. Entre eles estão: fala espontânea, compreensão oral, repetição, nomeação, escrita e leitura.

A fala espontânea pode ser avaliada durante a própria anamnese, observando-se a fluência do paciente, que é normalmente de cinco a seis palavras por segundo, e o conteúdo da fala, que seria a "quantidade" de significado e informações que ela traz. Ao mesmo tempo avaliam-se a prosódia (ritmo e melodia da linguagem) e as parafasias, que são a substituição ou a supressão de fonemas, sílabas ou palavras no discurso. As parafasias são classificadas em dois tipos principais: semânticas, quando se troca uma palavra por outra relacionada, lápis por caneta, garfo por faca, e fonêmicas, quando são trocadas sílabas de uma palavra, parto por prato, caneta por ganeta. Quando essas alterações forem muito pronunciadas, podem-se criar palavras novas sem significado nenhum dentro da gramática vigente, são os chamados neologismos.

A compreensão oral do paciente pode ser avaliada por meio de perguntas diretas a ele, começando por perguntas simples e elevando seu nível de complexidade, observando-se sempre qual o entendimento que o paciente faz delas. É importante, ao se avaliar a compreensão oral do paciente, atentar-se em suas possíveis dificuldades e distinguir se essas residem em estruturas gramaticais simples ou apenas nas mais elaboradas e complexas, informação que pode ser útil na delimitação da gravidade da lesão.

A repetição pode ser avaliada pelo ato de repetir fonemas, palavras ou estruturas gramaticais mais ou menos complexas e até sons sem significado. Isso permite, além de avaliar a articulação das palavras, testar a discriminação auditiva do paciente, condição que se não devidamente identificada pode levar a diagnósticos precipitados e incorretos, como, por exemplo, de confusão mental, como já visto no início deste capítulo. A principal função clínica da repetição é, além de ajudar na localização de lesões dentro das áreas corticais relacionadas com a linguagem, a de auxiliar na avaliação do nível de consciência, atenção e memória imediata, já que a repetição também depende da retenção da informação a ser repetida por um curto período de tempo, como será descrito no próximo capítulo.

Para se avaliar a nomeação, pede-se para que o paciente nomeie objetos comuns mostrados pelo examinador, como, por exemplo, caneta, cadeira, relógio. O prejuízo da capacidade de nomeação de objetos é uma das alterações mais comuns nas afasias, existindo frequentemente para as palavras mais difíceis e menos comuns e para partes do objeto, como a pulseira do relógio. O paciente possui, nesses casos, dificuldade de evocação (latência) do termo que designa tal objeto, apesar de saber para que ele serve e descrever seus atributos físicos corretamente: cor, forma, tamanho.

Nesse sentido, é de extrema importância que se diferenciem os déficits de linguagem das agnosias visuais, em que o paciente também tem dificuldade de reconhecer um objeto pela visão, podendo, no entanto, reconhecê-lo pelas demais modalidades sensoriais como tato, audição ou olfação.

A capacidade de leitura deve ser avaliada em duas modalidades: a leitura silenciosa, em que se pede para que o paciente obedeça a ordens escritas, como "abrir a boca", "dobrar um papel ao meio", e que equivale semiologicamente à compreensão oral, e a leitura em voz alta, em que se pede para o paciente ler um texto em voz alta, tendo valor propedêutico semelhante ao da repetição, neste caso do escrito para o falado.

A escrita, por sua vez, é investigada em três modalidades: escrita espontânea, em que se pede para o paciente escrever em uma folha de papel seu nome e algumas frases, sendo esta manobra comparável à fala espontânea; ditado, em que o examinador dita algumas frases para o paciente escrever, tendo valor semiológico semelhante ao da repetição; e cópia, que nada mais é do que a repetição da escrita.

Esse exame identifica as afasias e as distingue das disfonias e disartrias, já que estas não apresentam déficits de escrita, enquanto o paciente afásico apresenta dificuldade para escrever (agrafia), pois, como vimos, os afásicos apresentam alteração no simbolismo. Além disso, uma boa anamnese e o exame adequado da linguagem são ferramentas primordiais para a diferenciação das diversas formas clínicas de afasias, citadas a seguir.

Tipos de afasia

Afasia de Broca – nesse tipo de afasia, que também é chamada de afasia motora ou de expressão, o indivíduo é capaz de compreender tanto a linguagem falada quanto a escrita, mas tem dificuldade em se expressar adequadamente falando ou escrevendo. Existe uma pobreza no repertório de palavras do paciente (podendo restringir-se a poucas palavras nos casos graves) e o ato de se comunicar pode ser extremamente desgastante, trabalhoso, ou mesmo impossível para o paciente.

Resulta de lesão da área de Broca, localizada no opérculo frontal (ver Fig. 6.5) que, como visto, relaciona-se com o planejamento motor de expressão da linguagem, sendo responsável pela construção e estruturação verbal da frase. Por essa razão, a fala e a escrita são amplamente acometidas. Por sua localização próxima ao córtex motor primário, pode ocorrer quadro de hemiplegia ou hemiparesia direita associada nas lesões mais extensas.

Comumente, nos casos de afasia de Broca, o paciente usa uma fala telegráfica (não fluente), por vezes restrita a poucas palavras. Apesar do pequeno repertório, o discurso desses pacientes tem conteúdo intenso, pois eles usam quase exclusivamente verbos e substantivos, sem haver, no entanto, conexão entre eles (pronomes e adjetivos), o que torna a fala característicamente não articulada. Percebem-se muitas parafasias e uma produção escrita, de forma semelhante à da fala, muito trabalhosa e telegráfica.

Nas afasias com distúrbios de expressão, além do déficit na articulação da fala e da escrita, também a nomeação, a repetição e o uso de regras gramaticais estão alterados, tanto pela própria dificuldade de articulação gramatical quanto pela redução do vocabulário.

A leitura silenciosa é preservada (pode estar alterada para estruturas gramaticais mais complexas), no entanto, as demais formas de expressão de linguagem estão alteradas, incluindo-se a leitura em voz alta, a escrita espontânea e o ditado.

Afasia de Wernicke – também conhecida como afasia sensitiva ou de compreensão, a compreensão da linguagem tanto falada quanto escrita está muito prejudicada, mas também existe algum déficit de expressão, já que para o funcionamento adequado da área de Broca são necessárias informações vindas dá área de Wernicke, que caminham pelo fascículo arqueado. É um tipo de afasia menos frequente que a anterior e ocorre por lesão da área de Wernicke (opérculo temporal), a qual faz parte do córtex auditivo secundário (ver Fig. 6.5).

O paciente com afasia de Wernicke, frequentemente, não reconhece seu distúrbio, tendo uma fala com prosódia e fluência normal, ou até aumentada e, ao mesmo tempo, pobre em conteúdo ("vazia"), prolixa, cheia de circunlóquios e pronomes e pobre em substantivos e verbos. É marcante nas afasias de compreensão o grande número de parafasias e neologismos. Esse quadro também é observado na escrita do paciente com afasia de Wernicke.

A nomeação e a repetição costumam estar alteradas, principalmente esta última, já que as informações e palavras ouvidas têm que ser decodificadas e interpretadas antes de poderem ser repetidas. A leitura silenciosa e em voz alta está prejudicada pelo déficit de compreensão, achado clínico denominado alexia.

Em algumas situações, pode haver quadros dissociados, em que a compreensão oral ou escrita está mais preservada. Quando a lesão cortical é mais próxima à região temporal (área auditiva), existe maior comprometimento da compreensão oral, já quando a lesão cortical ocorre próximo ao giro angular, que conecta o córtex visual (occipital) ao auditivo (temporal), há maior comprometimento da leitura (alexia) em relação à fala.

Afasia de condução – ocorre em lesões do lobo parietal com acometimento do fascículo arqueado que liga a área de Wernicke à de Broca, sendo mais rara que as duas anteriores. Sua principal característica é o déficit da repetição de fonemas ou palavras, ao mesmo tempo que a compreensão e a fala espontânea são menos afetadas. Ocorrem algumas parafasias, bem menos marcantes do que nas afasias de compreensão. A leitura em voz alta, a cópia e o ditado, por corresponderem semiologicamente à repetição, também se encontram alterados.

O processo de repetição depende da decodificação dos sons e de sua expressão adequada, não existindo necessidade de compreensão do que está sendo dito para haver repetição, por exemplo, quando repetimos as palavras de uma língua que não entendemos. A área de Wernicke faz essa decodificação (anterior à atribuição do significado) e inicia o processo de compreensão (valor semântico) que é terminado em outras áreas corticais (parietais e frontais, por exemplo), depois disso, a mensagem é mandada, por meio do fascículo arqueado, para a área de Broca, onde se faz o planejamento motor da expressão da linguagem.

Nesse tipo de afasia, como existe a interrupção da comunicação entre as áreas de Wernicke e de Broca, a compreensão pode ser adequada, mas a informação não chega à área de Broca para a elaboração motora correta da fonação ou escrita. A partir do estudo desse tipo de afasia, podemos ver que a compreensão e a expressão da linguagem são processos integrados e interdependentes, não há expressão sem a decodificação correta e o entendimento prévio das informações provindas do meio.

Afasia nominativa – é o tipo mais comum de afasia, ocorrendo por lesão de diversas áreas da região perissylviana, porém, em geral, nas regiões mais anteriores relacionadas com a linguagem. Clinicamente, esse tipo de afasia caracteriza-se por um quadro mais moderado, correspondendo a afasias parciais motoras.

Sua principal característica é a dificuldade em nomear objetos, o paciente apresenta dificuldade em evocar o termo adequado para a nomeação de um objeto. Inicia-se solicitando ao paciente para nomear objetos comuns (expostos mais frequentemente no dia a dia) e aumentando a dificuldade pedindo a nomeação de objetos mais raros (menos frequentes). Apesar dessa dificuldade de nomeação, o paciente sabe descrever a utilidade do objeto, bem como suas características físicas (forma, tamanho), o que torna a fala cheia de circunlóquios e rodeios. Por exemplo, ao mostrarmos uma cadeira, o paciente é capaz de dizer que ela serve para sentar e que é feita de madeira, apesar de não conseguir evocar seu nome.

Afasias transcorticais – ocorrem quando há lesão de regiões circunjacentes às áreas perissylvianas. Essas áreas não são diretamente relacionadas com a linguagem, mas sua lesão impede a aferência de informações de outras regiões corticais. Nesse tipo de afasia, os pacientes costumam ter dificuldade em narrar ou descrever espontaneamente.

O grau de comprometimento do quadro depende da extensão da lesão, mas, geralmente, são quadros pronunciados que podem ser mais evidentes quanto à expressão ou à compreensão, dependendo se a lesão for mais próxima da área de Broca ou da de Wernicke. Apesar do grande déficit, uma característica marcante desse tipo de afasia é que a capacidade de repetição permanece normal, pois, como vimos, esta depende exclusivamente das áreas de Broca e de Wernicke e de sua interligação eficiente que nesse caso estão íntegras. Em lesões mais posteriores, especialmente quando se acomete a região do giro fusiforme, tem-se um quadro muito curioso de alexia sem agrafia, onde o paciente é capaz de escrever mas não é capaz de ler.

Afasia global – é um tipo incomum de afasia, ocorrendo em lesões extensas do córtex que afetam tanto a área de Broca quanto a de Wernicke. O paciente, pela proximidade topográfica da área motora primária, geralmente, apresenta um quadro de hemiplegia (paresia) direita associado. A expressão e a compreensão estão muito prejudicadas e o paciente praticamente não se comunica verbalmente ou, quando o faz, é com extrema dificuldade.

Todas as provas semiológicas vistas anteriormente, relacionadas com a linguagem, encontram-se muito alteradas nesse tipo de afasia.

Agora que sabemos os principais quadros das afasias, podemos entender e usar como guia o algoritmo apresentado na figura 6.6.

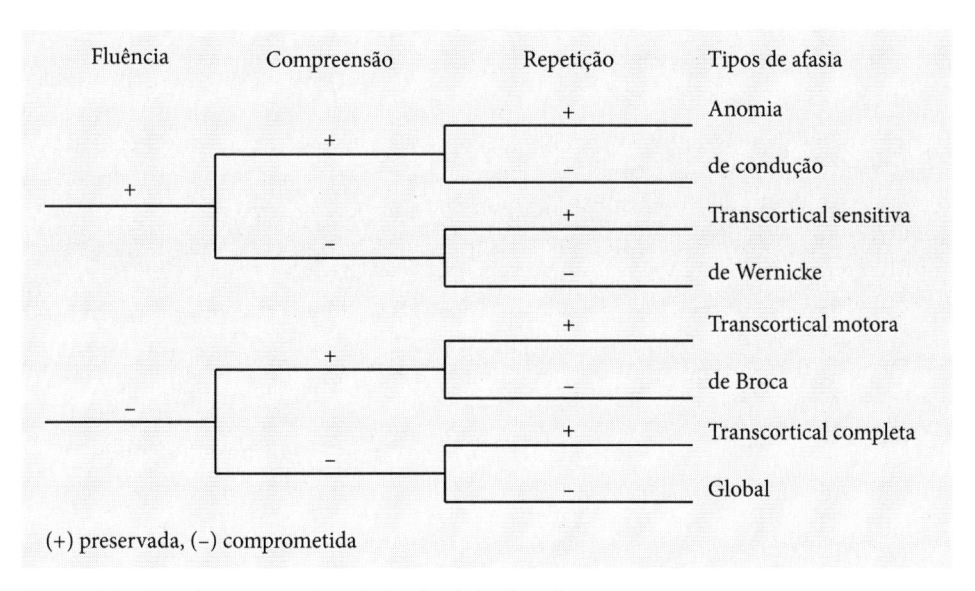

Fluência	Compreensão	Repetição	Tipos de afasia
+	+	+	Anomia
+	+	−	de condução
+	−	+	Transcortical sensitiva
+	−	−	de Wernicke
−	+	+	Transcortical motora
−	+	−	de Broca
−	−	+	Transcortical completa
−	−	−	Global

(+) preservada, (−) comprometida

Figura 6.6 – Algoritmo para o diagnóstico de afasia (Saver).

PROSÓDIA

Prosódia refere-se à expressão e à compreensão da linguagem que vai além das palavras, é a porção afetiva contida na entonação ou melodia, com que as palavras são ditas, como se diz no teatro, a prosódia é o subtexto. Por exemplo, a professora observa as anotações no caderno de uma aluna caprichosa, com caligrafia impecável e sem erros e diz "Bonito, bonito né", esta mesma frase, com estas mesmas palavras, tem significado oposto no caso de estar sendo dita pelo delegado de polícia a um infrator, esta diferença só é dita e percebida pela entonação ou melodia. Nesse exemplo fica fácil entender a confusão que causa quando nos expressamos com a entonação inversa do contexto ou se entendemos de um jeito o que foi dito de outro. Fácil entender também por que alguns e-mails causam discórdia, falta nas palavras escritas a melodia para dizê-las.

Por vezes, quando percebemos a dificuldade do paciente em compreender ou expressar-se sem que tenhamos constatado qualquer déficit na fala, isto é, depois de uma avaliação completa não detectamos déficit na fonação, disartrias ou afasias, a dificuldade pode estar na prosódia, ou seja, o paciente apresenta dificuldade de comunicação que vai além do dito, uma vez que ele tem plena capacidade para falar, mas não é compreendido ou porque ouve e tem plena capacidade de compreensão, mas interpreta erradamente o "como" está sendo dito.

Aprosódias são causadas por parkinsonismo (nesse caso só a expressão da prosódia está afetada), por outras doenças neurológicas degenerativas que causam lesões corticos-subcorticais, lesões do hemisfério direito (não dominante para a fala). As lesões mais anteriores causam dificuldade para expressar e as mais posteriores para compreender este afeto contido na fala e pode afetar pacientes com alterações psicológicas e psiquiátricas como depressão, autismo e esquizofrenia. Alguns autores classificam as aprosódias de maneira semelhante às afasias, assim denominam os pacientes com dificuldade de expressar como aprosódia motora, de compreender de aprosódia sensitiva, a de repetir de aprosódia de condução e a aprosódia global.

AVALIAÇÃO

Boa parte da avaliação da prosódia faz-se observando, durante a anamnese, como o paciente se expressa, e pela queixa dos familiares ou colegas de trabalho. Podemos também solicitar para o paciente interpretar algumas frases ditas com entonações diferentes, também com uma mesma frase expressar raiva, carinho, empatia ou de maneira severa, por fim, pedir-lhe que repita algumas frases com a mesma entonação do examinador.

BIBLIOGRAFIA

Aronson AE. Dysarthrias in neurologic diagnosis and their psychiatric imposters. In American Academy Neurology Annual Meeting, Washington, DC, May 1-7, 1994. Course #332. p.332-1/332-23.

Baum SR, Pell MD. The neural bases of prosody: insights from lesion studies and neuroimaging. Aphasiology 1999;13:581-608.

DeJong RN. The neurologic examination: incorporating the fundamentals of neuroanatomy and neurophysiology. 4th ed. Cambridge: Harper & Row; 1979.

Ponzio J, Lafond D, Degiovani R, Joanette Y, Tubero AL, Hori CN. O afásico. Convivendo com a lesão cerebral. São Paulo: Santos-Maltese; 1995.

Ross ED. The aprosodias: functional-anatomic organization of the affective components of language in the right hemisphere. Arch Neurol 1981;38:561-9.

Saver JL. Approach to the patient with aphasia. In Biller J. Practical neurology. Philadelphia: Lippincott-Raven; 1997. p. 21-32.

CAPÍTULO 7

Alteração de Memória, Comportamento e Sintomas Correlatos da Cognição

Desvendando o MoCA e o Miniexame do Estado Mental

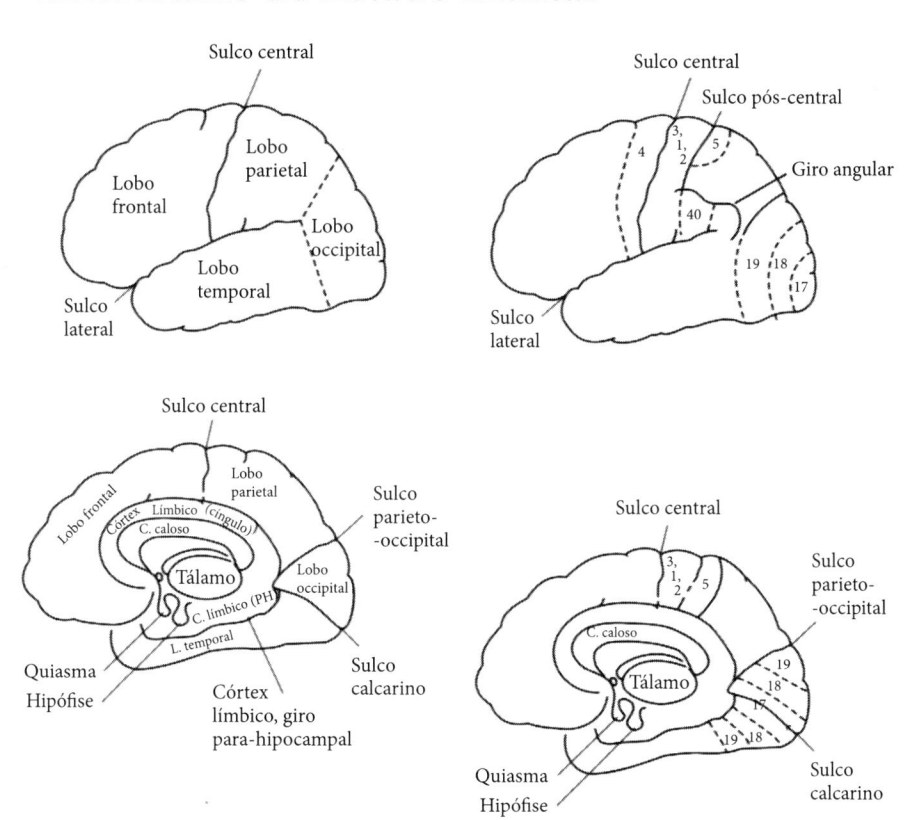

Figura 7.1 – Anatomia do córtex cerebral relacionado com as funções intelectuais. Os números correspondem às áreas de Brodmann. Esta figura refere-se a todo o capítulo e, portanto, não está citada em nenhum trecho em especial. PH = para-hipocampal.

Nos capítulos anteriores foram descritas várias funções do córtex cerebral. A começar pelas funções dos córtices primários, também chamados de córtex de projeção por estarem em contato com o meio externo por meio de projeções, isto é, o córtex motor primário localizado no giro pré-central, os córtices sensitivos primários, ou seja, área 17 de Brodmann para a visão, área 41 para a audição e área 3 para a somestesia (sensibilidade).

Estes são córtices unimodais por serem altamente específicos para determinada modalidade sensitiva ou motora e, como vimos, lesões dessas áreas corticais causam sintomas neurológicos de fenomenologia simples e de identificação e localização relativamente fáceis, como, por exemplo, lesão do lobo occipital na área 17 de Brodmann, que causa hemianopsia contralateral à lesão. Adjacentes a essas áreas estão as áreas associativas secundárias, também chamadas de heteromodais, pois a especificidade para a modalidade é mais baixa, apesar de serem preferenciais para determinada função. Exemplos dessas áreas associativas secundárias são as áreas 18 e 19 de Brodmann para a visão, 21 e 22 para a audição, 1, 3, 5 e 40 para a somestesia e a área motora suplementar do lobo frontal medial e pré-motora na porção lateral do lobo frontal. Pela diminuição da especificidade e pela associação com outras modalidades, lesões dessas áreas causam déficits neurológicos mais complexos, mais difíceis de identificar e de localizar, como, por exemplo, as agnosias e as apraxias.

Um indivíduo com lesão nas áreas 18 e 19 de Brodmann enxerga, diz o que está enxergando, mas não consegue captar o significado da cena que está vendo. Seguindo essa hierarquia cortical, aparecem os córtices terciários supramodais, assim chamados porque não apresentam nenhuma especificidade modal, integrando-se em conceitos abstratos, estando ligados à memória, aos processos de aprendizado e aos fenômenos afetivos relacionados às diversas modalidades.

Ainda mais complexa é a regulação do comportamento e a do bom convívio social exercidas pelo lobo temporal e áreas pré-frontais do lobo frontal. Pacientes com lesões nessas áreas perdem a capacidade de julgamento, ponderação e de percepção da inadequação de sua atitude. Nesses casos, a partir do "mau" comportamento, chegar ao diagnóstico de uma lesão cerebral é muito difícil, podendo levar anos desde os primeiros sintomas ao reconhecimento da doença.

Podemos, com isso, generalizar o funcionamento cerebral, obedecendo a uma hierarquia: do simples ao complexo, da recepção ao conhecimento, da elaboração ao movimento com especificidade decrescente desde a periferia, mais simples, até o meio interno mais abstrato e complexo.

Parte da semiologia dessas áreas associativas foi descrita no capítulo anterior, em afasias, resta agora entender as funções cognitivas dessas outras áreas associativas para que se possa identificar e localizar seus distúrbios.

O arranjo cortical das funções cognitivas segue, topograficamente, uma organização funcional. De maneira geral, o processamento cognitivo faz-se a partir de funções unimodais. As funções primárias unimodais chegam aos córtices primários e de lá vão para as áreas corticais secundárias, onde a informação vai ser processada e encaminhada para as áreas terciárias, as quais são chamadas de supramodais. Dessa forma, a imagem chega ao córtex primário visual em que é decodificada. Em seguida, ela é transferida para as áreas secundárias, em que vai ser interpretada. As informações dessa imagem, já decodificadas e interpretadas, serão então encaminhadas para as áreas terciárias, supramodais, em que informações modais, isto é, visuais, táteis e auditivas, também encaminhadas para lá, serão comparadas e analisadas de maneira mais complexa, para que se possa integrar essas informações e abstrair seu significado. Assim, existe um fluxo das áreas unimodais para as supramodais de maneira hierarquizada.

Para o funcionamento ideal dessas áreas, o indivíduo precisa estar vígil, alerta e com atenção focada em determinada atividade. São tantas as informações que recebemos a todo instante que, se não nos concentrarmos em determinada função ou atividade, não seremos capazes de interagir adequadamente.

"Certa vez minha mãe estava me levando para a escola e estávamos atrasados. Paramos em um sinal vermelho bem em cima da faixa de pedestres, de maneira que minha mãe não podia ver claramente o farol. Aflita e olhando para o relógio, ela me pediu: 'quando abrir o farol, me avisa, tá'? Ao responder 'tá' para minha mãe, concordando com seu pedido, ela, *incontinenti*, avançou o sinal vermelho e abalroou outro veículo. Ela entendera que ao dizer tá eu estivesse lhe avisando que poderia passar. No momento em que nos distraímos com outros estímulos, que não os necessários para aquela função (minha mãe olhava para o relógio), funcionamos inadequadamente em relação ao que pretendemos".

Cada item no teste neuropsicológico avalia mais de uma modalidade cognitiva. Assim, não podemos afirmar, por exemplo, que um paciente tem apraxia ao pedirmos que obedeça a uma ordem verbal. Esse indivíduo pode, por exemplo, ter uma agnosia auditiva, não obedecendo ou respondendo ao comando verbal. Mas o fará corretamente se o comando for feito por escrito. Por exemplo, no miniexame do estado mental, quando pedimos para o indivíduo dobrar o papel ao meio e colocá-lo no chão, o paciente é incapaz de executar a ordem se tiver uma agnosia auditiva. Porém, pedindo para esse paciente obedecer à ordem escrita: "feche os olhos", ele o fará. Nesse exemplo e no anterior, fica claro que devemos utilizar o miniexame do estado mental como uma triagem, um *screening*, para lesões nervosas superiores. Porém, é importante, caso se detecte algum déficit, aprofundar o exame das diversas funções cognitivas, modificando um pouco o exame, utilizando outros testes, usando a imaginação do examinador.

Além disso, a avaliação comportamental é praticamente inacessível aos testes neuropsicológicos, isto é, um paciente com demência frontotemporal pode ter um desempenho considerado normal nestes testes e estar inutilizado para o trabalho e convívio social. Nesses casos, o relato dos familiares e/ou colegas de trabalho obtidos na história é que poderão fornecer elementos que levem à suspeita diagnóstica. Não existe teste neuropsicológico que confirme com segurança esta inadequação do comportamento. Alguns testes com dilemas podem levar à suspeita de disfunção frontotemporal, mas, certamente, a história é mais rica e adequada para se firmar tal diagnóstico.

Por fim, é importante advertir que determinada função intelectual ocorre pela ação de diversas áreas cerebrais ao mesmo tempo. Faço esta advertência, pois ao escrever este capítulo procurei relacionar áreas corticais com funções intelectuais, o que não corresponde com a verdade absoluta.

ATENÇÃO E NEGLIGÊNCIA

Como já dissemos, a atenção é a função básica para o bom funcionamento intelectual. Assim, em pacientes com déficit de atenção, não é possível uma análise cognitiva adequada, nem é correto tirar conclusões de testes neuropsicológicos. Não se pode, também, afirmar se um paciente com déficit de atenção apresenta alteração em outras áreas, como, por exemplo, a memória.

A manutenção da atenção é uma função psíquica complexa que depende de várias áreas corticais e subcorticais. Sabe-se que o sistema nervoso pode, até certo ponto, filtrar e selecionar as informações que lhe são enviadas, fazendo com que algumas passem ao plano consciente, enquanto outras não, dependendo do que nos interessa no momento (fenômeno denominado de atenção seletiva). Assim, por exemplo, quando concentramos na leitura de um livro ou em qualquer outra atividade que exija atenção, podemos até mesmo ignorar ruídos externos estranhos a essa atividade.

Isso ocorre por um mecanismo ativo que envolve fibras eferentes que modulam a passagem de estímulos sensoriais para o SNC: fibras originadas na formação reticular do mesencéfalo no tronco cerebral têm grande importância nesse processo. Além da formação reticular, outra estrutura relacionada com a manutenção da atenção é representada pelos núcleos intralaminares do tálamo, que recebem um grande número de fibras dessa formação reticular e têm importante papel ativador sobre o córtex cerebral. O chamado sistema ativador reticular ascendente (SARA) exerce sua ação sobre o córtex por meio desses núcleos a partir de conexões com a substância reticular.

Para dirigirmos o foco de atenção, várias estruturas são necessárias. Primariamente, precisamos estar em estado de vigília e alertas, e para isso novamente a formação reticular mesencefálica e o tálamo têm grande importância, por serem responsáveis pela regulação do estado de vigília. É de esperar, e é o que se observa na prática clínica, que lesões dessa região do SNC levem a distúrbios de atenção e, nos casos mais graves, ao estado de coma.

Além dessas estruturas subcorticais, existem pelo menos duas outras áreas corticais associativas que estão relacionadas com a atenção: a área pré-frontal e a temporoparietal direita. A área pré-frontal, que seria o "polo exploratório", está relacionada com o planejamento motor e comportamental do indivíduo e com aspectos mais complexos dessa função, como a capacidade de ordenar sequências de pensamentos. Pacientes com lesões da área pré-frontal apresentam quadro de distração, com dificuldade de concentração e fixação voluntária da atenção. A outra área cortical relacionada com a manutenção da atenção é a região temporoparietal (principalmente sua parte parietal), que engloba o lóbulo parietal inferior (formado pelos giros angular e supramarginal), situando-se entre as áreas secundárias auditiva, visual e somestésica, sendo, na verdade, um "polo receptivo" dessas informações fundamentais para o processo de focalização da atenção. Ela é importante para a percepção espacial, permitindo que o paciente tenha a imagem do próprio corpo em relação ao meio exterior (por isso, também chamada de área do esquema corporal), ou seja, permite que o indivíduo determine relações entre o espaço extrapessoal e seu próprio corpo.

Como a linguagem, a atenção também é uma função lateralizada, com hemisfério predominante. Convém assinalar, entretanto, que a assimetria funcional dos hemisférios se manifesta apenas nas áreas de associação, já que o funcionamento das áreas primárias de ambos os lados é simétrico.

O hemisfério cerebral direito está relacionado com a manutenção da atenção (hemisfério mais relacionado com os processos visuoespaciais), pois tem mais influência que o esquerdo no suprimento dessa função psíquica. As regiões parietal e frontal do hemisfério esquerdo são responsáveis pela focalização da atenção do lado contralateral, já o hemisfério direito é responsável pela exploração e percepção de ambos os lados, contra e ipsilateral.

Dessa forma, lesões no hemisfério cerebral esquerdo causam déficts parciais de atenção ou pouco pronunciados, já que sua perda é "compensada" pela ação do hemisfério direito. Na fase aguda, o déficit de atenção por lesão à esquerda é mais evidente, melhorando com a evolução. Já lesões à direita (por exemplo, sua região parietal) levam à chamada síndrome da heminegligência ou síndrome da hemi-inatenção, em que o paciente tem um déficit de atenção do lado esquerdo (o lado direito é suprido pelo hemicórtex esquerdo).

Pode-se observar, nas lesões corticais direitas, um quadro de negligência em relação ao próprio corpo ou ao espaço exterior. O primeiro tipo aparece em lesões parietais à direita e, nela, o paciente não reconhece a metade esquerda de seu corpo como sendo realmente "sua". Assim, o paciente pode não calçar o sapato ou se barbear do lado esquerdo, simplesmente porque acha que aquela metade do corpo não lhe pertence. Concomitantemente ou não a esse quadro, pode ocorrer uma síndrome de negligência em relação ao espaço extrapessoal, nela o paciente não percebe seu lado esquerdo, tudo o que está desse lado deixa de ter significado para ele. Se uma pessoa chamá-lo pelo lado esquerdo, ele vai procurá-la do lado direito, negligenciando completamente o espaço a sua esquerda.

É muito importante ter em mente essas características, pois não raramente pacientes com síndromes de inatenção são confundidos com pacientes com quadros de confusão mental ou psiquiátricos.

Existem alguns testes clínicos simples para avaliar a atenção: pode-se dar um papel para o paciente escrever e na síndrome da hemi-inatenção ele só escreve na metade direita do papel, bem como só lê a metade direita das sentenças.

Um fato interessante, possível de ser evidenciado por outro teste simples, é que se colocarmos um papel na frente do paciente, cheio de letras dispostas aleatoriamente, e pedirmos para ele circundar apenas as letras "A", ele vai circundar apenas algumas e primordialmente do seu lado direito, e dirá que não existem outras, no entanto, se oferecermos um prêmio qualquer para achar mais letras "A", ele encontrará mais algumas. Isso mostra que existe também um componente motivacional na manutenção da atenção que pode, se estimulado, pelo menos em parte, fazer o paciente "compensar" seu déficit de atenção. Por isso, aventou-se a possibilidade de as estruturas do sistema límbico, como o giro do cíngulo, participarem do processo de focalização da atenção, por mecanismos ainda não muito bem compreendidos.

O teste da conexão de números ou letras, como as figuras que se formam ao ligarmos os números com lápis, ou a geração de nomes de animais em 1 minuto são bons testes de atenção, em que detectamos déficits de atenção mais difusos, em contraposição aos citados acima.

Para se testar a atenção "à beira do leito", pode-se pedir para o paciente falar a maior quantidade de animais em 1 minuto, deve-se contar uma espécie por vez, ou seja, se o paciente citar o macho, a fêmea e o filhote só vale um ponto, como, por exemplo, touro, boi, vaca, bezerro e garrote, só se conta um animal. Espera-se que um paciente com atenção normal fale 16 ± 2 animais em 1 minuto. Deve-se testar utilizando-se palavras iniciadas com a mesma letra, por exemplo, a letra "F", também marcando 1 minuto, não se consideram nomes próprios (de pessoas ou de lugares, como, por exemplo, cidade ou país) e espera-se que uma pessoa normal fale 13 ± 2 palavras em 1 minuto. Nos dois casos tanto o teste semântico (animais) quanto o fonêmico (palavras com "F") são influenciados pela escolaridade e é por isso que se dá uma margem de 14 a 18 animais e 11 a 15 palavras iniciadas com a letra "F".

Outro teste simples é solicitar para o paciente repetir uma série de números, por exemplo, 65063, 510471, 5498734, podem-se considerar normais números com 7 dígitos ± 2, e na ordem inversa, por exemplo, se o avaliador disser 265 o paciente deve repetir 562, e assim por diante. O normal seria 5 ± 2, ou ainda dois dígitos a menos que o da ordem direta, isto é, se o paciente repetir um número com 6 dígitos na ordem direta deve-se esperar que ele consiga repetir na ordem inversa um número de 4 dígitos.

Dois distúrbios são típicos de déficit de atenção difuso: o estado confusional agudo e a "hiperatividade". Nos dois casos, de maneira aguda e crônica, respectivamente, esses pacientes não conseguem manter a atenção, sendo facilmente distraídos por estímulos externos. No caso do estado confusional agudo, o déficit de atenção é, às vezes, tão importante que leva o paciente a ter distúrbio de percepção, a ponto de ter alucinações. As ditas "crianças hiperativas", por seu déficit de atenção, não conseguem se concentrar em uma tarefa, distraindo-se várias vezes e, com isso, iniciando outras atividades sem terminar a primeira, em um ritmo frenético que é descrito como hiperatividade.

LINGUAGEM

Esse ponto já foi tratado anteriormente, agora cabem apenas algumas considerações que podem levar ao erro no diagnóstico de confusão mental.

A afasia de Broca, geralmente, é de fácil diagnóstico, pela fala telegráfica e pela dificuldade de expressão tanto oral quanto escrita. Já a afasia de Wernicke é mais sutil, podendo passar inclusive despercebida ao exame se for discreta. O déficit de linguagem está na compreensão oral e escrita, enquanto a prosódia e a fluência estão normais. Isso, aliado à fala prolixa e vazia (desprovida de conteúdo), pode levar o médico, ao se deparar com um quadro desses, a pensar erroneamente que se trata de quadro confusional, principalmente quando o paciente se torna ansioso, fato que pode piorar o quadro afásico e tornar sua comunicação ainda mais prolixa e confusa.

A grande indicação de que se trata de uma afasia e não de um quadro confusional é a observação de parafasias, a substituição de fonemas, sílabas ou palavras no discurso do paciente, algumas vezes até com neologismos. Além disso, o paciente afásico mantém um comportamento adequado e demonstra bom funcionamento em outras áreas da cognição.

AGNOSIAS

São definidas como distúrbios de reconhecimento, sendo dependentes das áreas associativas secundárias corticais. As áreas secundárias recebem aferências principalmente da área primária correspondente, repassando-as para as áreas terciárias. Três áreas de associação secundárias são bem conhecidas: visual, auditiva e somestésica (ou da sensibilidade geral). Portanto, agnosia é um processo intelectual relacionado com as várias formas de percepção (ou sensibilidade).

O processo de identificação de um objeto tem duas etapas: a primeira, denominada etapa de sensação, depende das áreas primárias e consiste na chegada de informações sensoriais do objeto (forma, tamanho, volume, cor, peso, textura, som); na segunda, chamada de etapa gnósica, as informações sensoriais do objeto são comparadas com o conceito do objeto existente na memória do indivíduo e assim reconhecido.

As agnosias são causadas por lesões das áreas secundárias, em que se perde a capacidade de reconhecer objetos por uma única via sensorial lesada, apesar de as áreas primárias estarem intactas e funcionantes. Podem-se separar três tipos de agnosias: visual, auditiva e somestésica (na maioria das vezes táteis). Assim, quando há lesão no córtex visual secundário, apesar de enxergarmos, não conseguimos reconhecer o que vemos, no entanto, podemos fazer o reconhecimento por outras vias sensitivas como a tátil ou a auditiva. Quando o indivíduo não reconhece um objeto por mais de uma via sensorial, não se trata de um déficit gnóstico, mas sim de um déficit mnéstico (de memória).

Agnosia visual é a incapacidade de reconhecer pela visão. A prosopagnosia é a mais comum de todas as agnosias, visuais ou não. A prosopagnosia é a incapacidade de reconhecer rostos familiares. O paciente é capaz, entretanto, de reconhecer pessoas pela voz ou pela descrição delas. A prosopagnosia ocorre por lesão occipitotemporal bilateral ou por lesão occipitotemporal e parietal direita. Existem outras formas de agnosia visual, as quais podem ser exclusivas para categorias, como, por exemplo, a incapacidade de reconhecer animais, mas ser capaz de reconhecer objetos inanimados pela visão. Também estão relacionadas à lesão occipitotemporal bilateral.

A agnosia auditiva, incapacidade de reconhecer pelos sons, é causada por lesões do córtex auditivo secundário do lado direito. Podemos reconhecer três tipos de agnosia auditiva: a vozes familiares, a som ambiente e a amusia. A agnosia auditiva mais comum é para sons ambientes, o paciente é incapaz de reconhecer, por exemplo, o som do telefone ou da campainha, e está relacionada a lesões bilaterais dos giros temporais superiores. Na amusia, o paciente tem dificuldade em reconhecer sons musicais e ela está relacionada à lesão temporal posterior ou parietal inferior, ambas à direita. Na agnosia a vozes familiares é chamada de fonagnosia, o paciente é capaz de reconhecer pelo rosto, mas não pela voz. Esse déficit está relacionado à lesão parietal inferior direita.

A agnosia tátil é a incapacidade de reconhecer objetos pelo tato, como, por exemplo, uma chave, e está relacionada com lesões parietais tanto à direita quanto à esquerda.

APRAXIAS

A área motora primária é alimentada por informações provenientes de áreas motoras secundárias, áreas sensitivas secundárias e carreadas por fibras tanto ipsi como contralaterais (através do corpo caloso). Lesões dessas estruturas causam as chamadas apraxias (correspondentes motoras das agnosias), que são definidas como a incapacidade de executar determinada função motora previamente aprendida, sem que não exista nenhum déficit sensitivo, motor primário ou cerebelar evidentes que justifiquem essa incapacidade.

As áreas motoras e sensitivas secundárias são responsáveis pela elaboração e pelo planejamento do ato motor, mas não o realiza, função essa que depende da área motora primária, que estimulos motoneurônios e, consequentemente, determina a contração muscular. Essas áreas de planejamento motor estão localizadas na área pré-motora, área motora suplementar, na junção temporoparieto-occipital (em especial o giro supramarginal e o giro angular), área de Broca, e são conectadas por fibras como o fascículo arqueado e o corpo caloso. Assim, lesões dessas estruturas, especialmente as no hemisfério cerebral esquerdo, podem levar a apraxias.

Semiotécnica – 1. pedir ao paciente para representar uma ação em que se usa um objeto (gesto transitivo), como cortar com a tesoura ou fatiar o pão, ou sem objeto (gesto intransitivo), como acenar até logo; 2. imitar a ação do examinador; 3. testar a capacidade de utilizar ferramentas reais; 4. reconhecer a mímica da ação realizada pelo examinador; 5. solicitar para o paciente associar o objeto apresentado com a ferramenta necessária e vice-versa (por exemplo, mostrar o pincel e o paciente deveria associar a tinta); e 6. pedir ao paciente que realize uma ação feita em etapas, como, por exemplo, uma ligação telefônica, em que é necessário primeiro tirar o fone do gancho, depois colocar o fone na orelha e em seguida digitar os números, ou cozinhar arroz.

Se de maneira consistente o paciente erra uma ou algumas destas funções pode-se dizer que ele tem uma apraxia. Nessas circunstâncias, e de maneira simplificada, pode-se esperar que o paciente tenha uma lesão ou disfunção cortical que mereça um estudo de imagem para corroborar o diagnóstico. Digo isso porque, muitas vezes, a localização dessas alterações é difícil, múltipla ou mesmo pode não ter valor localizatório. Por outro lado, como o vício de neurologista é localizar, sigo a descrição das apraxias na tentativa de associar o tipo de apraxia com o local da lesão.

TIPOS DE APRAXIAS

Existe uma série de apraxias conhecidas na literatura. A mais comum e mais frequente é a apraxia cinética dos membros. Descreveremos outras mais raras, porém muito interessantes, como a ideomotora e a apraxia ideatória. Descreveremos ainda a apraxia de condução, de dissociação e a bucolinguofacial. Como já dissemos, existem outros tipos de apraxia descritos na literatura como a do vestir, da marcha (descrita no Capítulo 4) e verbal, entre outras.

Apraxia ideomotora – é caracterizada pela incapacidade de o indivíduo executar uma ordem motora. Como exemplo, o indivíduo com apraxia ideomotora é incapaz de por meio de mímica, ou pantomima, utilizar uma chave de fenda (o paciente pode flexionar os dedos da mão como se estivesse bombeando a pera do esfigmo ou dar "furadas"). Porém, esse mesmo indivíduo é capaz de, em um ato automático, apertar o parafuso com a mesma chave de fenda, isso demonstra que lhe falta a ideia do ato motor, mas não o conceito da execução.

A apraxia ideomotora é mais evidente quando o indivíduo tenta imitar o uso de objetos e menos evidente ao obedecer ao comando de realizar um gesto, como, por exemplo, fazer o sinal da cruz. Ela está fortemente associada à lesão inferior parietal à esquerda. Pode ocorrer também por lesão da porção anterior do corpo caloso, também conhecida como apraxia do caloso.

Apraxia ideatória – nessa apraxia, ao contrário da ideomotora, o indivíduo não tem a ideia nem o conceito do movimento. Esses pacientes perdem a capacidade de realizar a sequência correta de determinada ação, como exemplo pede-se para o paciente representar como se faz uma ligação telefônica e ele é capaz de primeiro digitar o número antes de tirar o fone do gancho. De maneira diferente da apraxia ideomotora, o paciente nem mesmo com a chave de fenda na mão poderá utilizá-la. É muito intrigante o fato de esses pacientes terem perdido a capacidade motora, ou seja, pegar a chave e virar o parafuso, enquanto são capazes de descrever claramente a função desse objeto, "a chave de fenda serve para apertar ou para desapertar parafusos".

A apraxia ideatória está relacionada a lesões da junção parieto-occipital à esquerda, pouco posterior à área da lesão da apraxia ideomotora.

Apraxia cinética dos membros – existe uma dificuldade na manipulação de pequenos objetos com os dedos. A despeito do funcionamento normal das diversas estruturas envolvidas com o comando motor dos dedos, examina-se pedindo, por exemplo, que o paciente gire uma moeda com os dedos de uma das mãos. Tem pouco valor localizatório, mas pode significar o menor sinal de uma lesão piramidal.

Apraxia de condução – é assim chamada em analogia à afasia de condução, pois, nessa condição, o paciente piora muito seu desempenho quando lhe é pedido que imite os movimentos do examinador e melhora quando produz os movimentos sob comando.

Apraxia dissociativa (ou de desconexão) – refere-se à incapacidade de o paciente seguir ordens verbais ou imitar gestos. A apraxia dissociativa é causada por lesão do fascículo arqueado, como nas afasias de condução, e existe uma desconexão entre as áreas posteriores, de visualização do gesto ou de compreensão da ordem, com as áreas anteriores do lobo frontal responsáveis pela produção do movimento. Mas, diferentemente das apraxias descritas acima, o paciente é capaz de utilizar corretamente as ferramentas necessárias, pois a elaboração e a produção independem do fascículo arqueado.

Apraxia bucolinguofacial – ocorre por lesões próximas à área de Broca. Esses indivíduos são incapazes de movimentar a mandíbula, a língua e os lábios sob comando voluntário, porém são capazes de tais movimentos em atos automáticos, como, por exemplo, durante a mastigação.

MEMÓRIA

A definição de memória deriva do conceito de aprendizado que, *grosso modo*, seria a capacidade de assimilar atos ou ideias; a memória seria, então, a capacidade de manter esse aprendizado e acessá-lo a partir disso e modificar um comportamento diante de um estímulo.

As queixas de perda de memória são muito frequentes na clínica e envolvem uma série de mecanismos complexos e ainda não totalmente compreendidos. Existem vários tipos de memórias, como veremos a seguir, e estas dependem do tipo de conexão que os neurônios fazem uns com os outros e das necessidades do indivíduo naquele momento. Um pré-requisito básico para a memorização é a atenção: sem ela, esse processo não é possível, por isso, não raramente, distúrbios de atenção são tidos como distúrbios de memória.

Dos eventos que atingem o SNC, apenas alguns são percebidos (recebem atenção) e poucos são fixados como memória. Os fatos memorizados a longo prazo, geralmente, ou são, de alguma maneira, "vantajosos" para o indivíduo ou carregados de forte conteúdo emocional.

Para a recordação (evocação) de um fato, é necessário motivação, além de um estímulo desencadeante, seja ele puramente psíquico ou não, podendo ainda um estímulo de outra natureza reproduzir todo um padrão de evento. Assim, por exemplo, um odor pode desencadear a lembrança de um fato passado por associação.

No processo de fixação de informações, a memorização recente depende primordialmente do sistema límbico (principalmente hipocampo e amígdalas) envolvido nos processos de retenção e consolidação de novas informações, bem como seu armazenamento temporário para posterior encaminhamento a áreas corticais de associação, para consolidação definitiva.

Como vimos na introdução deste capítulo, não existe uma região única relacionada com a memória, assim sua fixação não tem um ponto exato de ocorrência, mas ocorre nos próprios circuitos corticais (pela facilitação sináptica). As informações visuais são fixadas principalmente no lobo occipital; as táteis e as sensitivas, no parietal; e as auditivas, principalmente no temporal.

O sistema límbico também se conecta com núcleos subcorticais, sendo um dos mais importantes o núcleo basal de Meynert que, por sua vez, projeta-se para todo o córtex por sinapses colinérgicas, modulando as áreas relacionadas com a memória. Esse é um dos locais acometidos pela doença de Alzheimer, fazendo com que se desenvolva, clinicamente, uma dificuldade progressiva na memorização de fatos recentes e no raciocínio abstrato, terminando com deterioração das funções psíquicas. Além das conexões com núcleos subcorticais, o sistema límbico também recebe aferências do hipotálamo, que dá informações do meio interno, correlacionando a memória com respostas do indivíduo e proporcionando consequências humorais como a taquicardia por elevação dos níveis de adrenalina, bem como de cortisona, em determinadas situações afetivas vividas ou evocadas pela memória.

A memória é formada por múltiplos sistemas, sendo de vários tipos, e, além de sua classificação "temporal" a partir de vários estudos e observações clínicas, podem-se individualizar outras modalidades de memória.

MEMÓRIA	Anterógrada ou Retrógrada	Verbal ou Não verbal	Imediata ou Mediata ou Remota	Implícita ou Explícita: Semântica ou Episódica

Para compreendermos esse assunto, vamos definir alguns termos. Déficit de memória retrógrada é aquele em que o indivíduo se queixa de déficit de memória do evento da doença para trás. Suponhamos que o indivíduo teve um traumatismo de crânio no dia 7 de setembro, então ele passa a queixar-se de que não lembra de eventos ou fatos anteriores a esse traumatismo. Ao contrário da memória anterógrada, em que o indivíduo tem dificuldade de lembrar ou armazenar informações a partir de dado momento, ou seja, o paciente se lembra de fatos ocorridos antes do evento (em nosso exemplo, antes de 7 de setembro, porém, não consegue se lembrar de coisas ou fatos acontecidos ou que venham a acontecer após essa data).

Em relação a sua duração e estabilidade, podem-se distinguir, pelo menos, três tipos de memórias: imediata, recente e remota.

MEMÓRIA IMEDIATA

Refere-se à capacidade que possuímos de guardar informações por alguns segundos ou minutos, dependendo muito do nível de atenção do indivíduo. Um exemplo clássico desse tipo de memória ocorre quando guardamos um número de telefone para discarmos em seguida. Esse tipo de memória depende de alterações efêmeras nos terminais da cadeia neuronal daquele estímulo que facilitam sua propagação e, consequentemente, a recordação do número. Por esse motivo, alguns autores não consideram essa atividade sendo memória. A memória imediata está mais relacionada à atividade do lobo frontal.

MEMÓRIA RECENTE

Menos lábil que a anterior, é aquela que por conveniência do indivíduo é retida por mais tempo (horas a dias), por exemplo, lembrar o que jantou ontem à noite ou qual a actividade que o paciente fez no último domingo. A memória recente depende basicamente do sistema límbico, responsável pela retenção de informações novas e, ao que tudo indica, por transferi-las para as áreas corticais.

MEMÓRIA REMOTA

É muito estável e geralmente carregada de um significado emocional para o indivíduo, pode manter-se por vários anos e, às vezes, por toda a vida, podendo resistir mesmo a lesões cerebrais. Um exemplo fácil de entender é a lembrança do nome dos pais ou a escola em que estudamos. Seu armazenamento não é inteiramente conhecido, mas depende de áreas corticais occipitotemporais e suas conexões ao *striatum* e ao córtex pré-frontal inferior e as conexões amígdalo-hipocampais.

OUTROS TIPOS DE MEMÓRIA

Memória operacional – é um pouco diferente da imediata porque se refere à retenção de informações para que possamos utilizá-las durante a execução de uma tarefa. Por exemplo, a informação de como cozinhar arroz ou mudar as marchas do carro. Quando fizemos isso pela primeira vez, nos foi orientado, por exemplo, que primeiro se frita a cebola, depois o alho e, em seguida, joga-se o arroz na panela, e assim por diante. Idem para a troca de marchas, primeiro pisar na embreagem, segundo colocar a marcha, acelerar o carro e tirar o pé da embreagem. Nos dois exemplos, a primeira vez que executamos determinada tarefa utilizamos essa memória operacional, depois ela vai transformar-se em memória de longa duração ou automatizar-se. Essa memória de procedimento está intimamente relacionada com a integridade do lobo frontal.

Memória implícita – o indivíduo retém informações e aprendizado sem saber disso (daí o termo inconsciente), um exemplo seria o aprendizado com a repetição de atos motores, como andar de bicicleta ou montar um quebra-cabeça. Vários estudos indicaram que mesmo uma pessoa incapaz de reter novas informações (amnésia anterógrada), após montar um quebra-cabeça repetidamente, é capaz de montá-lo cada vez mais rápido, demonstrando uma curva de aprendizado motor, apesar de negar que tenha conhecimento prévio do quebra-cabeça. Assim, ao apresentarmos um quebra-cabeça a um paciente com amnésia anterógrada, esse o montará, mas logo se esquecerá de tê-lo feito, se apresentarmos novamente o mesmo quebra-cabeça ao paciente dias depois, ele afirmará nunca tê-lo visto antes, mas conseguirá montá-lo em um tempo cada vez menor.

Em resumo, a memória implícita nos dá a capacidade de fazer tarefas repetitivas com habilidade progressivamente melhor, mesmo sem consciência de tê-las feito anteriormente. É fundamental a função do cerebelo e núcleos da base na memória implícita, pois o aprendizado de certas habilidades motoras (aprendizado motor) depende deles.

Memória consciente – também chamada de memória explícita ou declarativa, que é mais sensível às lesões cerebrais. Dentro desse grupo, podemos individualizar dois subtipos de memória consciente: a episódica e a semântica.

Memória episódica – seria a memória individual, autobiográfica para eventos vividos pelo indivíduo, não sendo compartilhada, pois, mesmo vivendo a mesma situação, cada um terá uma memória peculiar do fato de acordo com seu ponto de vista. Esse tipo de memória é muito dependente do hipocampo e facilmente perdido em lesões ou procedimentos cirúrgicos da região, como o realizado na tentativa de extirpação do foco epiléptico no clássico caso H.M. Ver p. 173 e 174.

Memória semântica – é a memória para fatos e atributos do ponto central, como o conceito das coisas como objeto (por exemplo, caneta, cadeira etc.). Esse tipo de memória é muito mais resistente do que a episódica às lesões, pois tem uma representação cortical mais difusa que a anterior.

Existe também a divisão em memória verbal e não verbal. Verbal é a memória para nomes e palavras, portanto, a memória ligada à linguagem. A memória não verbal está relacionada a faces, objetos, música, por exemplo.

A evidência de grande parte dos fatos anteriormente apresentados veio de estudos clínicos, da observação de pacientes com déficit neurológico e de experimentos principalmente com macacos. A partir de agora, após o entendimento dos mecanismos básicos de memória, passaremos a apresentar os distúrbios mnésticos mais comuns, as chamadas amnésias.

Para esclarecer o motivo da amnésia, é necessária uma história bem feita. Assim, se o início dos sintomas foi abrupto, muitas vezes relacionados a traumatismo ou a causas psíquicas, quando associados a estresse ou depressão, ou se a instalação e a piora são progressivas como nas demências, principalmente nas doenças degenerativas como a de Alzheimer (Quadro 7.1).

Importante também que se pergunte em que situações a falta de memória se manifesta, ou seja, se é uma perda de memória dirigida ou se é uma perda de memória para qualquer fato ou ocasião. A primeira, muitas vezes, é de causa psíquica e a segunda mais claramente associada a causas orgânicas.

Além da história, podem-se usar testes cognitivos. O mais simples, mais difundido, e que será visto adiante neste capítulo é o miniexame do estado mental (MEEM), que, além de testar outras funções intelectuais, testa a memória. Veremos também um teste mais moderno e mais balanceado, que é o *Montreal Cognitive Assessment* (MoCA). Podemos também perguntar o caminho que fez para vir até o consultório, se já almoçou e o que jantou no dia anterior, seu endereço e, no meio da consulta, perguntamos ao paciente nosso nome, que certamente foi dito na apresentação.

A pesquisa da memória remota é feita não só pela identificação do paciente quando perguntamos qual seu nome, sua profissão e seu endereço, como também no MEEM, quando pedimos para o indivíduo nomear objetos como caneta e relógio, e no MoCA nomear os animais. A memória operacional é pesquisada no MEEM e no MoCA quando solicitamos ao paciente para fazer subtrações, soletrar a palavra mundo de trás para a frente e para pegar o papel com a mão direita, dobrá-lo ao meio e colocá-lo no chão. E, por fim, a memória recente, quando pedimos para que o paciente diga as três palavras já repetidas anteriormente, como veremos no final deste capítulo.

Quadro 7.1 – Déficit de memória e causa sugerida pelo tempo de evolução.

Tempo de instalação	Causa
Horas a dias	Traumatismo Ablação cirúrgica Condições tóxicas (intoxicação por monóxido de carbono) Anoxia/isquemia Amnésia global transitória Eletroconvulsoterapia (ECT) Amnésia funcional Encefalite límbica (autoimune, paraneoplásica) Encefalite herpética
Semanas a meses	Neoplasias Hematoma subdural Meningite fúngica Distúrbios do sono (por exemplo, apneia do sono) Distúrbio afetivo (ansiedade e depressão) Déficit cognitivo leve amnéstico (previamente chamado de esquecimento senil) Encefalite límbica (autoimune, paraneoplásica) Doença de Creutzfeldt-Jakob
Meses a anos	Distúrbio de atenção Demência vascular Demência frontal Neurossífilis (paralisia agitante) Doenças degenerativas (por exemplo, Alzheimer, Parkinson, doença de Pick)

Existem várias causas de déficit de memória (Quadro 7.1). Entretanto, algumas causas devem ser mencionadas com certas particularidades. Em primeiro lugar, é importante lembrar que a principal causa de queixa de memória "fraca", como dissemos no início do capítulo, é a falta de atenção.

Essa memória "fraca" é bastante frequente entre as pessoas que estão ansiosas, angustiadas e deprimidas. Assim, uma pessoa com muita ansiedade, atrasada para um aniversário, entra em um *Shopping Center*, pensando no presente que vai comprar. Portanto, sem prestar atenção ao local em que estacionou o carro – quando voltar da compra, obviamente, não vai achar o carro. Essa pessoa vai ao consultório queixando-se de que perde os óculos, a chave, a carteira e que não sabe onde estaciona o carro.

Importante ressaltar, também, que as várias causas de demência têm como principal sintoma o déficit de memória, e muitas pessoas procuram o médico com receio de estarem demenciadas. Devido aos esclarecimentos atuais pela mídia é comum que elas procurem os médicos com receio de estarem com a doença de Alzheimer. O que distingue a perda de memória benigna da doença de Alzheimer é que nas demências, além do déficit de memória, os pacientes têm obrigatoriamente perdas cognitivas em outras áreas do intelecto, como agnosias, afasias e apraxias, ou seja, o déficit intelectual não pode ser exclusivamente de memória. Sabemos, entretanto, que alguns pacientes com déficit de memória exclusivo podem evoluir para doença de Alzheimer.

AMNÉSIA ANTERÓGRADA

O caso mais estudado foi o do garoto H.M., de 16 anos (em 1957), que, após cirurgia de remoção do lobo temporal (retirada do hipocampo e amígdalas) para tratamento de epilepsia, ficou com quadro de amnésia anterógrada.

Os pacientes com esse tipo de déficit não conseguem reter novas informações conscientes após a lesão cerebral, qualquer que seja seu conteúdo emocional. No entanto, sua memória imediata, dependente principalmente da atenção, geralmente se encontra preservada, podendo o paciente guardar novas informações por até alguns minutos se mantiver seu nível de atenção. Dessa forma, podemos apresentar diversos fatos ao paciente, que, em poucos minutos, os esquecerá da mesma maneira. Um paciente com esse tipo de amnésia pode ser apresentado à mesma pessoa várias vezes, e ele sempre referirá que nunca a viu antes.

Esse quadro pode ocorrer por lesão, principalmente, do sistema límbico, em especial hipocampo e amígdalas, que são responsáveis pelo armazenamento e transferência para o neocórtex de novas informações, a fim de que sejam transformadas em memória remota, como já foi dito.

Assim, as amígdalas e o hipocampo são fundamentais no processo de fixação e consolidação dos fatos, logo sua ausência implica a incapacidade de memorizar novos fatos após a lesão, porém sem déficit anterior a ela, ou seja, o paciente tem sua memória anterior à lesão preservada.

O traumatismo encefálico é uma das principais causas de amnésia anterógrada, porém alguns tipos de encefalite podem causar esse tipo de déficit, como a encefalite herpética, em que o herpes-vírus tem um tropismo, não muito bem compreendido, pelos neurônios dos lobos temporais. Na doença de Alzheimer, pela degeneração do núcleo basal de Meynert, que modula a fixação de novas memórias, também ocorre a amnésia anterógrada de caráter progressivo, além da perda de outras funções psíquicas. Outras lesões diencefálicas, como as que ocorrem na síndrome de Korsakoff nos alcoólatras, podem levar à amnésia anterógrada. Nessa síndrome, a falta de vitaminas, principalmente tiamina, decorrente de desnutrição (frequentemente alcoolismo) leva à degeneração dos corpos mamilares que fazem parte do circuito de Papez*, um circuito fechado que integra as diversas partes do sistema límbico e é essencial para o desenvolvimento de sua principal função cognitiva, a memória.

---

* O circuito de Papez é o circuito do sistema límbico relacionado à memória e às emoções e constituído pelos giros do cíngulo e para-hipocampal, hipocampo, fórnix, corpo mamilar, fascículo mamilotalâmico e núcleos anteriores do tálamo.

AMNÉSIA RETRÓGRADA

O mais característico nas amnésias retrógradas é que os pacientes não se recordem de fatos ocorridos em um período anterior ao processo patológico desencadeante, mas a memória mais antiga, como a da infância, por exemplo, pode estar preservada. Existem muitos relatos de pacientes que após traumatismo cranioencefálico perdem a memória dos últimos meses ou anos, porém com recordações claras de épocas ainda mais anteriores.

No caso H.M., a retirada do hipocampo e das amígdalas causou amnésia retrógrada de três anos. Segundo estudos, o processo de memorização não se resume à fixação (processo de facilitação sináptica de um circuito previamente estimulado), os fatos devem ser também consolidados depois disso para que se tornem memória definitiva para o indivíduo, envolvendo, no entanto, as mesmas estruturas corticais relacionadas com a fixação. O processo de consolidação é dinâmico, ocorrendo concomitantemente ao esquecimento.

Dentro do grupo da memória de longa duração, maior que 2 a 3 minutos (recente ou remota), existe uma memória inconsciente, também chamada de implícita ou não declarativa, que raramente sofre alterações por lesões cerebrais. Ainda não se conhece seu substrato anatômico, não se tendo ideia clara das regiões corticais ou subcorticais relacionadas, mas suspeita-se do envolvimento dos gânglios da base e cerebelo, que, diferentemente da memória explícita, ela não depende de estruturas do lobo temporal. Esses fenômenos foram comprovados por estudos de pacientes com lesões dessa região, como o clássico caso de H.M.

ALGUNS EXEMPLOS DE DÉFICIT DE MEMÓRIA

Lesões parietais do lado esquerdo (geralmente dominante para a linguagem) podem causar dificuldades na nomeação dos objetos, apesar de o paciente afetado ter ideia clara de sua utilidade e atributos. O paciente, em resumo, tem dificuldade de evocação do termo que designa o objeto, típico das afasias nominativas. Já lesões bilaterais, ou primordialmente direitas da encruzilhada do córtex occipitotemporal, podem causar um distúrbio de reconhecimento de faces familiares (prosopagnosia).

Além das causas de amnésia já citadas, existem ainda algumas outras comuns que devem ser do conhecimento do médico geral. Entre elas, pode-se citar o déficit cognitivo leve amnéstico, previamente chamado de esquecimento senil benigno, cujo termo designa adultos com perda de memória sem evidência de demência progressiva. A deterioração da memória aumenta naturalmente com a idade, em geral, pessoas de 70 ou 80 anos têm níveis 50% menores do que os mais jovens em testes de aprendizado e memória.

Outra causa de perda de memória está relacionada com doenças degenerativas, tais como de Pick, de Huntington e de Parkinson, no entanto, é a doença de Alzheimer que tipicamente se manifesta primeiro com amnésia, a qual, como já citado, afeta não somente a memória anterógrada, mas também, gradualmente, as estruturas do conhecimento e a memória semântica. Eventualmente, outros domínios cognitivos como linguagem, personalidade ou percepção visuoespacial podem ser afetados. Por essa razão, a perda de memória na demência não é pura como nos outros tipos de amnésia, mas ocorre dentro de um contexto maior de declínio cognitivo.

Outro grupo importante é o das amnésias funcionais, as quais podem ser normais, quando relacionadas a fatos da infância ou a eventos durante o sono, ou patológicas, quando associadas a quadros dissociativos ou de personalidade múltipla. Nesse tipo de amnésia, há grande perda da memória autobiográfica (por exemplo, o paciente não sabe referir seu próprio nome). Nesses casos, a amnésia retrógrada é desproporcional em relação à anterógrada.

Merece atenção, também, a chamada amnésia global transitória, que caracteristicamente tem início súbito e tipicamente se resolve em apenas um dia. Um grande déficit da memória anterógrada pode ser notado, o paciente frequentemente faz perguntas repetitivas. A cefaleia acompanha 15% desses casos. Sua etiologia é muito controversa, podendo relacionar-se com quadros de epilepsia, doença oclusiva cerebrovascular vertebrobasilar. Frequentemente é precedida por esforço físico, choque emocional ou relação sexual. Há, ainda, grande sugestão de envolvimento no lobo temporal mesial ou estruturas diencefálicas.

Agora que já discutimos as principais funções intelectuais, podemos apresentar e discutir o miniexame do estado mental e o MoCA teste.

MINIEXAME DO ESTADO MENTAL

Muitos pacientes que procuram a clínica neurológica não apresentam sinais objetivos, mas apenas sintomas e queixas vagas, como aqueles que sofrem de cefaleia ou distúrbios de sono, sendo essencial uma anamnese clara e minuciosa. Para os pacientes com sinais objetivos, o exame físico tanto geral quanto neurológico adquire grande importância.

O miniexame do estado mental foi concebido como escala de demência, para graduá-la, como sugere o título da publicação original (*A pratical method for grading the cognitive...*). Porém, os clínicos o têm usado como teste neuropsicológico ou de funções nervosas superiores e ele não é útil para esse propósito. Na melhor das hipóteses, o MEEM serve como triagem, mas, se um indivíduo vem ao consultório e de alguma maneira suspeitamos de déficit cognitivo, o miniexame do estado mental pode até indicar o caminho para identificar uma lesão, porém um indivíduo com lesão focal, por exemplo, pode ter o escore dentro dos limites normais e, mesmo assim, ter uma lesão cerebral importante.

Então, se o paciente não apresentar um comprometimento generalizado e em determinado item do MEEM ele não tiver um bom desempenho, deve-se investigar melhor, aprofundando um pouco mais o exame daquela área ou modalidade.

"Há anos alguns residentes me apresentaram um caso em que "não se identificou" nenhum déficit focal, sensitivo, motor, visual, ou de coordenação, e MEEM com escore de 29 em 30 pontos possíveis, só tendo perdido um ponto no desenho dos pentágonos em intersecção. A expressão marota dos residentes e um pacote de exames complemen-

---

MINIEXAME DO ESTADO MENTAL

Nome:.. Idade:..............
Escolaridade (em anos): ....
Data:....../......../........

ORIENTAÇÃO (10 pontos)
   1. Dia da semana
   2. Dia do mês
   3. Mês
   4. Ano
   5. Hora aproximada
   6. Local onde se encontra
   7. Endereço (como chegou ao local de exame)
   8. Andar/setor
   9. Cidade
   10. Estado

RETENÇÃO OU REGISTRO DE DADOS (3 pontos)
vaso, carro, tijolo (anotar número de tentativas)

ATENÇÃO E CÁLCULO (5 pontos)
(100-7) sucessivos ou soletrar "mundo" invertido

MEMÓRIA (3 pontos)
Recordar os objetos do item Retenção ou registro de dados

LINGUAGEM (9 PONTOS)
Nomear uma caneta e um relógio (2 pontos)
Repetir: "Nem aqui, nem ali, nem lá" (1 ponto)
Obedecer à ordem: "Pegue o papel com sua mão direita, dobre-o ao meio e coloque-o sobre a mesa" (3 pontos)
Ler e obedecer: "Feche os olhos" (1 ponto)
Escrever uma frase (1 ponto)
Copiar o desenho (1 ponto)
TOTAL

---

tares nas mãos deles chamaram minha atenção. Perguntei-lhes se haviam investigado melhor o porquê daquele paciente não ter conseguido desenhar, uma vez que todo o resto do exame neurológico havia sido muito inocente. Nesse momento, o olhar maroto passou a ser de constrangimento. Então, pedi que o paciente fizesse outros desenhos, tanto outras cópias quanto desenhos espontâneos. Aí, ficou evidente a incapacidade do paciente em desenhar. Aventei a hipótese de lesão parietal direita, que se confirmou nos exames de imagem do paciente." Portanto, cuidado ao tirar conclusões com um único teste.

COMO SE APLICA O MEEM

- O paciente deve estar à vontade e, na medida do possível, não pode se sentir em julgamento. Dessa maneira, a não ser que ele peça, não corrija os erros cometidos durante a prova, pois a correção, em geral, inibe as pessoas.
- Pergunte a data e, a seguir, os itens da data omitidos pelo paciente. Da mesma maneira pergunte onde estamos e, como antes, pergunte os itens omitidos.
- Pergunte "posso testar sua memória?". Em seguida, peça ao paciente que repita as três palavras, anote um ponto para cada palavra correta e o escore, caso ele não consiga repetir alguma palavra, repita-as, por até seis vezes, até que o paciente seja capaz. Caso isso não ocorra, isto é, se o paciente for incapaz de repeti-las, a prova da memória, ou de recordar, não terá significado.
- Nos cálculos, considere os resultados corretos, mesmo que o paciente erre uma conta intermediária, mas, se ao subtrair 7 do resultado errado der uma resposta correta, só considere a errada e dê um ponto para cada resposta correta. Se o paciente não for bem nessa prova, valerá, então, o escore obtido ao soletrar a palavra "mundo" de trás para frente (o – d – n – u – m).
- Só dê um ponto se o paciente fechar os olhos na ordem escrita.
- A frase escrita deve ser espontânea, portanto não pode ser ditada. Deve ser uma frase, não valem palavras soltas.
- Na cópia do desenho é importante a presença de 10 lados e, portanto, de 10 ângulos, e que as figuras se intersectem, não importa se a figura não for semelhante ao modelo.

O QUE SIGNIFICA CADA ITEM

Como advertimos no início deste capítulo, não é possível correlacionar de maneira estrita uma atividade intelectual com uma área cortical.

Orientação – a avaliação dessa função cognitiva é feita por perguntas ao paciente referentes à data e ao local de exame. Este exame avalia a memória recente, a atenção e a orientação temporoespacial. Ao avaliarmos a orientação do paciente, estamos testando a integridade e a interconexão das várias áreas corticais, entre elas as relacionadas com a atenção como os córtices parietal, frontal, occipital e o giro do cíngulo e a circuitaria subcortical.

Os distúrbios da orientação espacial também se relacionam com lesão de uma série de estruturas nos córtices somatossensorial e de associação visual superior e inferior, com especial contribuição da região occipitotemporal direita. Dessa forma, os distúrbios da orientação espacial baseiam-se em mecanismos de agnosia, ou seja, em desordens da memória visuoespacial.

Dessa forma, a orientação não é localizada em determinada região do cérebro, mas sim é efeito da integração dessas áreas.

Retenção de dados – nesse teste, o examinador deve dizer o nome de três objetos (vaso, carro e tijolo), de forma clara e pausada, certificando-se de que o paciente entendeu o que foi solicitado. Em seguida, deve-se pedir para o paciente repetir as três palavras. A pontuação é dada pela primeira tentativa de repetição. Caso o paciente não seja capaz de realizar a tarefa corretamente, deve-se continuar tentando, até que ele consiga. Não se deve esquecer de anotar quantas vezes o paciente precisou tentar antes de conseguir.

Com isso, estamos testando a atenção e a memória imediata (de curto prazo ou primária), que tem duração de, aproximadamente, 30 segundos a 2 minutos e capacidade limitada a 10 itens na maioria das pessoas. Esse tipo de memória é muito suscetível a déficits de atenção, exigindo certo grau de vigilância para que seja mantido. Assim, quando clinicamente solicitamos para o paciente repetir palavras, estamos testando não só sua memória, mas também seu grau de atenção. A memória imediata, anatomicamente, depende da integridade do hipocampo e do córtex para-hipocampal, e como depende da atenção, avalia-se também o complexo parietofrontal relacionado com a atenção.

Atenção e cálculo – a avaliação da atenção e cálculo é feita solicitando-se que o paciente subtraia 7 de 100 sucessivamente e, quando houver qualquer erro, deve-se corrigi-lo, ou seja, 93 – 7, 86 – 7, 79 – 7, 72 – 7, e, após cinco resultados, pode-se interromper o teste. Caso o paciente não seja capaz de realizar a tarefa corretamente, peça-lhe para soletrar a palavra "mundo" de trás para a frente.

Atribui-se um ponto para cada acerto, devendo-se considerar para a pontuação o teste em que o paciente teve o melhor desempenho.

Durante essa prova, avaliamos a capacidade de cálculo, a atenção e a memória imediata e operacional (pré-requisito necessário para a realização de cálculos matemáticos). A atenção e a orientação visuoespacial são funções que dependem primordialmente do hemisfério direito e conexões subcorticais frontais. Esses pacientes, às vezes, conseguem utilizar a máquina de calcular. Porém, pode ocorrer acalculia, que está mais claramente ligada às lesões do giro angular no lóbulo parietal inferior esquerdo.

Memória – a avaliação da memória é feita pedindo-se para o paciente recordar as três palavras que o examinador havia lhe dito para repetir anteriormente. Com isso, estamos testando a memória recente (secundária), que dura de minutos a semanas ou meses e que depende primordialmente da integridade do hipocampo, trato mamilotalâmico e tálamo dorsomedial (circuito de Papez).

Linguagem – no MEEM, avaliam-se sumariamente as várias propriedades da linguagem: fala espontânea, compreensão oral, repetição, nomeação, leitura e escrita, assim como a integridade de áreas perissylvianas do hemisfério cerebral esquerdo (ver Fig. 6.5).

Nomeação – de início, mostra-se um relógio e uma caneta ao paciente perguntando a ele o que são. Com isso, avaliamos a capacidade não só de nomeação, mas também de compreensão e entendimento do paciente. Para tanto, é imprescindível averiguar se o paciente conhece os objetos apresentados (por isso devem ser utilizados objetos de uso comum) e distinguir se se trata de déficit de nomeação por afasia nominativa ou de agnosia visual. No primeiro caso, o paciente sabe o significado dos objetos e para que servem, o que o distingue da agnosia. A agnosia visual para objetos ocorre por lesão occipitotemporal esquerda ou por lesões bilaterais.

Repetição – depende primordialmente da integridade das áreas de Wernicke, de Broca e de sua interligação (fascículo arqueado) localizadas na região perissylviana esquerda. Lesões em qualquer uma dessas estruturas causam alterações da capacidade de repetição, enquanto lesões de outras áreas corticais, que não a perissylviana relacionada com a linguagem, não cursam com alteração da repetição, já que não é necessário entendimento para a repetição de palavras ou fonemas. Além disso, esse teste também permite avaliar a discriminação auditiva, a memória imediata e a atenção, já que para repetirmos um fonema ou palavra todas essas funções devem estar preservadas.

No MEEM, essa função é testada solicitando para o paciente repetir uma frase dita pelo examinador, tendo ele apenas uma chance; caso erre, não se deve atribuir pontos à prova.

Obedecer à ordem oral – deve-se dar um pedaço de papel para o paciente e falar pausadamente cada passo que ele deve seguir, atribuindo-se 1 ponto para cada ordem executada corretamente. Com essa prova, avaliamos principalmente sua compreensão oral, devendo-se sempre excluir a hipoacusia. Também testamos a memória imediata, a orientação direita-esquerda e a praxia, a coordenação e a motricidade do paciente, sendo de extrema importância certificar-se de que ele entende o que se pede, do contrário a prova não tem validade.

Leitura, ordem escrita – a leitura é testada dando-se ao paciente uma folha de papel que contém uma ordem a ser seguida: "Feche os olhos". Com isso, avaliamos sua capacidade de leitura, além da capacidade de compreensão, memória. Como no item anterior, é de extrema importância que se certifique de que o paciente sabe ler, do contrário essa prova deixa de ser realizada. O resultado depende, portanto, da integridade da área de Wernicke e das áreas pré-motoras e motoras.

Escrita – é avaliada dando-se um papel em branco para o paciente e solicitando que ele escreva uma frase que contenha sujeito e predicado e que, além disso, faça sentido. Se a frase deixar de conter qualquer um desses pontos, não se atribui ponto ao teste. Não é necessário que a frase esteja gramaticalmente correta.

Nessa prova, avaliamos a capacidade de escrita do paciente, dependente da área motora relacionada com a linguagem (área de Broca).

Cópia de desenho – nessa prova, o examinador deve desenhar em uma folha de papel em branco dois pentágonos em intersecção e o paciente deve reproduzir o desenho, sendo que todos os 10 ângulos dos 2 pentágonos devem estar presentes. Com isso, avaliamos não só a orientação visuoespacial, mas também a programação motora e a praxia construtiva dependentes primordialmente do hemisfério cerebral direito, em particular o lobo parietal direito. Algumas vezes, a única alteração neurológica, por lesão parietal direita, é a incapacidade de desenhar, como vimos no exemplo citado.

NOTAS DE CORTE DO MEEM

O MEEM visa avaliar as funções cognitivas superiores, sendo 30 o número máximo de pontos possíveis. Quando o MEEM foi concebido, as notas de corte para adultos considerados normais eram aquelas maiores ou iguais a 28, enquanto resultados menores ou iguais a 24 indicavam redução da capacidade mental. Pontuações entre 25 e 27 eram de difícil interpretação.

É preciso ter em mente que idade, nível socioeconômico e baixa escolaridade influenciam diretamente o resultado do teste. Dessa forma, hoje são utilizados diferentes níveis de corte, dependendo da idade e do nível de instrução do paciente. No quadro 7.3, são sugeridas notas de corte conforme a escolaridade.

Quadro 7.3 – Notas de corte do MEEM, conforme o nível escolar.

Escolaridade formal	Nota de corte sugerida considerada normal
Analfabetos	14 a 16
Pelo menos 4 anos	18 a 21
De 4 a 7 anos	20-21
Primeiro grau completo (8 anos)	21
Segundo grau completo (11 anos)	22-23
Universitário completo	25-26

Adaptado e baseado em Bertolucci e Graff-Radford.

É de extrema importância ter em mente que o MEEM é um teste inicial, de fácil execução e que deve ser de domínio de todos os médicos. Mas não custa repetir que, caso persistam dúvidas diagnósticas ou se necessite de uma avaliação mais pormenorizada, deve-se aprofundar o exame com outras provas, ou recorrer a testes mais específicos realizados por especialistas da área.

MoCA (*MONTREAL COGNITIVE ASSESSMENT*)

O MoCA é um teste de ratreio de declínio cognitivo e sua principal vantagem em relação ao MEEM é a possibilidade de detecção de déficits cognitivos sutis, que acontecem nos casos de comprometimento cognitivo leve. Denomina-se comprometimento cognitivo leve o estágio que antecede os quadros demenciais. Nessa fase, o indivíduo apresenta declínio cognitivo, porém ainda em fase leve, incapaz de trazer os prejuízos nas atividades do dia a dia, característica necessária para o diagnóstico de demência. Portanto, o comprometimento cognitivo leve é um estágio intermediário entre o normal e a demência. Nesse estágio, os pacientes geralmente pontuam de forma normal no MEEM. O MoCA foi desenvolvido com o propósito de rastreio de quadros de comprometimento cognitivo leve, sendo um teste de fácil aplicação.

O teste é sensível, rápido e de fácil administração, além de avaliar oito domínios cognitivos: atenção e concentração, funções executivas, memória, linguagem, habilidades visuoconstrutivas, conceituação, cálculo e orientação. A aplicação do teste leva aproximadamente 10 minutos. O escore total é de 30 pontos, sendo o de 26 ou mais considerado normal (acrescenta-se 1 ponto no escore de pessoas com baixa escolaridade – 12 anos ou menos de escolaridade).

COMO APLICAR O MoCA

As orientações para a aplicação do teste são padronizadas e podem ser encontradas em http://www.mocatest.org/pdf_files/instructions/MoCA-Instructions-Portuguese_Brazil.pdf. A folha para aplicação do teste encontra-se na figura 7.2 e pode ser obtida na internet em http://www.mocatest.org/pdf_files/test/MoCA-Test-Portuguese_Brazil.pdf.

1. **Alternância de trilha** – o examinador instrui o sujeito: "Por favor, desenhe uma linha indo de um número para uma letra em ordem ascendente. Comece aqui [aponte para (1)] e desenhe uma linha de 1 para A, daí para 2 e assim por diante. Termine aqui [aponte para (E)]".
   Pontuação: atribua 1 ponto se o sujeito desenhar satisfatoriamente o seguinte padrão 1-A-2-B-3-C-4-D-5-E, sem desenhar nenhuma linha que ultrapasse o alvo. Qualquer erro que não for imediatamente autocorrigido recebe 0 de pontuação.

2. **Habilidades visuoconstrutivas (cubo)** – o examinador dá as seguintes instruções, apontando para o cubo: "Copie este desenho o mais precisamente que você puder, no espaço abaixo".
   Pontuação: 1 ponto é atribuído para a execução correta do desenho.
   - O desenho deve ser tridimensional.
   - Todas as linhas são desenhadas.
   - Nenhuma linha é adicionada.
   - As linhas são relativamente paralelas e seu comprimento é semelhante (prismas retangulares são aceitos).

   O ponto não é atribuído se algum dos critérios acima não for atingido.

3. **Habilidades visuoconstrutivas (relógio)** – indique no terceiro espaço à direita e dê as seguintes instruções: "Desenhe um relógio. Coloque todos os números e marque a hora 11:10".
   Pontuação: 1 ponto é atribuído para cada um dos três critérios a seguir:
   - Contorno (1 ponto): o mostrador do relógio deve ser um círculo somente com uma mínima distorção aceitável (exemplo: discreta imperfeição ao fechar o círculo).
   - Números (1 ponto): todos os números do relógio devem estar na ordem correta e localizados em quadrantes aproximados no mostrador do relógio; números romanos são aceitos; os números podem ser colocados do lado de fora do contorno do círculo.
   - Ponteiros (1 ponto): deve haver 2 ponteiros indicando a hora correta; o ponteiro das horas deve ser claramente menor que o ponteiro dos minutos; os ponteiros devem estar centralizados no mostrador do relógio com sua junção no centro do relógio.

   O ponto não é atribuído se algum dos critérios acima não for atingido.

Figura 7.2 – Aplicação do teste MoCA.

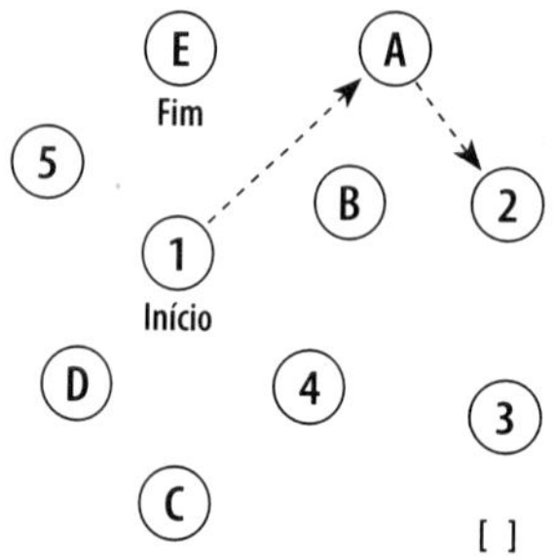

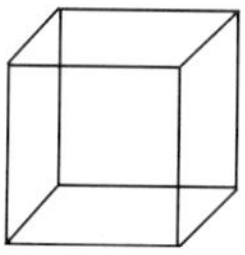

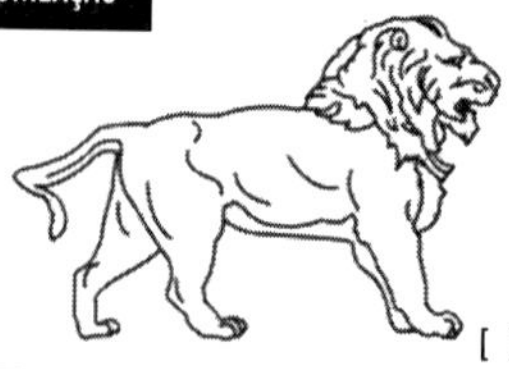

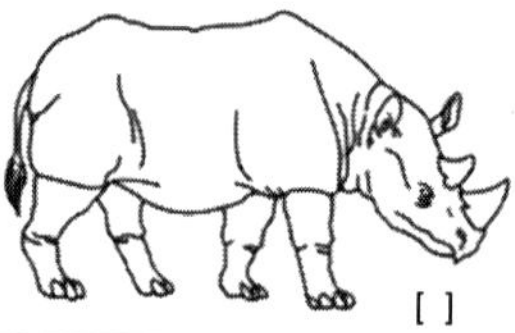

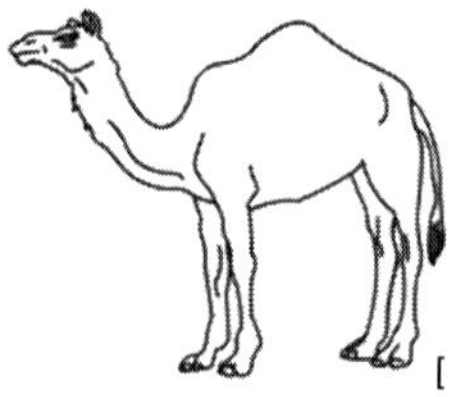

4. **Nomeação** – começando à esquerda, aponte para cada figura e diga: "Diga-me o nome desse animal".
Pontuação: cada ponto é dado para as seguintes respostas: (1) leão, (2) rinoceronte, (3) camelo ou dromedário.

5. **Memória** – o examinador lê uma lista de palavras no intervalo de uma por segundo dando as seguintes instruções: "Este é um teste de memória. Eu lerei uma lista de palavras que você deverá lembrar-se agora e mais tarde. Ouça com atenção. Quando eu terminar, diga-me todas as palavras que você puder lembrar. Não importa a ordem que você as diga". Marque no espaço reservado para cada palavra o desempenho do sujeito na primeira tentativa. Quando o sujeito indicar que terminou (lembrou-se de todas as palavras), ou que não se lembra de mais nenhuma palavra, leia a lista pela segunda vez com as seguintes instruções: "Eu lerei a mesma lista pela segunda vez. Tente se lembrar diga-me todas as palavras que você puder, incluindo palavras ditas da primeira vez". Marque no espaço reservado para cada palavra o desempenho do sujeito na segunda tentativa. Ao final da segunda tentativa, informe o sujeito que lhe será pedido para resgatar essas palavras novamente, dizendo: "Eu lhe pedirei para resgatar essas palavras novamente no final do teste".
Pontuação: não são dados pontos para as tentativas 1 e 2.

6. **Atenção**
Span de dígitos direto – dê as seguintes instruções: "Agora lhe direi alguns números e, quando eu terminar, repita-me na ordem exata que eu os disse". Leia a sequência de 5 números no intervalo de um dígito por segundo.
Span de dígitos indireto – dê as seguintes instruções: "Agora lhe direi mais alguns números, porém, quando eu terminar, você deverá repeti-los para mim na ordem inversa". Leia a sequência de 3 números no intervalo de um dígito por segundo.
Pontuação: atribua um ponto para cada sequência repetida corretamente (N.B.: A resposta correta para a tentativa inversa é 2-4-7).
Vigilância – o examinador lê as listas de letras no intervalo de uma por segundo, após dar as seguintes instruções: "Eu lerei uma sequência de letras. Toda a vez que eu disser a letra A, bata a mão uma vez. Se eu disser uma letra diferente, não bata a sua mão".
Pontuação: dê 1 ponto se houver de zero a um erro (um erro é uma batida na letra errada ou uma falha na batida da letra A).
Sete seriado – o examinador dá as seguintes instruções: "Agora lhe pedirei para que você subtraia 7 a partir de 100, e então siga subtraindo 7 da sua resposta até eu lhe disser que pare". Dê esta instrução 2 vezes se necessário.
Pontuação: este item é pontuado com 3 pontos. Não atribua ponto (0) para nenhuma subtração correta, 1 ponto para uma subtração correta, 2 pontos para duas a três subtrações corretas e 3 pontos se o participante fizer com sucesso quatro ou cinco subtrações corretas. Conte cada subtração correta de 7, começando de 100. Cada subtração é avaliada independentemente, da mesma forma que fazemos no MEEM.

7. **Replicação de sentença** – o examinador dá as seguintes instruções: "Vou ler uma sentença para você. Repita depois de mim, exatamente como eu disser: Somente sei que João é quem será ajudado hoje". Após a resposta, diga: "Agora eu vou ler outra sentença. Repita-a depois de mim, exatamente como eu disser [pausa]: o gato sempre se esconde debaixo do sofá quando o cachorro está na sala".
Pontuação: atribua 1 ponto para cada sentença repetida corretamente. A repetição deve ser exata. Esteja atento para erros que são omissões (omitir "somente", "sempre") e substituições/adições ("João é quem ajudou hoje").

8. **Fluência verbal** – o examinador dá a seguinte instrução: "Diga-me quantas palavras você puder pensar que comecem com uma certa letra do alfabeto que lhe direi em 1 minuto. Você pode dizer qualquer tipo de palavra que quiser, exceto nomes próprios (como Beto ou Bauru), números, ou palavras que começam com os mesmos sons porém com diferente sufixo, por exemplo, amor, amante, amando. Eu direi para parar após 1 minuto. Você está pronto? [pausa]: Agora, diga-me quantas palavras você pode pensar que começam com a letra F [tempo de 60 segundos]. Pare".
Pontuação: atribua 1 ponto se o sujeito gerar 11 palavras ou mais em 60 segundos. Grave a resposta do sujeito no espaço ou ao lado.

9. **Abstração** – o examinador pede ao sujeito que explique o que cada par de palavras tem em comum, começando com o exemplo: "Diga-me em que uma laranja e uma banana são parecidas". Se o sujeito responde de maneira concreta, então somente diga uma vez adicional: "Diga-me de outra forma em que estes 2 itens são parecidos". Se o sujeito não der a resposta apropriada (fruta), diga "sim, e elas são ambas frutas". Não dê nenhuma outra instrução ou esclarecimento.
Após o ensaio, diga: "Agora me diga em que um trem e uma bicicleta são parecidos". Após a resposta, aplique a segunda tentativa dizendo: "Agora me diga em que uma régua e um relógio são parecidos". Não dê nenhuma instrução adicional ou dica.
Pontuação: somente os últimos pares de itens são pontuados. Dê 1 ponto para cada par de itens corretamente respondidos. As seguintes respostas são aceitas; trem-bicicleta = meios de transporte, meios de viajar, você viaja em ambos; régua-relógio = instrumentos de medida, usados para medir. As seguintes respostas não são aceitas: trem-bicicleta = eles têm rodas; régua-relógio = eles têm números.

10. **Evocação tardia** – o examinador dá as seguintes instruções: "Anteriormente li algumas palavras para você, as quais pedi que você se lembrasse. Diga-me quantas dessas palavras você pode lembrar". Faça uma marca (√) para cada uma das palavras lembradas corretamente de forma espontânea, sem nenhuma pista, no espaço alocado.
Pontuação: atribua 1 ponto para cada palavra lembrada livremente sem nenhuma pista.

11. **Orientação** – o examinador dá as seguintes instruções: "Diga-me a data de hoje". Se o sujeito não der a resposta correta, então diga imediatamente: "Diga-me o ano, mês, data exata e o dia da semana". Então diga: "Agora diga o nome deste lugar e em que cidade fica".

Pontuação: atribua 1 ponto para cada item corretamente respondido. O sujeito deve dizer a data e o local exatos (nome do hospital, setor, consultório). Não são atribuídos pontos se o sujeito comete erro de um dia para outro dia e a data.

RESULTADO TOTAL

Some todos os resultados listados à margem direita. Adicione 1 ponto para o indivíduo que possui 12 anos de escolaridade formal ou menos para o máximo possível de 30 pontos. O resultado total final de 26 ou acima é considerado normal.

O que significa cada item – comparando o MoCA e o MEEM

Memória – semelhante à evocação das três palavras no MEEM, a memória é avaliada com a evocação de 5 palavras no MoCA. Acredita-se que uma das razões para a maior sensibilidade diagnóstica do MoCA em relação ao MEEM é o fato de a prova de memória ter mais palavras, possibilidade de aprendizado em menor número de tentativas e maior tempo para a evocação tardia.

Habilidades visuoespaciais – são avaliadas no MoCA pelo desenho do relógio e do cubo tridimensional. Comparativamente ao MEEM, essas provas são mais complexas do que a cópia dos pentágonos. Dessa forma, existe maior probabilidade de que pacientes com déficits leves não consigam realizar essas provas no MoCA, embora possam fazer a cópia dos pentágonos no MEEM.

Funções executivas – são avaliadas no MoCA por teste das trilhas, fluência verbal fonêmica e tarefa de abstração verbal. As funções executivas são um conjunto de habilidades cognitivas que está relacionado à formulação de um objetivo, antecipação, planejamento, monitorização e desempenho efetivo desse objetivo. São processos cognitivos que resultam em comportamento direcionado a um objetivo. Os déficits de funções executivas estão associados a lesões das porções pré-frontais dos lobos frontais, assim como da circuitaria corticossubcortical que conectam as regiões pré-frontais com os núcleos da base e tálamo. As funções executivas não são avaliadas no MEEM e esta é outra possível explicação para a maior sensibilidade do MoCA para o rastreio de casos de comprometimento cognitivo leve.

Atenção, concentração e memória operacional – são avaliadas pela prova de vigilância, subtração seriada (igual ao MEEM) e extensão de dígitos em ordem direta e indireta. Em comparação ao MEEM, o MoCA apresenta mais tarefas que avaliam essas funções.

Linguagem – o teste de nomeação, repetição das frases e fluência verbal avaliam o desempenho da linguagem no MoCA. Embora algumas funções, como escrita e leitura, não sejam avaliadas no MoCA, as provas de linguagem desse teste são mais complexas que as do MEEM.

Orientação – em relação ao MEEM, no MoCA são atribuídos menos pontos à prova de orientações temporal e espacial.

Agradecimento:

À Professora Doutora Jerusa Smid, por suas sugestões e auxílio.

BIBLIOGRAFIA

Bertolucci PHF, Brucki SMD, Campacci SR, Juliano Y. O mini-exame do estado mental em uma população geral: impacto da escolaridade. Arq Neuro-Psiquiatr (São Paulo) 1994;52:1-7.

Folstein MF, Folstein SE, McHugh PR. Mini-mental state. J Psychiatr Res 1975;12:189-98.

Graff-Radford NR. Approach to the patient with dementia. In Biller J. Practical neurology. Philadelphia: Lippincott-Raven; 1997. p. 15-20.

Knopman DS, Knoefel J, Kaye JA, Elble Jr RJ, Bennett DA, Odenheimer GL. Geriatric neurology (Part A). Continuum 1996;2(5):3-195.

Luria AR. Fundamentos de neuropsicologia (Trad. de The Working Brain). São Paulo: EDUSP; 1981.

Mesulam MM. Principles of behavioral neurology. 3rd ed. Philadelphia: FA Davis; 1987.

Tranel D, Damasio AR. Agnosias and apraxias. In Bradley WG, Daroff RB, Fenichel GM, Marsden CD. Neurology in clinical practice. Principles of diagnosis and management. 2nd ed. Boston: Butterworth-Heinemann; 1996. p. 119-29.

Sarmento ALR, Bertolucci PHF, Wajman JR. Versão experimental brasileira. UNIFESP-SP, 2007. @nasreddineMDwww.mocatest.org

Valenstein E, Mishkin M, Cermak LS. Neurobehavioral disorders: amnesia. American Academy of Neurology, Washington, DC, 1993. Seminar 173. p. 173-1/173-50.

CAPÍTULO 8

Distúrbios do Movimento

MÔNICA SANTORO HADDAD

A denominação distúrbios do movimento (ou transtornos do movimento) engloba um grupo heterogêneo de afecções neurológicas que têm como denominador comum a presença de um ou mais tipos de movimentos involuntários. Como veremos adiante, classicamente lesões ou disfunções afetando componentes dos chamados gânglios da base determinam distúrbios do movimento. Entretanto, lesões em outros locais do sistema nervoso central ou periférico e mesmo doenças sistêmicas também podem assim manifestar-se.

Para classificar e diagnosticar um distúrbio do movimento, são necessárias observação e descrição apuradas, mesmo em uma era de grandes avanços tecnológicos para o diagnóstico de afecções neurológicas. Não há exame complementar que substitua a história clínica e a inspeção visual na abordagem dos pacientes com movimentos involuntários.

TIPOS DE MOVIMENTOS INVOLUNTÁRIOS

DEFINIÇÕES

A máxima "um olhar vale mais que mil palavras" é aplicável ao extremo nesse campo da neurologia, ou seja, palavras são falhas para expressar nuances sutis que permitem distinguir entre os vários tipos de movimentos anormais. Mesmo assim, apresentamos a seguir as definições dos principais tipos de movimentos involuntários:

- **Tremores (do latim *tremere*)** – movimentos involuntários rítmicos, oscilantes, de qualquer parte do corpo, causados por contrações alternadas de grupos musculares e seus antagonistas. Essas oscilações ocorrem em torno de um plano, podendo ser regulares ou irregulares em frequência e amplitude. O movimento pode estar presente em repouso (tremor de repouso ou estático), aparente apenas na movimentação (tremor cinético ou de ação) ou em determinada postura (tremor postural).

- **Distonia (do grego *dys* + tonos, tônus anormal)** – contrações musculares sustentadas, causando abalos lentos, tremores, movimentos de torção e posturas anormais. Ocorre contração simultânea de músculos agonistas e antagonistas.
- **Coreia (do grego *choreia*, dança)** – movimentos involuntários de início abrupto, explosivo, geralmente de curta duração, repetindo-se com intensidade e topografia variáveis, assumindo caráter migratório e errático.
- **Atetose** – movimentos involuntários mais lentos, sinuosos, frequentemente contínuos, lembrando uma contorção, e que envolvem, predominantemente, as extremidades distais, com um componente rotatório em torno do eixo longo do membro afetado, em geral acompanhados de hiperextensão e flexão dos dedos. Embora o termo atetose seja usado na prática clínica, do ponto de vista eletrofisiológico, a atetose na verdade pode ser uma variante da coreia ou da distonia.
- **Balismo** – movimentos involuntários amplos, de início e fim abruptos, envolvendo frequentemente os segmentos proximais dos membros, podendo também acometer o tronco e o segmento cefálico. Levam a deslocamentos bruscos, violentos, colocando em ação grandes massas musculares, assemelhando-se a chutes ou arremessos. Em geral, o balismo ocorre apenas em um lado do corpo, sendo chamado de hemibalismo. Também, com frequência, associa-se a movimentos coreicos na extremidade distal do membro afetado, denominando-se assim hemicoreia/hemibalismo.
- **Mioclonias (ou mioclono)** – contrações espontâneas involuntárias e súbitas, breves, com abalos lembrando pequenos solavancos, como choques ou sustos, originadas no sistema nervoso central e envolvendo face, tronco ou extremidades. A maioria é causada por contrações musculares abruptas (mioclonia positiva), porém, eventualmente, podem ser resultantes de cessação súbita de descargas musculares (mioclonia negativa ou asterixe).
- **Tiques** – movimentos estereotipados breves, repetitivos, usualmente rápidos e sem propósito e que envolvem múltiplos grupos musculares. São suprimíveis, ainda que em parte, pela vontade e precedidos por urgência premonitória. Podem ser motores ou vocais, simples ou complexos.

SÍNDROMES EXTRAPIRAMIDAIS

ASPECTOS ANATÔMICOS

O termo extrapiramidal foi introduzido por Wilson, em 1912, referindo-se a um conjunto de estruturas do sistema nervoso central relacionadas com controle motor, mas não fazendo parte do sistema piramidal nem do cerebelar. A cada um desses sistemas atribuía-se organização anatômica independente e função específica. Hoje se sabe que existe grande integração anatomofuncional entre eles, porém, embora passível de críticas, há ainda interesse do ponto de vista clínico e didático em separarmos esses sistemas (piramidal e extrapiramidal), pois eles dão origem a síndromes semiologicamente bastante distintas quando lesados.

As principais estruturas do sistema extrapiramidal estão inclusas sob a denominação de gânglios da base que consistem de cinco grandes núcleos subcorticais, extensivamente interconectados, que são: núcleo caudado, putâmen, globo pálido, núcleo subtalâmico de Luys e substância negra. O núcleo caudado e o putâmen são derivados do telencéfalo e conjuntamente chamados de neoestriado (ou *striatum*). Essa estrutura é denominada via de entrada dos gânglios da base, pois nela chegam todos os impulsos aferentes, vindos principalmente do córtex cerebral (motor, sensorial e de associação), tálamo (núcleos intralaminares) e porção compacta da substância negra (via nigroestriatal). O globo pálido (ou *pallidum*) deriva do diencéfalo e situa-se medialmente ao putâmen e lateralmente à cápsula interna e pode ser dividido em dois segmentos: interno (medial) e externo (lateral). A substância negra, situada no mesencéfalo, também apresenta duas zonas distintas: uma zona ventral, pálida, a *pars reticulata*, e uma zona dorsal, com pigmento escuro, a *pars compacta*, que contém neurônios dopaminérgicos, cujos corpos celulares contêm neuromelanina (pigmento escuro, polímero derivado da dopamina). A substância negra *pars reticulata* e a porção interna do globo pálido são muito semelhantes citológica e funcionalmente, sendo ambas consideradas uma estrutura única, dividida anatomicamente pela cápsula interna. Em conjunto, globo pálido interno e substância negra *pars reticulada* constituem a via de saída principal dos gânglios da base, que se projeta maciçamente sobre o tálamo. O núcleo subtalâmico de Luys fica abaixo do tálamo, na sua junção com o mesencéfalo. Entre o *striatum* (via de entrada) e o complexo globo pálido interno/substância negra *pars reticulata* (via de saída), há duas vias de comunicação (vias estriatopalidais): a direta e a indireta, que têm estações sinápticas no globo pálido externo e no núcleo subtalâmico de Luys. Os gânglios da base desempenham papel crucial no controle da motricidade, atuando em estreita relação com áreas motoras corticais, cerebelo e algumas estruturas do tronco cerebral.

ASPECTOS FISIOPATOLÓGICOS E SEMIOLÓGICOS

A disfunção dos gânglios da base compreende um espectro de anormalidades que, do ponto de vista dos sintomas motores, podem ser agrupadas em quatro categorias:

1. Movimentos voluntários prejudicados.
2. Tônus muscular anormal.
3. Movimentos involuntários espontâneos anormais.
4. Posturas e reflexos posturais anormais.

Essas anormalidades podem estar agrupadas ou aparecer independentemente. De acordo com o conjunto de alterações observadas clinicamente, podemos subdividir as síndromes extrapiramidais em dois grandes grupos: hipocinéticas e hipercinéticas.

Na síndrome hipocinética, também chamada de síndrome parkinsoniana, encontramos as seguintes alterações nas categorias acima:

- Pobreza e lentidão da iniciação e execução de movimentos voluntários e dificuldade na mudança de um padrão motor para outro, na ausência de paralisia. Isto é denominado de acinesia e pode incluir uma inabilidade em realizar atos motores simultâneos, além de fatigabilidade rápida. Pode variar em gravidade desde discreta (hipocinesia) até a completa imobilidade. Os correlatos clínicos da acinesia incluem perda dos movimentos automáticos associados na marcha, diminuição do volume da voz e perda de melodia; diminuição do tamanho da letra (micrografia), diminuição de movimentação da musculatura mímica (hipomimia ou fácies congelado), inclusive com redução do número de piscamentos; festinação (diversos passos no mesmo lugar ao tentar iniciar a marcha). A redução na amplitude e velocidade de execução de movimentos voluntários é também denominada bradicinesia.

- Há uma hipertonia muscular caracterizada por aumento uniforme e constante na resistência ao movimento passivo, pelo deslocamento de uma articulação com o paciente relaxado, conhecida como hipertonia plástica ou rigidez. A rigidez parkinsoniana aparece devido a um processo de liberação das atividades miotáticas e difere semiologicamente da hipertonia piramidal (elástica ou espasticidade) por duas características: 1. topográficas – distribuição mais global, não predominando nos músculos de maior uso voluntário nem nos antigravitários, sendo mais acentuada nos músculos preferentemente automáticos e nos proximais, além de musculatura flexora; 2. a qualidade da manifestação hipertônica, mantendo-se praticamente igual do princípio ao fim da realização do movimento passivo, não dependendo nem da velocidade nem da direção. Por isso, é chamada de hipertonia plástica ou cérea. Clinicamente, além dessas duas características, podemos encontrar o "fenômeno ou sinal da roda denteada" que se caracteriza pelo fato de a resistência ser quebrada, periodicamente, ao deslocamento passivo durante sua execução, dando, ao examinador, a impressão de estar movendo uma engrenagem.

- O movimento involuntário anormal presente na síndrome parkinsoniana é o tremor de repouso. Caracteristicamente, esse tremor apresenta frequência entre 4 e 10Hz e consiste em movimentos de extensão e flexão do índex em contato com o polegar, dando a impressão de "contar dinheiro". Pode envolver os membros inferiores e superiores e o segmento cefálico (em geral, em afirmação) em combinações variáveis de contrações rítmicas de agonistas e antagonistas. O tremor piora com o estresse emocional e quando o paciente se sente observado e melhora com a ação, desaparecendo com o sono.

- Alterações posturais, com postura fletida e dificuldade de readaptação postural nos testes de equilíbrio (instabilidade postural), frequentemente são observadas nos pacientes. A exaltação de reflexos tônicos segmentares (reflexo de Foix-Thevenárd) também constitui achado semiológico.

Nas síndromes hipercinéticas encontram-se as doenças que cursam proeminentemente com movimentos involuntários espontâneos, anormais (hipercinesias), de diversos tipos (coreia, balismo, distonia, atetose, mioclonias, tiques ou combinações entre eles). As diversas síndromes podem ser denominadas de acordo com o movimento involuntário presente, que pode ser de um tipo apenas ou combinações entre eles (por exemplo: síndrome coreica, síndrome distônica, síndrome coreoatetoide etc.). Somente a presença da hipercinesia é suficiente para o diagnóstico da síndrome hipercinética. Eventualmente, alterações de tônus são observadas: graus variáveis de hipotonia, nas síndromes coreicas, por exemplo, ou tônus aumentado nas síndromes distônicas. Os movimentos voluntários, assim como a marcha, podem ficar parasitados pela hipercinesia, tornando toda a movimentação do paciente um tanto bizarra. Em alguns casos, como ocorre frequentemente nas síndromes coreicas, o paciente incorpora o movimento coreiforme em uma gesticulação exagerada, como se tentasse disfarçar a natureza involuntária do movimento, caracterizando o chamado maneirismo, ou paracinesia. Alterações posturais são observadas especialmente em pacientes com síndromes distônicas (posturas fixas).

DIAGNÓSTICO DIFERENCIAL DAS SÍNDROMES EXTRAPIRAMIDAIS

Síndrome hipocinética (= síndrome parkinsoniana)

O termo parkinsonismo é utilizado para descrever sinais e sintomas característicos da síndrome parkinsoniana, que são tremor de repouso, rigidez, acinesia e instabilidade postural, como vimos anteriormente. A maioria dos especialistas considera que a presença de dois desses quatro sinais é suficiente para o diagnóstico de parkinsonismo. A intensidade desses sintomas nos pacientes pode variar, sendo possível distinguir, basicamente, dois grandes grupos: aqueles nos quais, à apresentação clínica, predomina o tremor (forma tremulante) e aqueles nos quais a acinesia e a rigidez são mais proeminentes (forma rigidoacinética).

De acordo com a etiologia da síndrome parkinsoniana há quatro categorias de parkinsonismo, conforme demonstrado no quadro 8.1.

O parkinsonismo primário ou idiopático corresponde à própria doença de Parkinson e é responsável por praticamente 80% de todas as síndromes parkinsonianas. O quadro 8.2 ilustra as causas do parkinsonismo secundário, também chamado de sintomático ou adquirido.

Quadro 8.1 – Categorias de parkinsonismo.

Primário ou idiopático (doença de Parkinson)
Secundário (adquirido ou sintomático)
Parkinson *plus*
Heredodegenerativo

Quadro 8.2 – Etiologia do parkinsonismo secundário.

Infeccioso: pós-encefalítico, vírus lento
Drogas: antipsicóticos, antieméticos, alfametildopa, lítio, flunarizina, cinarizina
Toxinas: MPTP, CO, Mn, Hg, metanol, etanol, óxido de etileno
Vascular: multi-infarto
Traumatismo: encefalopatia do pugilista
Outros: anormalidades de paratireoide, hipotireoidismo, tumores, hidrocefalia de pressão normal etc.

Parkinsonismo heredodegenerativo refere-se a um grupo de doenças neurodegenerativas familiares e que podem apresentar-se como síndromes parkinsonianas, representando apenas 0,5% de todas as síndromes parkinsonianas (Quadro 8.3).

O termo parkinsonismo *plus* ou parkinsonismo atípico designa um grupo de desordens neurodegenerativas nas quais, além da síndrome parkinsoniana, encontramos outras síndromes neurológicas, como disautonomias (atrofia de múltiplos sistemas), alterações de motricidade ocular extrínseca (paralisia supranuclear progressiva), síndrome cerebelar (atrofia de múltiplos sistemas forma cerebelar) etc. As síndromes de Parkinson *plus* (Quadro 8.4) correspondem aproximadamente a 12% das síndromes parkinsonianas em Serviços de referência de distúrbios do movimento. As antigas denominações de doença de Shy-Drager, atrofia olivopontocerebelar e degeneração estriatonigral são hoje chamadas de atrofias de múltiplos sistemas (AMS), sendo que quando predominam os sintomas parkinsonianos dizemos AMSp, e quando predominam os sintomas cerebelares, AMSc. Ambas as formas podem ter graus variados de disautonomia associados.

Quadro 8.3 – Etiologias de parkinsonismo heredodegenerativo.

Doença de Huntington (variante rígida de Westphal)
Doença de Wilson (degeneração hepatolenticular)
Doença de Hallervorden-Spatz
Degeneração olivopontocerebelar familiar
Calcificação familiar dos gânglios da base
Parkinsonismo familiar com neuropatia periférica
Neuroacantocitose

Quadro 8.4 – Síndromes de Parkinson *plus* ou parkinsonismo atípico.

Paralisia supranuclear progressiva (PSP)
Atrofia de múltiplos sistemas, forma parkinsoniana (AMSp)
Degeneração corticobasal
Doença difusa dos corpos de Lewy
Complexo Parkinson-demência-esclerose lateral amiotrófica
Demência frontotemporal com parkinsonismo ligada ao cromossomo 17

Na prática clínica determinar se um paciente é portador de doença de Parkinson ou de outra forma de parkinsonismo requer boa anamnese e bom exame físico, procurando não só pelos sinais cardinais que determinam o diagnóstico sindrômico, mas também por achados neurológicos que possam sugerir outros diagnósticos. Formalmente, o diagnóstico de doença de Parkinson idiopática é anatomopatológico, requerendo perda neuronal e despigmentação da porção compacta da substância negra, bem como a presença de inclusões intraneuronais chamadas de corpos de Lewy. Entretanto, é possível atingir acurácia satisfatória no diagnóstico em vida, considerando que a doença de Parkinson, em geral, tem início assimétrico, levando alguns anos para atingir o outro dimídio. Atinge indivíduos de ambos os sexos, usualmente após os 50 anos de idade (podendo, entretanto, ocorrer antes dos 40 anos de idade e até na infância – parkinsonismo juvenil). O tremor de repouso é mais comum na doença de Parkinson do que nas outras formas de parkinsonismo. O quadro 8.5 enumera os sinais e os sintomas atípicos na doença de Parkinson. Embora a presença de um ou mais desses sintomas não exclua o diagnóstico de doença de Parkinson, diante deles devemos aumentar o grau de suspeição e acompanhar evolutivamente o quadro. Vários estudos demonstram que, mesmo em clínicas especializadas em distúrbios do movimento, entre 10 e 35% dos pacientes que inicialmente recebem o diagnóstico de doença de Parkinson, na realidade, são portadores de outra síndrome, especialmente paralisia supranuclear progressiva.

Quadro 8.5 – Sinais e sintomas atípicos na doença de Parkinson.

Quedas precoces no curso da doença
Doença simétrica desde o início
Doença persistentemente assimétrica
Progressão muito rápida
"Parkinsonismo da metade inferior"
Desfalecimento pós-hipotensão postural
Sinais piramidais ou cerebelares
Estridor laríngeo
Incontinência emocional
Palilalia
Demência precoce no curso da doença
"Apraxia da abertura dos olhos"

A evolução clínica das síndromes parkinsonianas atípicas é bem mais rápida e, usualmente, fatal que a observada na doença de Parkinson idiopática. Vale lembrar que as únicas medicações que temos para tratar as diversas síndromes parkinsonianas são aquelas usadas para a doença de Parkinson especificamente. A resposta terapêutica satisfatória e continuada demonstra tratar-se realmente de doença de Parkinson, visto que as demais síndromes parkinsonianas não costumam responder bem ao tratamento sintomático habitual, a não ser transitoriamente.

Não existem exames complementares que deem o diagnóstico de doença de Parkinson. A investigação deve ser realizada para diagnosticar outras causas de parkinsonismo, especialmente alguns casos sintomáticos, nos quais tratamentos para etiologias específicas são recomendados. A atenção ao parkinsonismo por drogas deve ser sempre salientada, visto ser frequente essa situação na prática clínica. Potencialmente, a retirada da droga causadora dos sintomas leva à reversão total, ainda que lentamente, dos sintomas parkinsonianos. Pacientes jovens com síndromes parkinsonianas (assim como outros distúrbios do movimento) devem sempre ser investigados quanto à possibilidade de doença de Wilson (ceruloplasmina sérica, pesquisa de anel de Kayser-Fleischer), para tratamento específico.

Além do diagnóstico entre as várias categorias de parkinsonismo, devemos ressaltar a importância crítica do diagnóstico diferencial com condições não parkinsonianas, o que pode ser bastante frequente na prática clínica. O quadro 8.6 ilustra algumas dessas situações.

Quadro 8.6 – Diagnóstico diferencial: síndromes parkinsonianas *vs.* condições não parkinsonianas.

Tremor essencial
Tremores sintomáticos
Depressão
Artropatias

A principal condição não parkinsoniana que mais frequentemente exige diagnóstico diferencial com a doença de Parkinson é o tremor essencial. Como veremos adiante com mais detalhe, o tremor essencial é um distúrbio monossintomático que se caracteriza por tremor fino e rápido, na frequência de 5 a 7 ciclos/s, e que aparece em determinadas posturas ou ações, podendo acometer qualquer parte do corpo, embora as mãos e a cabeça sejam mais usualmente afetadas. É, portanto, mais rápido do que o tremor parkinsoniano e, ao contrário deste, tende a aparecer ou a acentuar-se com os movimentos voluntários e a desaparecer com o repouso, além de não se apresentar em associação com os outros sintomas da síndrome parkinsoniana. Outros tipos de tremores podem, em determinadas circunstâncias, causar dúvidas diagnósticas. O quadro 8.7 resume as principais características dos diversos tipos de tremores, que serão discutidas a seguir (ver item Síndromes hipercinéticas).

Síndromes hipercinéticas

Como vimos anteriormente, as síndromes hipercinéticas recebem a denominação de acordo com a hipercinesia ou combinações entre elas que predominam no quadro. Isso constitui apenas um diagnóstico semiológico. Como será visto a seguir, cada tipo de síndrome hipercinética pode resultar de diversas etiologias, sendo necessário para o diagnóstico final considerar vários fatores, como idade do paciente, forma de instalação

Quadro 8.7 – Tipos de tremores e suas características.

Tipo de tremor	Frequência	Ativado por
Tremor fisiológico	Alta (> 7Hz)	*Postura/ação*
Tremor fisiológico exacerbado	Alta (> 7Hz)	*Postura/ação*
Tremor essencial	Média/alta (4-10Hz)	Repouso/*postura/ação*
Tremor ortostático	Muito alta (12-18Hz)	*Postura/ação*
Tremor distônico	Média/alta (4-7Hz)	Repouso/*postura/ação*
Tremor cerebelar	Baixa (< 4Hz)	Postura/*ação*
Tremor parkinsoniano	Média (4-6Hz)	*Repouso*/postura/ação

Posições preferenciais em itálico.

e progressão do quadro, história familiar, associação ou não com outras síndromes neurológicas ou afecções sistêmicas. A grande heterogeneidade das etiologias das síndromes hipercinéticas não permite discorrer especificamente sobre cada uma delas, porém procurar fornecer dados que auxiliem em uma pesquisa etiológica mais racional diante de um paciente com uma dessas síndromes, para a proposição terapêutica correta.

Quando um paciente se apresenta com movimento anormal, o primeiro passo é caracterizá-lo como realmente involuntário (em contraposição aos quadros psicogênicos). Para tanto, deve-se lembrar que os movimentos involuntários normalmente desaparecem durante o sono (com exceção dos movimentos involuntários típicos do sono, como alguns tipos de mioclonias) e pioram com emoção, estresse ou quando o paciente se sente observado (por exemplo, em público ou durante a consulta médica). O paciente não consegue, de maneira alguma, controlar esses movimentos voluntariamente. Ao contrário, esse esforço pode levar a uma acentuação do quadro. Os tiques, sob esse ponto de vista, são considerados movimentos semi-involuntários, pois, como vimos em sua definição, eles podem ser suprimidos pela vontade do paciente, ainda que em parte, o que pode ocorrer quando ele se sente observado. Os movimentos "involuntários" de natureza psicogênica não obedecem a um padrão semiológico classificável e, em geral, são bastante bizarros e complexos e tendem a mudar de característica clínica com o decorrer do tempo.

DIAGNÓSTICO DIFERENCIAL DOS TREMORES

Os principais tipos de tremores e suas características quanto à frequência e à posição preferencial estão representados no quadro 8.7.

O tremor fisiológico está presente em todos os indivíduos e ocorre quando as mãos estão hiperestendidas, não sendo, entretanto, sempre perceptível. Em algumas situações, esse tremor pode acentuar-se, sendo então chamado de tremor fisiológico exacerbado. Isso, em geral, acontece por fatores psíquicos, como ansiedade e estresse; fatores metabólicos, como febre e tireotoxicose; e uso de drogas, tais como neurolépticos, agentes beta-adrenérgicos e anticonvulsivantes. Alguns componentes da dieta também podem piorar o tremor, como as metilxantinas (cafeína).

O tremor essencial é preferencialmente cinético e nenhum outro achado semiológico está presente ao exame neurológico, como já vimos anteriormente. É um tremor fino e rápido, de início insidioso, tendendo a tornar-se bilateral, porém conservando sempre certa assimetria (costuma predominar no lado dominante do indivíduo). Ocorre em qualquer idade, mas é mais frequente após os 40 anos. Há ocorrência familiar em aproximadamente 50% dos casos. Piora com as emoções, a fadiga e com o avançar da idade, melhorando consideravelmente com ingestão de bebidas alcoólicas e com drogas betabloqueadoras. Talvez esse tremor seja o distúrbio do movimento mais frequente na população geral.

O tremor cerebelar é bastante lento, em geral grosseiro e de grande amplitude, induzido pela ação. Sinais cerebelares, como disartria e nistagmo, estão presentes em associação. Em geral, tremores cerebelares são sintomáticos de doenças que envolvem essas vias, especialmente doenças desmielinizantes.

O tremor distônico aparece quando determinada parte do corpo assume uma postura (mas pode ocorrer em repouso) e corresponde ao componente fásico de um movimento distônico, enquanto o paciente ainda é apto a voltar a uma posição normal com o segmento afetado (antes de a postura distônica tornar-se fixa).

O tremor ortostático é considerado uma variante do tremor essencial, predominando nos membros inferiores, e ocorre quando o paciente se levanta (assume a postura ortostática), em uma frequência muito alta, em geral entre 16 e 18Hz.

No diagnóstico de um tremor, além das características já descritas, que permitem um diferencial entre os vários tipos existentes, é de suma importância verificar se o tremor não é induzido por drogas ou por distúrbios metabólicos. Vários medicamentos (como antagonistas dopaminérgicos, vasodilatadores, agonistas beta-adrenérgicos, antidepressivos etc.) podem causar tremores que simulam vários dos tipos descritos. Além disso, condições metabólicas alteradas podem causar tremores, como, por exemplo, hipertireoidismo, hipoglicemia etc. Essas causas são potencialmente tratáveis e reversíveis. A investigação com neuroimagem está indicada nos casos de outros achados, além dos tremores, ao exame neurológico, como sinais parkinsonianos ou síndrome cerebelar.

DIAGNÓSTICO DIFERENCIAL DAS SÍNDROMES COREICAS

O diagnóstico diferencial das síndromes coreicas inclui diversas afecções que podem ser agrupadas conforme o demonstrado no quadro 8.8.

De modo geral, podem-se diferenciar as síndromes coreicas agudas das crônicas progressivas. Neste último grupo, em geral, colocam-se as coreias familiares, das quais a mais comum, no adulto, é a doença de Huntington e o diagnóstico inclui exames de neuroimagem, assim como testes genéticos para comprovar algum dos diagnósticos citados no quadro 8.8. Entre as síndromes coreicas de início agudo, nas quais, em geral, não há história familiar positiva, destaca-se a coreia reumática (Sydenham), que é a causa mais frequente de coreia na infância. Nos casos de coreia aguda, a investigação é centrada nos exames de bioquímica sanguínea, funções hormonais e provas reumatológicas, além de pesquisa sobre possível coreia induzida por drogas. Eventualmente, exames de neuroimagem são necessários.

Quadro 8 – Etiologias e diagnóstico diferencial das coreias.

> Neurodegenerativas: doença de Huntington; neuroacantocitose, doença de Wilson, atrofia olivopontocerebelar, atrofia dentatorrubropalido-luysiana
>
> Drogas/metabólicas/tóxicas: anticonvulsivantes, antiparkinsonianas, antagonistas de dopamina, anfetaminas; hipertireoidismo, gravidez; monóxido de carbono
>
> Coreias secundárias: doença vascular, lúpus eritematoso sistêmico, policitemia, Sydenham, paraneoplásica
>
> Discinesias paroxísticas

O hemibalismo/hemicoreia é uma situação clínica bem específica, em geral, por lesão vascular isquêmica do núcleo subtalâmico de Luys. O quadro tem instalação abrupta em pacientes com perfil para doença cerebrovascular. Nos pacientes mais jovens, com quadros de hemibalismo/hemicoreias deve-se sempre considerar a presença de granulomas toxoplasmóticos (em um contexto de aids).

Quadros de atetose, ou de coreoatetose, são bem mais comuns em crianças que em adultos, frequentemente por agressões anóxicas ao SNC.

DIAGNÓSTICO DIFERENCIAL DAS SÍNDROMES DISTÔNICAS

Após os tremores e as síndromes parkinsonianas, as distonias são os movimentos involuntários mais encontrados em clínicas de distúrbios do movimento. Há várias maneiras de classificar as distonias, conforme mostra o quadro 8.9.

Se for considerada a idade de início do quadro distônico, verifica-se que as distonias de início na infância, em geral, começam pelo acometimento do pé, são usualmente progressivas e frequentemente se tornam generalizadas. Além disso, esses quadros são hereditários. Como exemplo desse tipo de distonia pode-se citar a distonia de torção (distonia *musculorum deformans*). Já as distonias de início na vida adulta, usualmente, não são progressivas e raramente se tornam generalizadas.

Quanto à distribuição do movimento distônico, pode-se classificar a distonia em focal, quando só uma parte do corpo é afetada; segmentar, quando partes adjacentes o são; multifocal, quando há mais de uma área afetada em regiões não adjacentes; e generalizada, quando membros bilateralmente e o tronco são acometidos. As distonias focais são as mais comuns no adulto e, entre elas, inclui-se o blefaroespasmo (espasmo das pálpebras), a distonia cervical (torcicolo espasmódico), a distonia espasmódica laríngea e

Quadro 8.9 – Classificações das distonias.

> Idade de início: infância*; adultos
> Etiologia: idiopática; sintomática
> Distribuição: focal; segmentar; multifocal; generalizada

*Até 26 anos.

as distonias oromandibulares e linguais (por exemplo, a síndrome de Meige, comum no idoso). Os membros também podem ser afetados. Há distonias que são desencadeadas por tarefas específicas, como, por exemplo, o ato de escrever, sendo esse tipo conhecido como câimbra do escrivão.

Quanto à etiologia, as distonias podem ser idiopáticas primárias, como no caso das distonias hereditárias da infância; ou idiopáticas secundárias, como as distonias que ocorrem em doenças heredodegenerativas, tais como doença de Huntington, doença de Hallervorden-Spatz e inúmeras outras. As distonias também podem ser sintomáticas, como no caso das induzidas por drogas, alterações metabólicas, traumatismos e infecções.

A investigação complementar de um quadro distônico depende, fundamentalmente, da idade de instalação e de sua localização. A forma de instalação e progressão, bem como o tempo de doença na época do diagnóstico, podem fornecer dados úteis. Em geral, exames de neuroimagem e eletroneuromiografia podem ser indicados. Testes genéticos, em alguns casos, também o são. O tratamento das distonias, em geral, é apenas sintomático, porém o reconhecimento de causas subjacentes e tratamentos específicos devem ser sempre considerados, especialmente em quadros de instalação mais aguda (distonias sintomáticas).

DIAGNÓSTICO DIFERENCIAL DOS TIQUES

Os tiques podem ser um distúrbio do movimento muito comum, sendo que um ou mais deles estão presentes transitoriamente em mais de 20% das crianças. Muitas vezes, a presença do tique não leva, necessariamente, o indivíduo a procurar auxílio médico, estando esse distúrbio subestimado nas estatísticas de grandes centros de distúrbios do movimento.

Embora eles possam lembrar, eventualmente, movimentos coreicos ou distônicos, usualmente podemos diferenciá-los destes pela natureza altamente estereotipada dos tiques e sua extrema supressibilidade pela vontade do indivíduo, além da chamada "urgência premonitória", que é uma sensação de difícil caracterização que precede o movimento, frequentemente vivenciada pelos portadores de tiques.

Os tiques podem ser simples, como piscamento excessivo ou balanço exagerado da cabeça, ou complexos, como tocar repetidamente um objeto, pular ou tocar o chão com os joelhos seguidas vezes. Os tiques também podem afetar a vocalização, desde simples sons como fungar ou pigarrear, até a emissão de palavras, em geral, obscenas ou imitando sons de animais.

O quadro 8.10 ilustra a classificação das síndromes de tiques, embora talvez seja mais útil considerar todas essas entidades como pontos diferentes de um mesmo espectro clínico.

Quadro 8.10 – Classificação dos tiques.

Desordem transitória de tiques
Desordem crônica de tiques motores
Síndrome de Gilles de La Tourette
Tiques secundários

A desordem transitória dos tiques ocorre, em geral, na infância ou adolescência, sendo que os tiques são motores. Por definição, os tiques estão presentes por mais de um mês e menos de um ano, de modo flutuante em sua intensidade.

A desordem crônica dos tiques ocorre tanto na infância quanto na vida adulta, sendo que os tiques motores envolvem menos de três grupos musculares. Geralmente, os tiques são fixos, não flutuando em intensidade como no caso anterior. Sua duração é sempre superior a um ano.

A síndrome de Gilles de La Tourette inicia-se entre os 2 e os 15 anos de idade, com tiques motores e vocais. Há flutuação na intensidade dos tiques e a duração é sempre superior a um ano. Há uma série de critérios para o diagnóstico de síndrome de Gilles de La Tourette, tratando-se, em geral, de casos mais graves e que eventualmente requerem tratamento medicamentoso.

Tiques ou até um quadro de tourettismo podem ocorrer em doenças neurológicas e psiquiátricas, tais como doenças de Huntington, de Wilson, de Parkinson etc.

O diagnóstico é feito apenas clinicamente, não havendo necessidade de investigação complementar. Tiques progressivos ou iniciando-se na vida adulta, associados a outros sintomas neurológicos, podem requerer pesquisa das entidades clínicas já citadas.

DIAGNÓSTICO DIFERENCIAL DAS MIOCLONIAS

Entre as várias causas de mioclonias, citam-se: doença degenerativa do sistema nervoso central (SNC), anoxia cerebral, mioclonia hereditária benigna e quadros metabólicos. Embora o movimento seja indicativo de uma desordem afetando o SNC, sua presença tem valor localizatório muito pequeno. Em última análise, as mioclonias podem apenas indicar que está ocorrendo algum tipo de sofrimento cerebral inespecífico.

As mioclonias podem ser classificadas de várias maneiras, sendo que, usualmente, os mecanismos fisiopatológicos subjacentes ou seu possível ponto de origem no sistema nervoso central são considerados, conforme mostrado no quadro 8.11. O diagnóstico diferencial entre esses tipos pode revelar a etiologia subjacente.

Entre as três categorias expostas no quadro 8.11, as mioclonias corticais são as mais comumente encontradas e as que mais frequentemente incapacitam o paciente, pois têm tratamento difícil, como ocorre em certas epilepsias generalizadas (por exemplo, epilepsias mioclônicas progressivas). Diversas outras causas podem gerar mioclonias corticais, como as mioclonias que ocorrem em pacientes demenciados, sugerindo o diagnóstico de doença de Creutzfeldt-Jacob. O diagnóstico das mioclonias corticais é possível por meio de registros eletrofisiológicos, como o EEG. Já o diagnóstico das mioclonias

Quadro 8.11 – Classificação fisiopatológica das mioclonias.

Cortical: mioclonia cortical espontânea, mioclonia cortical reflexa, epilepsia parcial contínua
Subcortical: mioclonia essencial, mioclonia periódica, mioclonia distônica, mioclonia reticular reflexa, síndromes *startle* (como um susto)
Espinhal

subcorticais depende grandemente de excluirmos as anteriores. Diversos mecanismos tentam explicar a geração desse tipo de movimento involuntário em lesões encefálicas. Na prática clínica, as mioclonias subcorticais podem estar presentes em grande número de alterações metabólicas, endocrinológicas e tóxicas, tanto por drogas quanto por quadros infecciosos. São movimentos involuntários comuns nas chamadas encefalopatias toxicometabólicas difusas. O tratamento da condição sistêmica de base, em geral, leva à resolução completa do quadro mioclônico.

BIBLIOGRAFIA

Donaldson I, Marsden CD, Schneider S, Bhatia K. Marsden's book of movement disorders. New York: Oxford University Press; 2012.

Lang AE, Lees AJ. Tremor: basic mechanisms and clinical aspects. Mov Disord 1998;13(Suppl 3).

Shannon K, Adler C. Approach to common movement disorders. San Diego: American Academy of Neurology Annual Course; 2013.

Capítulo 9

Avaliação Neurológica do Paciente em Coma

PRIMEIRA AVALIAÇÃO DO PACIENTE EM COMA

Este é um livro de propedêutica neurológica e não de terapêutica, entretanto, seria um erro iniciar a abordagem de um paciente com alteração da consciência pela avaliação neurológica, então, primeiro as primeiras coisas. Antes é fundamental que ele seja atendido adequadamente, isto é, o paciente com alteração de consciência corre sério risco de morte ou de sequelas graves. Assim, devem ser seguidos os seguintes passos quase que automaticamente, de maneira reflexa (Quadro 9.1), para em seguida realizar a avaliação neurológica propriamente dita, até porque se a causa do coma for abordada com estas manobras este pode ser revertido.

Todas essas medidas devem ser tomadas de imediato, quase que simultaneamente, isto é, elas devem ocorrer automaticamente. Somente depois de tomadas essas medidas é que se passa a complementar a avaliação do paciente.

Agora que estão afastadas causas de morte iminente ou sequela grave pode-se falar sobre o paciente com rebaixamento de consciência: como examinar e diagnosticar.

INTRODUÇÃO

Os estados de alteração da consciência alertam os médicos para doenças potencialmente graves tanto em relação à sobrevida do paciente como para lesões cerebrais que causam sequelas incapacitantes. Dessa maneira, é importante que os profissionais de saúde compreendam os mecanismos funcionais da consciência e como ocorre sua alteração.

Quadro 9.1 – Primeiro atendimento do paciente com rebaixamento da consciência.

1. Verificar se as vias aéreas do paciente estão permeáveis, isto é, se ele não apresenta obstrução por corpo estranho, e ampliar a passagem de ar estendendo a cabeça e tracionando a mandíbula para a frente* (Fig. 9.1). Em caso de suspeita de traumatismo deve-se assumir instabilidade da coluna cervical até que seja definitivamente afastada essa possibilidade. Ter o máximo cuidado, e a imobilização cervical deve ser mantida até a certificação de integridade da coluna cervical.
2. Verificar os movimentos respiratórios, isto é, se o paciente está respirando, se vai ou não necessitar de auxílio respiratório e caso necessário providenciá-lo.
3. Verificar o sistema cardiovascular, isto é, se o paciente mantém boa pressão arterial e bom pulso, ou seja, se ele não está em assistolia (sem pulso), se não está em arritmia cardíaca ou com pressão muito baixa (por sangramento, por exemplo).
4. Infusão de tiamina e glicose.
5. Alguns casos de suspeita de intoxicação por opioides ou por benzodiazepínicos podem ser revertidos com o uso de naloxona (Narcan®) e flumazenil (Lanexate®), respectivamente.

*Não é preciso abrir a boca do paciente e puxar a língua para fora (aliás, esse procedimento é errado e leva algumas vezes à quebra de dentes e/ou à perda de falange do atendente), basta estender a cabeça e tracionar a mandíbula para a frente, como na figura 9.1.

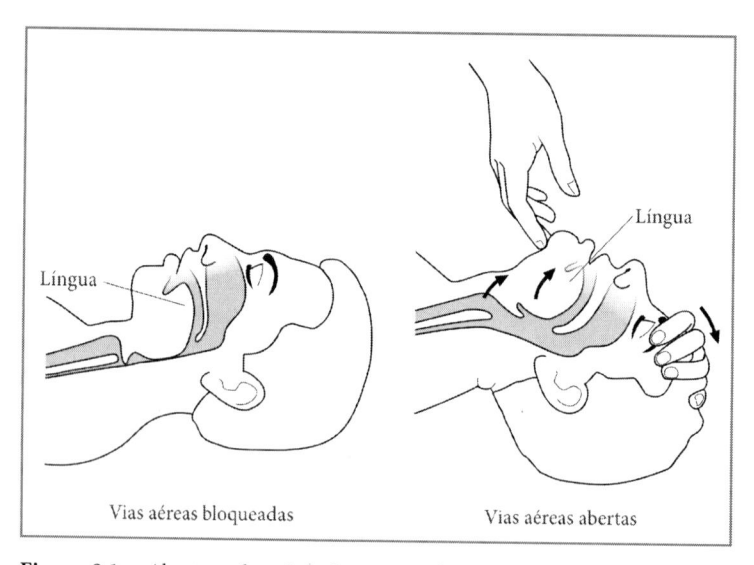

Figura 9.1 – Abertura das vias aéreas estendendo a cabeça e tracionando a mandíbula para a frente. http://www.merckmanuals.com

Para que haja melhor comunicação entre os profissionais de saúde que lidam com esse tipo de paciente, bem como para a compreensão do texto, é necessária uma nomenclatura relativamente rígida de maneira que, ao se descrever a condição de um paciente, os colegas saibam exatamente interpretar o que lhe foi dito.

DEFINIÇÕES

Uma das palavras mais difíceis de definir é consciência. Do ponto de vista do neurologista, utiliza-se a palavra **consciência** com o significado de uma pessoa acordada, vígil e alerta e com seu conteúdo intacto, ou seja, o indivíduo está orientado auto e alopsiquicamente, isto é, ele sabe quem é e se localiza no tempo e no espaço. Por exemplo: eu sou o Dr. Eduardo, estou na Avenida Higienópolis e hoje é quarta-feira, 9 de setembro.

Sonolento – é o indivíduo que passa a dormir um número maior de horas, mas quando solicitado verbalmente responde aos chamados e está orientado temporoespacialmente, bem como responde a questões relativamente complexas.

Confuso – é o paciente que apesar de vígil e alerta está desorientado, por vezes agitado, agressivo e com alucinações, mas em outro momento se apresenta embotado, quieto e sem iniciativa.

Torpor (torporoso) – o indivíduo apresenta-se com comportamento de quem está dormindo, dificilmente acorda espontaneamente e só o faz após estímulo mecânico; algumas vezes é necessário estímulo doloroso para acordá-lo e quando desperto responde a solicitações simples e está orientado autopsiquicamente, isto é, sabe quem é mas em geral está desorientado alopsiquicamente (no tempo e no espaço).

Estupor – é um quadro mais profundo de alteração da consciência em que o paciente só acorda ao estímulo doloroso e, uma vez cessado o estímulo, volta ao estado anterior. As respostas não são obtidas ou são com muita dificuldade.

Coma – significa o grau mais profundo da alteração da consciência, em que o paciente não acorda mesmo com estímulos dolorosos. A maioria dos pacientes não está em coma quando são avaliados.

Delirium – ou estado confusional agudo, refere-se aos pacientes que se apresentam com distúrbio da consciência (isto é, diminuição da ciência do ambiente), com habilidade reduzida de focar, sustentar ou mudar o foco de atenção, alteração na cognição (como déficit de memória, desorientação, distúrbio de linguagem) e na percepção, desde que tais alterações não possam ser atribuídas à demência preexistente, estabelecida ou em evolução. O distúrbio desenvolve-se em um curto período de tempo (normalmente horas a dias) e tende a flutuar durante o curso do dia. Há evidência a partir da história, exame físico ou achados laboratoriais de que o distúrbio seja causado por consequências fisiológicas diretas de uma condição médica geral.

Vígil – é o indivíduo que tem a aparência de estar acordado, porém não é necessário que esteja consciente. Assim, o paciente pode estar em **coma vígil**, o que significa que ele tem ciclo sono-vigília, isto é, o paciente acorda e dorme em períodos alternados, mas não pode responder a solicitações ou interagir adequadamente com o meio.

Estado vegetativo persistente – quando o paciente está alheio e não interage com o meio externo, mas possui o ciclo sono-vigília preservado. O estado vegetativo persistente ocorre por lesão cortical difusa e preservação das estruturas subcorticais responsáveis pelo sono e pela vigília. As causas mais comuns dessa lesão cortical difusa são: traumatismo craniano, encefalopatia hipóxico-isquêmica, ou hipoglicêmica. Nessas circunstâncias, o paciente inicia o quadro pelo coma, em virtude da lesão difusa, e evolui progressivamente para esse estado. Recentemente, tem-se proposto a mudança deste nome pela conotação de vegetativo como vegetal para a síndrome do vígil irresponsivo, veremos se esta nova nomenclatura será acatada.

Estado minimamente consciente – refere-se ao nível de consciência em que o paciente demonstra, de maneira inequívoca, relacionar-se com o meio, isto é, demonstrar por expressão facial reconhecer familiar ou acompanhar o estado de espírito das pessoas a sua volta, por exemplo, quando as pessoas riem ou ficam tristes a sua volta e o paciente demonstra acompanhar esses sentimentos. Também apresentam outras manifestações mais palpáveis, como poder expressar de alguma maneira sim e não ou alguma verbalização inteligível.

Locked-in (**"trancado em si mesmo", ou síndrome do cativeiro**) – o paciente parece estar em coma, mas de fato está consciente. A aparência de coma é devida à falta de movimento dos membros, do rosto e a impossibilidade de emitir som. Em geral é decorrente de uma lesão na base da ponte, o que preserva o SARA (sistema ativador reticular ascendente) e, obviamente, o córtex cerebral também está preservado, mas a lesão das fibras descendentes responsáveis pela motricidade, principalmente do trato piramidal, impede o contato com o meio externo. Nessas circunstâncias, é possível constatar que o paciente está consciente pedindo-lhe que olhe para cima, comando que é totalmente coordenado no mesencéfalo e, portanto, acima da lesão. Lesões periféricas graves (como, por exemplo, a polirradiculoneurite) também podem simular o *locked-in* pela total falta de movimento.

ANATOMIA E FISIOPATOLOGIA

O homem para pensar, interagir adequadamente com o meio e estar orientado temporo-espacialmente necessita do córtex cerebral íntegro, funcionante e ativado. Essa ativação depende do **sistema ativador reticular ascendente** ou **SARA**. Dessa maneira, para que ocorra a alteração da consciência o paciente deve ter acometimento extenso e difuso dos hemisférios cerebrais ou do SARA.

O SARA tem sua origem na formação reticular que se estende desde as porções mais rostrais da ponte até as porções mais caudais do diencéfalo, com o principal contingente anatômico localizado na formação reticular mesencefálica (Fig. 9.2). Esse sistema ativa o córtex cerebral de maneira direta pelos núcleos da rafe e do *locus coeruleus* e indiretamente através dos núcleos reticulares do tálamo e do sistema límbico via hipotálamo (Fig. 9.2). Em animais de experimentação, a destruição do SARA provoca o coma e a lentificação no traçado do eletroencefalograma (EEG), traçado semelhante ao obtido durante o sono; já a estimulação do SARA em animais que estão dormindo provoca o despertar e a ativação do EEG.

Por sua vez, o SARA pode ser estimulado: 1. pelo próprio córtex, quando um indivíduo tem pesadelo, por exemplo; ou 2. por vias aferentes sensitivas de diversas modalidades, fazendo com que o indivíduo seja acordado por estímulo sonoro, luminoso ou mecânico, entre outros (certamente esse mecanismo faz parte da defesa de possíveis agressões do meio externo).

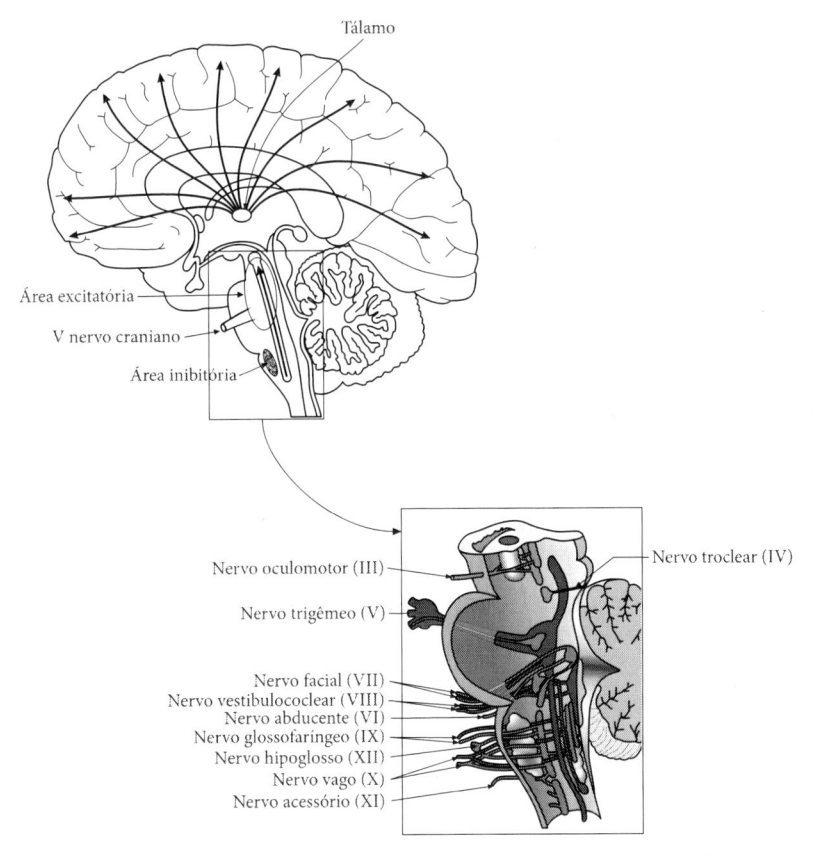

Figura 9.2 – Sistema ativador reticular ascendente (SARA) e sua relação topográfica com os nervos cranianos.

Vários são os mecanismos que alteram a função do SARA ou dos hemisférios cerebrais, mas em linhas gerais deve-se considerar que o sistema nervoso depende de oxigênio e glicose para seu metabolismo, o que ocorre pela oferta dessas substâncias através do fluxo sanguíneo cerebral constante. Uma vez que o sistema nervoso possui capacidade reduzida de armazenar essas substâncias, qualquer distúrbio desses elementos, bem como das vitaminas, dos hormônios ou dos eletrólitos, pode causar o mau funcionamento neuronal. Além de tais causas, a interrupção das vias anatômicas por lesões estruturais (acidente vascular cerebral, traumatismo ou tumor) pode também provocar disfunção do SARA.

É importante observar as relações anatômicas do SARA, pois lesões estruturais (traumatismo, AVC e tumor, por exemplo) que levam o paciente ao coma podem lesar estruturas vizinhas, sugerindo, assim, a localização da lesão. Como é possível observar na figura 9.2, o SARA está localizado próximo aos núcleos dos nervos cranianos responsáveis pela motricidade ocular (III, IV e VI nervos cranianos), próximo ao trato piramidal e dentro da formação reticular, responsável por várias atividades como o controle respiratório e o controle postural dos membros e olhos através do núcleo rubro e dos núcleos vestibulares, entre os mais importantes. Mais adiante será descrita a importância da avaliação destes sistemas por meio dos padrões de respiração, respostas motoras (posturas patológicas), dos movimentos oculares extrínsecos e pupilares para o diagnóstico correto da topografia e causa do coma (toxicometabólico ou estrutural).

Sabe-se também que uma região do córtex ativa outra, tornando fundamental a manutenção e a integridade de áreas extensas do córtex para que um indivíduo se mantenha consciente. Dessa maneira, pode-se dizer que para um indivíduo manter a consciência é necessária a integridade tanto da formação reticular ativadora ascendente (nível de consciência) como de áreas do córtex cerebral (conteúdo). Assim, lesões ou disfunções da formação reticular ativadora ascendente, do tálamo ou de áreas extensas do córtex cerebral provocam rebaixamento de consciência.

RELAÇÃO ENTRE SONO E COMA

O comportamento de uma pessoa em coma é aparentemente o mesmo de uma que está dormindo, mas a semelhança é só esta. No coma essa aparência ocorre por incapacidade do sistema nervoso em acordar o paciente, já no sono o sistema nervoso decidiu que a pessoa dormisse.

O coma não é um estado de repouso para ajudar na recuperação das estruturas lesadas, e o sono é um processo ativo, enquanto o coma é um processo passivo induzido por alguma lesão.

Não só na aparência que o sono e o coma são semelhantes, eles também têm em comum o alentecimento do EEG, alguns comportamentos como bocejar e alguns sinais neurológicos como o sinal de Babinski. Entretanto, o indivíduo que está dormindo pode ser acordado e durante o sono o consumo de glicose e de oxigênio não diminui como ocorre no coma e em determinados momentos do sono (fase REM) o metabolismo cerebral pode estar até mesmo aumentado. Apesar de o EEG poder ser semelhante nos dois estados, o indivíduo em coma apresenta, em geral, padrões eletroencefalográficos patológicos.

ABORDAGEM DO PACIENTE EM COMA

Como já foi dito inicialmente, e é bom repetir, é indispensável que o paciente com alteração do nível de consciência seja atendido prontamente para que uma disfunção neuronal não se torne lesão irreversível. Portanto, em um primeiro momento, os atos devem estar sistematizados, precedendo procedimentos diagnósticos na seguinte sequência: 1. manutenção da permeabilidade das vias aéreas e dos mecanismos respiratórios desde a simples aspiração orofaríngea até, quando for o caso, a entubação orotraqueal e o uso de ventilação mecânica; para isso, é importante a verificação das condições da coluna cervical, principalmente em indivíduos com suspeita de traumatismo; a entubação nasotraqueal evita a extensão da coluna; 2. preservação dos padrões hemodinâmicos com a correção de possíveis arritmias cardíacas, choques cardiogênico e hipovolêmico (sangramentos); 3. infusão de tiamina (vitamina B_1) com glicose hipertônica (precedida pela retirada de amostra de sangue para exames laboratoriais) é mandatória, uma vez que tanto a encefalopatia de Wernecki causada pelo déficit de tiamina como a hipoglicemia causam lesões irreversíveis do sistema nervoso, constituindo verdadeiras emergências médicas.

AVALIAÇÃO DIAGNÓSTICA

HISTÓRIA

O examinador deve obter do acompanhante ou informante a evolução temporal dos eventos perguntando se a instalação do quadro foi súbita, como ocorre nos acidentes vasculares cerebrais (AVC), ou progressiva, como ocorre nos distúrbios metabólicos; indagar sobre alguma doença prévia que pudesse justificar o coma, como, por exemplo, *diabetes mellitus*, insuficiência hepática ou renal, entre outras; obter dados sobre medicações prévias que, em excesso, pudessem levar ao coma (benzodiazepínicos e anticonvulsivantes, por exemplo) ou, na ausência, alterassem a consciência (como os hormônios, de maneira geral – hipotireoidismo e hipocortisolismo, por exemplo); questionar se precedendo o quadro o paciente apresentou algum sintoma como fraqueza localizada, dor de cabeça (que pode sugerir hemorragia meníngea ou meningite), tontura, visão dupla ou incoordenação alertando para lesões de tronco encefálico ou cerebelares.

EXAME FÍSICO GERAL

Temperatura – a hipotermia abaixo de 31° centígrados por si só provoca coma e possui alto índice de mortalidade; entretanto, se o paciente sobrevive a tal temperatura deve, em geral, recuperar-se sem sequelas. A hipotermia pode estar associada a outras condições que podem levar ao distúrbio da consciência como intoxicações barbitúrica, alcoólica ou fenotiazínica; colapso circulatório, hipotireoidismo, hipoglicemia e lesões hipotalâmicas.

Em geral, a associação de alteração da consciência e hipertermia está relacionada a estados infecciosos, como sepse, encefalite e meningite ou intoxicação anticolinérgica. A hipertermia acima de 43°C provoca estado de coma.

Pressão arterial – hipertensão arterial pode estar associada a hemorragia intracraniana, encefalopatia hipertensiva ou hipertensão intracraniana. Já a hipotensão arterial pode sugerir colapso circulatório provocado por arritmia cardíaca, infarto do miocárdio ou hemorragia, crise addisoniana, diabetes, sepse por germe gram-negativo, hipotireoidismo ou intoxicação barbitúrica.

Alterações respiratórias – pacientes com bradipneia ou taquipneia podem apresentar alteração da consciência devido a distúrbios metabólicos como alcalose ou acidose metabólica, respectivamente. Além disso, alterações nos ritmos respiratórios podem facilitar a localização da lesão no sistema nervoso. A respiração de Cheyne-Stokes é caracterizada por períodos de apneia seguidos de períodos respiratórios em que o paciente inicia a respiração superficial e lenta e aumenta progressivamente a frequência e a amplitude para depois ir diminuindo até chegar à apneia seguinte; este ritmo respiratório está associado a alterações dos hemisférios cerebrais, bem como do diencéfalo (tálamo e hipotálamo). A taquipneia neurogênica (hiperventilação neurogênica central) é causada por lesões pontomesencefálicas; a respiração apnêustica, isto é, o paciente apresenta apneia inspiratória e apneia expiratória, bem como a respiração em salvas (sequência de hiperventilação seguida por pausa respiratória) são causadas por lesão pontina (Fig. 9.3).

A avaliação neurológica do paciente com rebaixamento de consciência deve responder, entre outras questões, se a causa dessa alteração é uma lesão focal, localizada, portanto na formação reticular e conexões, ou se é uma alteração multifocal ou difusa

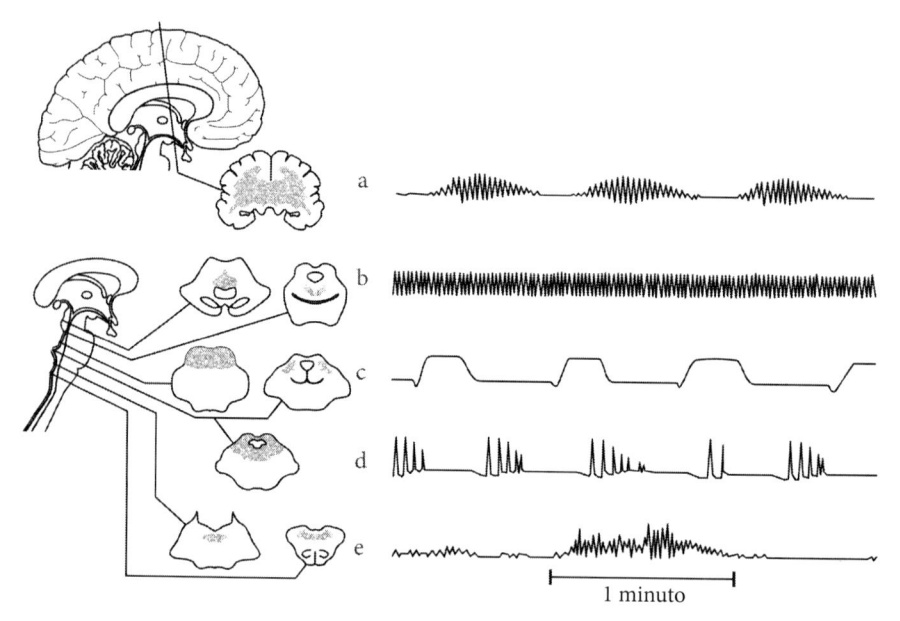

Figura 9.3 – Padrões respiratórios em lesões do sistema nervoso. **a)** Respiração de Cheyne-Stokes. **b)** Taquipneia neurogênica. **c)** Respiração apnêustica. **d)** Respiração em salva. **e)** Sem padrão. Plum e Posner, 1980.

que acomete grande extensão do córtex cerebral de ambos os hemisférios. Essa diferenciação é fundamental para orientar a investigação diagnóstica com exames complementares, pois nas lesões focais os exames de imagem são os principais, enquanto nas alterações multifocais ou difusas, dependendo da apresentação clínica, exames de sangue, eletroencefalograma e do líquido cefalorraquidiano é que ajudarão no diagnóstico nosológico.

Dessa maneira, pode-se dizer que existem, fundamentalmente, dois tipos de mecanismos para o rebaixamento da consciência: 1. alterações focais: caso dos tumores, acidentes vasculares encefálicos e traumatismo craniano; e 2. lesões difusas do sistema nervoso: caso das alterações toxicometabólicos ocasionadas pela hipóxia, hipoglicemia, hipo ou hipernatremia, entre outras (Quadro 9.2). Assim, por meio do exame neurológico procurar identificar se existem lesões focais, isto é, próximas ao SARA, ou se as alterações neurológicas são difusas, isto é, se ao exame neurológico se observa simetria nas alterações e se estas são assimétricas.

Quadro 9.2 – Causas de rebaixamento de consciência e coma.

De apresentação focal (lesão do SARA e/ou suas conexões)
Tumor
Acidente vascular cerebral
Traumatismo craniano
Lesão indireta por herniação secundária a tumor, AVC ou traumatismo
De apresentação difusa (disfunção de ambos os hemisférios)
Intoxicação exógena
Metabólica: hipoglicemia, hipóxia, hipotermia, hipotireoidismo, hipo/hipernatremia
Infecciosas: meningites, encefalites
Estado de mal epiléptico
Hemorragia meníngea

O exame neurológico é um instrumento que permite identificar a diferença entre coma provocado por lesão focal ou por lesão difusa. Dessa maneira, a integridade ou não de estruturas próximas à formação reticular ativadora ascendente é que determina clinicamente se a causa do coma é "toxicometabólica" ou estrutural. Assim, a preservação da integridade de estruturas de controle da motricidade ocular (núcleos dos III, IV e VI nervos cranianos), da motricidade da pupila, a ausência de déficits motores ou posturas patológicas e a presença de reflexos de tronco indicam a causa difusa, enquanto déficits destas funções apontam para uma lesão estrutural. O exame neurológico nessas circunstâncias em que o paciente não pode colaborar com as manobras é diferente daquelas manobras citadas nos capítulos anteriores. Assim, devem ser usadas manobras específicas para a avaliação do paciente em coma.

PUPILAS

Segundo Plum e Posner, a motricidade pupilar (motricidade ocular intrínseca), por ser relativamente resistente a distúrbios metabólicos, é um dado neurológico muito importante na distinção entre lesão estrutural (focal) e alterações difusas.

Anatomia

A motricidade ocular intrínseca refere-se à motricidade da pupila, que é controlada pelo sistema nervoso autônomo simpático e parassimpático. O sistema parassimpático provoca a constrição pupilar (miose) aos estímulos luminosos – reflexo fotomotor – e a via neuroanatômica que coordena esse reflexo está localizada inteiramente no mesencéfalo. O estímulo luminoso transformado em estímulo neural na retina segue até o núcleo de Edinger-Westphal; este, por sua vez, emite impulso que segue junto com o III nervo craniano até o músculo constritor da pupila (ver Fig. 5.13). Repare que o estímulo luminoso em um dos olhos atinge os dois núcleos de Edinger-Westphal, porém, daí em diante, ele segue de cada lado, via fibras parassimpáticas de cada III nervo craniano (direito e esquerdo), para provocar a constrição pupilar simultânea de ambos os olhos. Esse arranjo anatômico determina dois fatores: 1. ele impede a anisocoria (uma pupila de diâmetro diferente da outra) por lesões nas vias aferentes (nervos ópticos); 2. lesões que provocam anisocoria e estão localizadas do mesmo lado do olho midriático.

A porção do sistema nervoso autônomo simpático responsável pela inervação pupilar não sofre nenhuma influência por estímulo luminoso. O primeiro neurônio da via localiza-se no hipotálamo (diencéfalo), desce pelo tronco encefálico passando próximo ao SARA, até atingir o segundo neurônio da via (neurônio pré-ganglionar) na coluna intermediolateral da medula torácica alta. Do corno intermediolateral saem fibras pela raiz anterior e daí ao ramo branco até a cadeia simpática, alcançando o gânglio cervical superior ou gânglio estrelado. No gânglio estrelado, essas fibras fazem conexão com o neurônio pós-ganglionar que segue pela parede da artéria carótida (plexo carotídeo) e atinge o músculo dilatador da pupila. Em todo esse trajeto, não ocorre cruzamento da linha média nem conexões com o sistema contralateral. Dessa maneira, lesões unilaterais, em qualquer ponto da via, causam miose homolateral à lesão (síndrome de Horner).

Semiotécnica

Na avaliação da anisocoria, é de grande importância que se examinem as pupilas do paciente, verificando tanto em ambiente claro quanto em ambiente escuro e ao olhar para longe, bem como para perto: tamanho, formato e simetria. Nas lesões simpáticas a anisocoria aumenta em ambiente escuro e, em contrapartida, nas lesões parassimpáticas ela piora em ambientes claros.

As pupilas são consideradas de tamanho normal, em ambiente iluminado, quando tiverem entre 3 e 5mm de diâmetro. Pupilas com diâmetro acima de 5mm são ditas midriáticas, e as menores de 3mm, mióticas. Desigualdades entre os diâmetros das pupilas de ambos os olhos (anisocoria) podem ser um sinal indicativo de acometimento nervoso, porém em 20% das pessoas pode ocorrer a anisocoria fisiológica. Nessa circunstância, a diferença entre as pupilas mantém-se constante tanto no ambiente escuro como no claro.

Ao exame das pupilas, é importante ainda pesquisar sua reação à luz, o que é feito testando-se o reflexo fotomotor. Esse reflexo é de grande importância clínica, tendo como via aferente o nervo óptico (II nervo), e como via eferente, o nervo oculomotor (III nervo) (ver Fig. 5.13). Logo, lesões desses nervos, bem como da retina, podem causar alteração do reflexo à luz.

Caracteristicamente, nesse reflexo, quando um estímulo luminoso incide sobre a retina de um olho, há contração pupilar de ambos os olhos. Assim, além do reflexo fotomotor direto, quando se observa a reação pupilar do olho iluminado deve-se atentar também para a presença do reflexo consensual, constrição pupilar do olho ao estímulo luminoso contralateral, o qual normalmente ocorre por conexões contralaterais no braço aferente da via descrita acima.

Para pesquisa do reflexo fotomotor, deve-se, idealmente, escurecer a sala de atendimento, solicitando que o paciente olhe fixamente para longe, enquanto o examinador ilumina obliquamente uma pupila de cada vez, utilizando uma luz forte.

Caso a pesquisa do reflexo fotomotor não seja suficiente ou esteja comprometida, pode-se utilizar um outro teste, chamado reação à aproximação de objetos ou acomodação, avaliando-se sempre um olho de cada vez, o que aumenta sua sensibilidade. Nesse teste, o examinador coloca um objeto (como um lápis) a 10cm do olho do paciente e pede para ele focá-lo alternadamente, assim como um outro qualquer, distante a pelo menos mais de 2 metros, colocado atrás do primeiro. Como reação normal, percebe-se contração pupilar quando o paciente desvia o olho do objeto distante e tenta focar o objeto mais próximo. Essa reação, assim como o reflexo pupilar, também é mediada pelos nervos óptico (via aferente) e oculomotor (via eferente).

Alterações pupilares relacionadas com a alteração de consciência
Para mais detalhes sobre alterações pupilares ver Capítulo 5 (Fig. 9.4).

MOTRICIDADE OCULAR EXTRÍNSECA
A anatomia e a fisiologia da motricidade ocular estão descritas no Capítulo 5. Cabe aqui realçar alguns aspectos particulares na abordagem do paciente em coma.

Semiotécnica
Como já dissemos, o paciente em coma não tem condições de colaborar com o exame da motricidade ocular. Assim, utilizam-se observação e alguns reflexos para diagnosticar a integridade ou não do sistema oculomotor. Os reflexos mais usados são o oculocefálico (manobra dos olhos de boneca) e a prova calórica.

Elevação passiva das pálpebras – a simples observação dos olhos pode ser muito valiosa no diagnóstico diferencial entre o coma provocado por lesão estrutural ou por disfun-

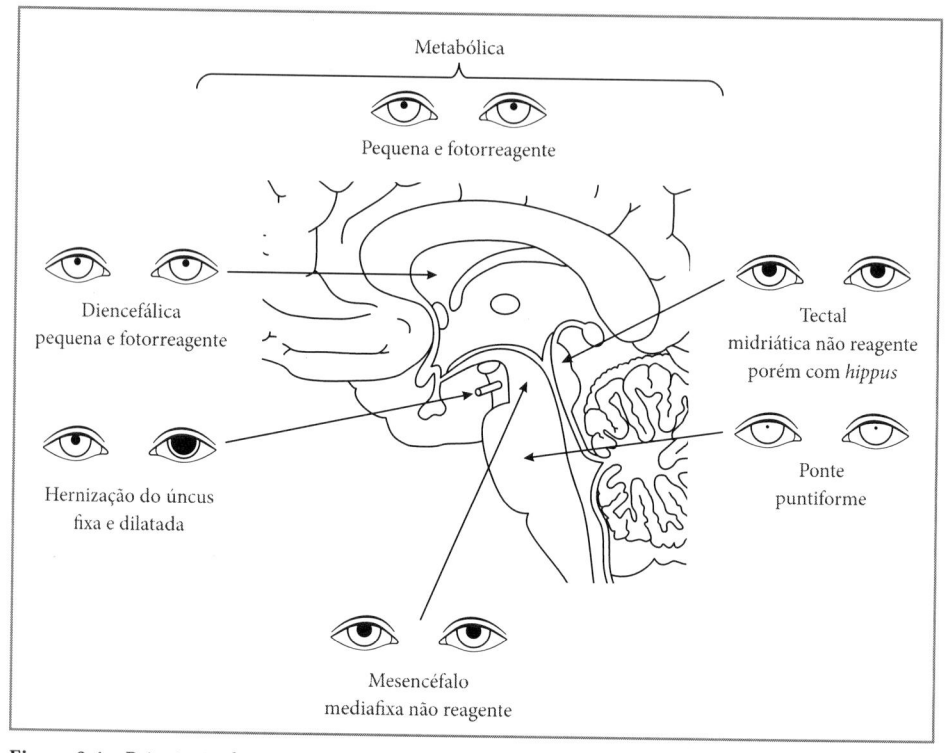

Figura 9.4 – Principais alterações pupilares. Plum e Posner, 1980.

ção toxicometabólica. Os estrabismos devem significar um déficit focal, que, pela falta de oposição de um músculo, ocorre o desvio do olho para o lado oposto ao déficit. Desvio tônico dos olhos na presença de hemiplegia sugere lesão supratentorial quando ocorre no sentido contrário à hemiplegia (síndrome de Foville superior) e lesão infratentorial quando o desvio ocorre no sentido do déficit motor (o paciente "olha a hemiplegia" – síndrome de Foville inferior). Desvio tônico dos olhos para baixo é um importante sinal que pode sugerir hemorragia talâmica, embora não seja exclusivo dessa condição e possa ocorrer também em disfunções toxicometabólicas. A ocorrência de deslocamentos oculares conjugados espontâneos e lentos sugere lesão toxicometabólica supratentorial. A ocorrência de movimentos oculares conjugados tônicos para baixo e retorno de forma espontânea e lenta para a posição primária do olhar caracteriza o chamado *bobbing*; tal achado é bastante consistente com lesão estrutural localizada no tronco encefálico (ponte).

Manobra dos olhos de boneca – baseia-se na integração existente entre o núcleo dos nervos oculomotor, troclear e abducente (III, IV e VI) e o labirinto, além de receptores proprioceptivos localizados na região cervical. Para a realização dessa manobra, é mandatória, mais uma vez, a exclusão de lesões cervicais. O examinador deve utilizar ambas as mãos, posicionando uma delas na região frontal (que também atuará na elevação passiva de ambas as pálpebras) e outra na região mentoniana. A partir dessa posição inicial, deverão ser realizados movimentos rápidos de rotação da cabeça para a direita e para a esquerda (resposta normal no indivíduo comatoso sem lesões no tronco encefálico: deslocamento horizontal conjugado dos olhos para a esquerda e direita, respectivamente) e então para baixo (anteroflexão) e para cima (retroflexão) – resposta normal no indivíduo comatoso sem lesões no tronco encefálico: deslocamento vertical conjugado dos olhos para cima e para baixo, respectivamente. Essa manobra permite identificar também lesões isoladas do III, VI e VI nervos cranianos, além de alterações dos movimentos conjugados do olhar como na lesão do fascículo longitudinal medial.

Prova calórica – baseia-se na integração existente entre os canais semicirculares do labirinto e os núcleos dos nervos motores oculares. O desencadeamento de respostas oculares após o estímulo calórico com água fria ou quente ocorre pela produção de correntes de convecção que ocasionam deslocamento da endolinfa. A prova é realizada mais comumente com o uso de 50ml de água gelada, que é lentamente injetada via meato acústico externo. Assim, antes de se fazer a prova é obrigatória a realização de otoscopia para se atestar a integridade da membrana timpânica. Em virtude da angulação fisiológica existente entre os três canais semicirculares, a cabeça do paciente deve estar posicionada em 30 graus de elevação em relação à horizontal. De maneira geral, pode-se dizer que a irrigação com água gelada produz, no indivíduo comatoso com o tronco encefálico íntegro, deslocamento tônico conjugado dos olhos em direção à orelha estimulada; quando ambas as orelhas são simultaneamente irrigadas ocorre deslocamento tônico conjugado para baixo (vertical). Respostas desconjugadas, assim como foi dito na manobra dos olhos de boneca, indicam lesões situadas no tronco encefálico ou em nervos cranianos motores oculares (oculomotor, troclear e abducente).

MOTRICIDADE SOMÁTICA

A anatomia e a fisiologia da motricidade somática estão descritas no Capítulo 2. Cabe aqui discorrer sobre alguns aspectos particulares na abordagem do paciente em coma.

Semiotécnica

Em primeiro lugar, deve-se observar a postura do paciente, o que pode revelar muitas informações, como será visto adiante. Em seguida, como o paciente não tem nível de consciência para obedecer a comandos, devem-se usar manobras que demonstrem assimetria de tônus muscular, como é o caso das manobras deficitárias, ou utilizando estímulos dolorosos (sem causar lesão corporal), de maneira a induzir o paciente ao movimento. A pesquisa da reação do paciente comatoso ao estímulo doloroso deve ser realizada com técnica adequada para evitar lesão tecidual. Podemos aplicar o estímulo doloroso pela compressão do leito ungueal com a interposição de algum objeto (uma caneta, por exemplo); os membros superiores e inferiores devem ser observados e investigados pela compressão do esterno utilizando-se as articulações interfalângicas proximais do examinador com a mão fechada ou pela compressão da região supraorbitária pelo polegar. Sempre deve-se observar o padrão de resposta motora e a mímica facial, pois pacientes com lesão medular cervical podem não esboçar nenhuma resposta motora apendicular, mas exibir mímica de dor. Além disso, deve-se observar a ocorrência de piscamento ao estímulo doloroso, pois pacientes em *locked-in*, por exemplo, podem apresentar como única resposta motora o piscamento.

Posturas

Pé caído (Fig. 9.5) – pode significar lesão do trato piramidal, que causa fraqueza e, com isso, queda do pé e rodado para fora. Esse achado pode estar presente no traumatismo, o que pode significar lesão do piramidal ou fratura do colo do fêmur do mesmo lado.

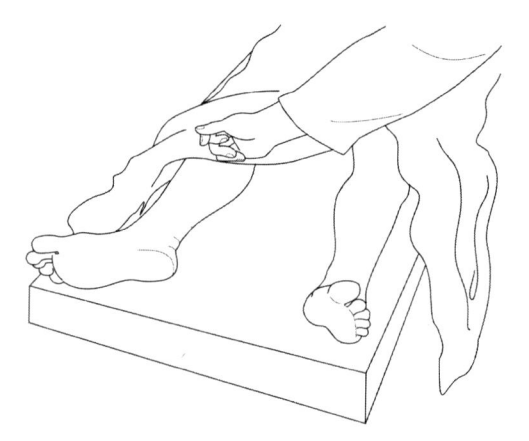

Figura 9.5 – Pé caído.

Postura em decorticação – o paciente apresenta-se com o membro superior em flexão e o inferior em extensão. Mais detalhadamente, o membro superior apresenta-se abduzido, o antebraço fletido e pronado e a mão e os dedos em flexão; já o membro inferior se apresenta em rotação interna com a coxa, a perna e o pé em extensão. Essa postura pode ser espontânea ou provocada por estímulo doloroso. A despeito do nome decorticação, essa postura não significa necessariamente a perda do córtex cerebral nem tem valor localizatório. Essa postura certamente é mais frequente em lesões acima do núcleo rubro ou, mais tipicamente, dos núcleos da base (Fig. 9.6), mas pode ocorrer em distúrbios toxicometabólicos como a hipoglicemia e a meningite, mas, nesse caso, a postura costuma ser simétrica.

Postura em descerebração – o paciente apresenta-se com o membro superior e o inferior em extensão (Fig. 9.7). Essa postura também não tem valor localizatório, mas em animais de experimentação e em alguns casos de pacientes que foram para necropsia a lesão situa-se mais comumente no mesencéfalo, sobre o núcleo rubro ou imediatamente abaixo dele. Também pode ocorrer em pacientes em coma de causa toxicometabólica, mas nesse caso a postura costuma ser simétrica.

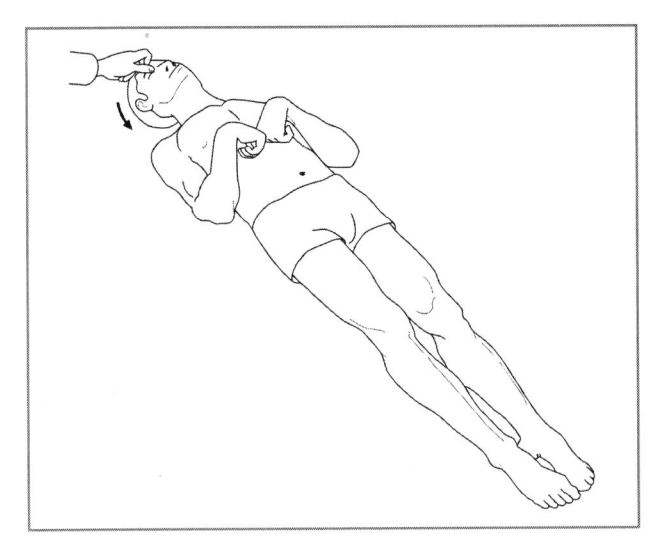

Figura 9.6 – Postura em flexão dos membros superiores, também chamada de postura em decorticação. Plum e Posner, 1980.

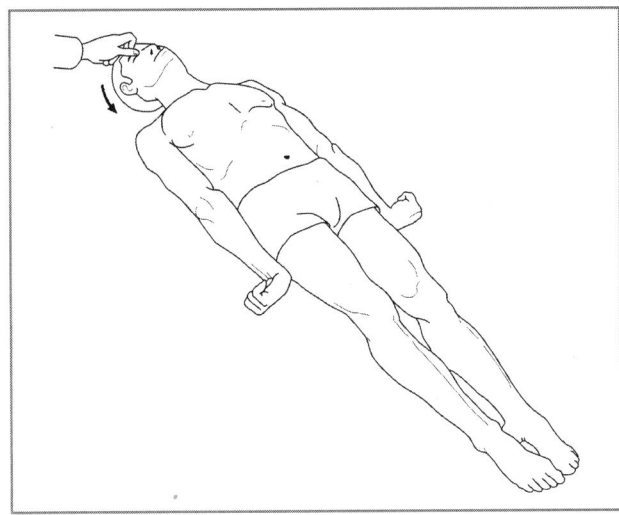

Figura 9.7 – Postura em extensão dos membros superiores, também chamada de postura em descerebração. Plum e Posner, 1980.

Por fim, a postura descrita por Plum e Posner em 1972, em que o paciente se encontra com o membro superior em extensão e o inferior indiferente ou em flexão, está relacionada a lesões pontinas que incluam os núcleos vestibulares.

ESCALA DE COMA DE GLASGOW

Considerando os conceitos sobre posturas e o nível de consciência, que incluem a fala e a abertura ocular, é possível entender os valores dados na escala de Glasgow como se segue.

- **Melhor resposta verbal**
  5 Orientado
  4 Frases
  3 Palavras
  2 Sons
  1 Não verbaliza
- **Melhor resposta motora**
  6 Obedece ordens
  5 Localiza estímulo
  4 Flexão inespecífica
  3 Flexão patológica
  2 Extensão
  1 Sem resposta motora
- **Abertura ocular**
  4 Espontânea
  3 Aos chamados
  2 Aos estímulos dolorosos
  1 Não abre

HÉRNIA UNCAL OU HÉRNIA DO LOBO TEMPORAL

É uma emergência médica, o paciente está na iminência de comprimir o mesencéfalo de maneira irreversível. A hérnia ocorre por aumento da pressão intracraniana, predominantemente em um dos hemisférios causando um desequilíbrio e consequente deslocamento da porção medial do lobo temporal contra o mesencéfalo e o III nervo craniano (Fig. 9.8). Nessas circunstâncias, o paciente apresenta anisocoria (uma pupila maior do que a outra) pela compressão do III nervo. Na maioria das vezes, a pupila maior está do mesmo lado da herniação, e a hemiparesia contralateral, pela compressão do trato piramidal, quase sempre é contralateral à herniação, ou seja, o habitual nessas circunstâncias é o paciente apresentar hemiparesia contralateral e a pupila midriática (dilatada) homolateral à hérnia uncal. Em caso de incongruência, hemiparesia e pupila dilatada do mesmo lado, o mais provável é que a hérnia seja contralateral à hemiparesia. As outras hérnias cerebrais são incomuns e estão descritas em livros especializados.

MORTE ENCEFÁLICA

Por definição, morte encefálica aplica-se a pacientes com lesão encefálica irreversível. É importante notar a ênfase na irreversibilidade da lesão encefálica para em primeiro lugar ter a segurança de firmarmos este diagnóstico com implicações e desdobramentos importantes para o paciente, médicos, familiares e possíveis receptores de órgãos e, em segundo lugar, não dar margem a dúvidas que sempre aparecem nessa hora difícil, principalmente por parte de pessoas desinformadas ou que procuram publicidade por fazer afirmações polêmicas.

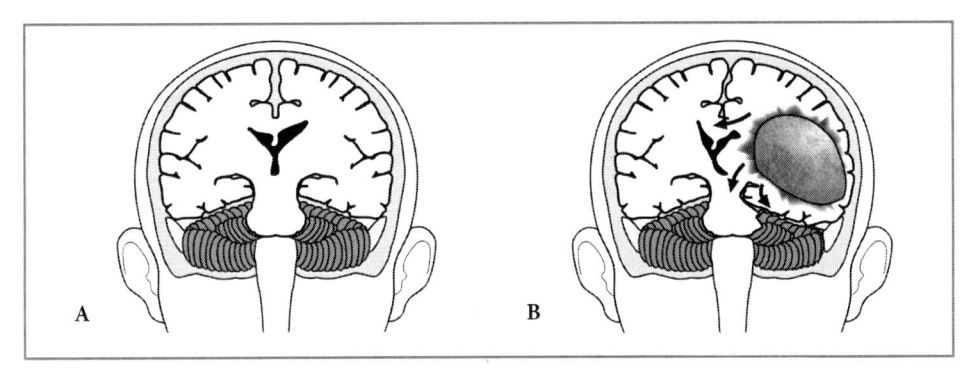

Figura 9.8 – Herniação uncal. A) Normal. B) Hérnia uncal. Plum e Posner, 1980.

Como constatar a lesão e sua irreversibilidade

Para se identificar a irreversibilidade da lesão é pré-requisito fundamental conhecer sua causa. Esse passo é de extrema importância, pois um erro aqui propicia o sensacionalismo e espaço na mídia para pessoas mal intencionadas e presta um desserviço à comunidade.

Deve-se suspeitar de morte encefálica quando o paciente está em coma do grau mais profundo e ao exame neurológico demonstra-se a ausência de função nervosa suprassegmentar (sistema nervoso central acima da medula espinal). Para isso, testamos os reflexos mais primitivos e resistentes a lesões como o fotomotor, o oculocefálico, o corneopalpebral, observamos as reações somática e visceral a estímulo doloroso e constatamos apneia. Caso todos esses sinais estiverem ausentes, ou seja, negativos, podemos prosseguir na investigação de morte encefálica com exames complementares.

Assim, um paciente com hemorragia cerebral extensa ou traumatismo craniano grave com perda de massa encefálica e com todos os reflexos citados acima ausentes deve ter o diagnóstico de morte encefálica confirmado. Já no caso de um paciente encontrado em coma em casa ou na rua e cujos reflexos também estão ausentes não se deve suspeitar de morte encefálica até que a investigação etiológica seja concluída, pois causas reversíveis de coma podem estar presentes, tais como intoxicações exógenas, hipotermia (temperatura < 32,2ºC) ou desequilíbrio metabólico que deprimam as funções neurológicas e sejam responsáveis pela ausência dos reflexos citados.

A constatação laboratorial da morte encefálica só é necessária quando existe a possibilidade de doação de órgãos, na vigência de uma situação médico-legal, ou quando o exame neurológico não pode ser executado de maneira adequada.

Os exames complementares para a confirmação de morte encefálica são opcionais e podem produzir resultados similares em pacientes que não se encontram em morte encefálica. Os exames complementares são basicamente de dois tipos: os de fluxo sanguíneo cerebral e os de função elétrica cerebral. Os exames de fluxo sanguíneo comprovam a morte do tecido, uma vez que atestam a ausência circulatória e, consequentemente, a incapacidade do sistema nervoso central em receber nutrientes indispensáveis (oxigênio e glicose) para sua sobrevivência. O valor preditivo desses exames está estabelecido. São eles: arteriografia cerebral, Doppler transcraniano e mapeamento cerebral com radioisótopos. Os exames eletrofisiológicos comprovam a ausência de função elétrica neuronal: eletroencefalograma e potencial evocado somatossensitivo.

BIBLIOGRAFIA

Medical Consultants to the President's Commission. Report of the Medical Consultants on the Diagnosis of Death to the President's Commission for the Study of Ethical Problems in Medicine and Biomedical and Behavioral Research. Guidelines for the determination of death. JAMA 1981;246:2184-6.

Mutarelli EG, Omuro AMP. Estado confusional agudo. In Papaléo Netto M, Brito FC. Urgências em geriatria. São Paulo: Atheneu; 2001. p. 233-42.

Plum F, Posner JB. The diagnosis of stupor and coma. 3rd ed. Philadelphia: FA Davis Company; 1980.

Quality Standards Subcommittee of the American Academy of Neurology. Practice parameters for determining brain death in adults [summary statement]. Neurology 1995;45:1012-4.

CAPÍTULO 10

Nervo Olfatório e Lesão Combinada de Nervos Cranianos

A avaliação dos nervos cranianos é de suma importância, pois eles exercem funções essenciais e estão localizados próximos a estruturas vitais. Assim, a deficiência de um dos nervos cranianos causa incômodo importante e pode ser o primeiro sinal de uma doença grave.

Será feita uma abordagem por função, sempre que possível, em vez da maneira clássica de nervo por nervo, pois a experiência na prática clínica demonstra que esta abordagem facilita o raciocínio e o diagnóstico.

NERVOS CRANIANOS

I – Olfatório: hiper, hipo e anosmia. Parosmia.
II – Óptico: acuidade. Campo visual (hemianopsias). Fundoscopia.
   Motricidade extrínseca ocular. Diplopias, desvio conjugado. Crises oculógiras.
III – Oculomotor: oblíquo inferior e retos medial, superior e inferior. Pupilas: diâmetro, conformação; reflexos à luz, acomodação, levantador das pálpebras.
IV – Troclear: oblíquo superior.
VI – Abducente: reto lateral.
V – Trigêmeo: músculos da mastigação, sensibilidade da face e mucosas, reflexo corneano.
VII – Facial: motilidade da face orbicular dos olhos, gustação dos ²/₃ anteriores da língua. Secreção lacrimal e salivar.
VIII – Auditivo/vestibular: hiper, hipoacusia, zoadas, vertigens, nistagmo.
IX – Glossofaríngeo: deglutição, sinal da cortina, sensibilidade faríngea, reflexos faríngeos.

X – Vago: motricidade e sensibilidade do véu palatino, faringe, laringe, fonação, deglutição, respiração, circulação.
XI – Espinal (ou acessório): motricidade e trofismo do trapézio e esternocleidomastóideo.
XII – Hipoglosso: motricidade da língua, atrofia, fasciculação.

OLFATÓRIO (I NERVO CRANIANO)

A perda da olfação, anosmia, ou sua diminuição, hiposmia, muitas vezes, se não quase sempre, é referida pelo paciente como perda do gosto, que quase nunca é o caso. Só para recordar, o gosto é reconhecido pela língua e esta é capaz de distinguir doce, salgado, amargo e azedo somente. Assim, quando percebemos o "gosto" da *pizza* estamos nos referindo ao cheiro de *muzzarella* e orégano, pois quanto ao gosto a *pizza* é salgada, ou seja, *pizza* não tem gosto de *pizza*, mas sim cheiro de *pizza*. Além da perda do paladar, o médico deve estar atento na anamnese para a sensação de cheiro não provocado, parosmia, que em alguns casos pode ser uma crise epiléptica parcial, e da hiperosmia, aumento da sensação olfativa, em pacientes com enxaqueca.

O déficit de olfação pode auxiliar na detecção precoce da doença de Alzheimer, de Parkinson e esquizofrenia. Entretanto, a perda completa da olfação pode indicar causas simples como pólipo nasal, mas também tumores na goteira olfatória.

NEUROANATOMIA

Os receptores do sistema olfatório localizam-se na mucosa olfatória na porção mais alta da cavidade nasal. O nervo olfatório está localizado na placa crivosa, imediatamente abaixo das porções mais anteriores do lobo frontal. Na realidade, não existe um nervo, mas várias pequenas fibras que em conjunto exercem a função de nervo craniano. Logo, faz conexão com o bulbo olfatório, que muitos confundem com nervo, para em seguida conectar-se com o córtex cerebral, esta é a única sensação que não faz sinapse no tálamo antes de atingir o córtex cerebral.

SEMIOTÉCNICA

Devem-se usar substâncias suaves (pó de café, alho, *curry*, entre outras) e evitar aquelas que irritem a mucosa, como é o caso do vinagre, pois podem ser percebidas pelo sistema nervoso e o paciente, a despeito da perda completa da olfação, referir uma sensação emitida pelo nervo trigêmeo em vez do nervo olfatório. Deve-se testar uma narina de cada vez, ocluindo-se uma delas e solicitando para que o paciente aspire pela outra.

LESÕES

São várias as causas de hipo e anosmia. A mais comum e passageira é a coriza, que impede os elementos químicos de atingirem os receptores. A causa de perda da olfação definitiva mais comum é a idade (o envelhecimento causa perda de receptores olfativos) e em jovens é o traumatismo craniano. Outras causas são infecção viral intranasal, doença de Alzheimer, doença de Parkinson, doença dos corpúsculos de Lewi, esquizofrenia, tumor na mucosa olfatória, pólipo nasal, sinusite etmoidal, meningioma da goteira, tumor de lobo frontal. Há relativa preservação do olfato nas outras causas de síndrome de Parkinson.

Outros nervos cranianos estão citados nos capítulos correspondentes a seus sintomas.

MÚLTIPLOS NERVOS CRANIANOS

A associação de déficits de mais de um nervo craniano, em geral, aponta para o local da lesão e consequentemente indica como e onde investigar (Quadro 10.1).

Quadro 10.1 – Acometimento associado de nervos cranianos e possível local da lesão.

Nervos cranianos	Local da lesão
III, IV, V, VI	Fissura superior da órbita
III, IV, V, VI	Seio cavernoso
II, III, IV, V e VI	Petroesfenoidal
Nevralgia do ramo oftálmico do V e VI	Ápice do rochedo petroso
IX, X e XI ou XI e X	Forame jugular
Forame jugular e XII	Côndilo occipital
V, VII, VIII, IX ao XII	Ângulo pontocerebelar
I ao XII	Base do crânio do lado afetado

Além das características descritas acima nas lesões periféricas de mais de um nervo craniano, a presença de síndrome dos nervos cranianos pode também levar ao diagnóstico topográfico de lesões do tronco cerebral. Uma lesão no bulbo pode afetar os nervos, situam-se nesse segmento ("nervos bulbares"): glossofaríngeo, vago, acessório e hipoglosso. Por exemplo, uma lesão anterior (ventral) nesse nível causa, além de síndrome piramidal e proprioceptiva, também paralisia e atrofia da língua ipsilateral à lesão e, durante a retração, ocorre desvio da ponta da língua para o lado são, pela lesão das fibras do nervo hipoglosso. Uma lesão lateral no bulbo, por sua vez, além do déficit doloroso e térmico, pode cursar também com lesão do núcleo motor do vago e assim disfagia e disfonia ou ainda síndrome de Horner.

Na ponte, o déficit sensitivo pode ser acompanhado por síndrome dos nervos vestibular, facial ou abducente. Assim, podem-se encontrar associados ao quadro sensitivo: ataxias, síndrome vestibular, nistagmo, estrabismo ou paralisias faciais.

Já no mesencéfalo, sintomas homolaterais relacionados à lesão do nervo oculomotor (ptose palpebral e estrabismo divergente) ou troclear, junto com os déficits sensitivos contralaterais, tanto proprioceptivos quanto exteroceptivos, podem ser observados.

BIBLIOGRAFIA

DeJong RN. The neurologic examination: incorporating the fundamentals of neuroanatomy and neurophysiology. 4th ed. Cambridge: Harper & Row; 1979.

Duus P. Topical diagnosis in neurology. 2nd ed. New York: Thieme; 1989.

Menco BM, Morrison EE. Morphology of mammalian olfactory epithelium: from, fine structure, function, and pathology. In Doty RL. Handbook of olfaction and gustation. 2nd ed. New York: Marcel Dekker; 2003.

CAPÍTULO 11

Déficit Neurológico Não Orgânico

INTRODUÇÃO

São comuns queixas que sugerem origem neurológica em pacientes com distúrbios somatoformes, factícios ou pessoas simuladoras como paralisias, movimentos involuntários, perda de funções sensoriais como anestesia, dor, perda visual ou auditiva. Pacientes com distúrbios somatoformes estão, de fato, sofrendo e a única forma de pedirem ajuda é pela própria doença. Muitas vezes o médico pode ter o sentimento negativo de estar sendo enganado, mas na realidade essa é a única maneira que o paciente tem para pedir ajuda. Deve-se ter isso em mente quando se for comunicar o diagnóstico ao paciente, pois existe a possibilidade de o médico menosprezar esse grande sofrimento pelo qual o paciente está passando. O somatizador colabora com o médico em seu exame, empatiza com o médico, pois este está tentando aliviar seu sofrimento.

Diferentemente dos pacientes com somatização, os indivíduos com distúrbio factício costumam ter conhecimento médico, ou por trabalharem na área de saúde ou por terem frequentado previamente outros serviços, dificultando diferenciá-lo de alterações orgânicas. O paciente com distúrbio factício ou pessoas simuladoras tem, durante a consulta, comportamento de receio, desconfiança e mau humor, evita olhar nos olhos e apresenta pouca colaboração, ao contrário dos pacientes com somatização, que, por se sentirem de fato doentes, são colaborativos e ávidos por um diagnóstico que os ajude. Entretanto, nos três casos, as alterações neurológicas não são consistentes com doença orgânica, embora as alterações e a avaliação neurológica sejam muito parecidas.

Deve-se ter muito cuidado em estabelecer o diagnóstico de factício ou de simulação. Muitas vezes, é difícil ou mesmo impossível se ter certeza, mesmo porque alguns desses pacientes têm de fato uma doença orgânica que justifica parte de seus sintomas, mas que são incompatíveis com tantas alterações, ou seja, eles exageram, aumentam e difundem seus males. Litigantes e manipuladores como são os pacientes com distúrbio factício, um pequeno erro é tudo de que eles precisam para provar como estão doentes e como a classe médica é incompetente. Tais pacientes, uma vez confrontados com o diagnóstico, comumente abandonam o tratamento para irem a outro centro de saúde.

AVALIAÇÃO NEUROLÓGICA

A seguir será descrita uma série de técnicas que possibilitam desvendar a natureza não orgânica dos sintomas neurológicos de pacientes somatizadores e factício, mas o melhor método é a observação. É muito difícil ser coerente com sintomas neurológicos o tempo todo. Durante a avaliação, um paciente paralisado acomoda-se na maca ou ajuda-se nessa transição com o auxílio da parte paralisada, movimenta coordenadamente o membro que alega estar completamente anestesiado, o que é impossível. Outro, a despeito de ser "cego", fixa o olhar em um movimento inesperado na sala (como em um inseto andando na parede). Pela minha experiência, a observação cuidadosa do paciente, antes mesmo do exame clínico, é a que mais ajuda na suspeita diagnóstica. Certa vez, atendi uma moça completamente paralisada, transferida de outro Serviço com o diagnóstico de polirradiculoneurite (síndrome de Guillain-Barré), que respirava e falava sem dificuldade, o que é improvável em casos graves. Como se não bastasse, ao voltar ao quarto, inadvertidamente, flagrei-a utilizando o controle remoto da TV com a mão dita paralisada. Em nosso ambulatório de distúrbios de somatização, temos duas pacientes com extrema dificuldade para falar por deficiência fonatória e articulatória que nunca engasgam e nunca tiveram uma pneumonia aspirativa, durante anos. Uma dessas pacientes foi operada da articulação temporomandibular e passou a emitir sons com as cordas vocais, o que claramente não faz sentido para um neurologista, mas todo sentido do mundo para um somatizador.

São relativamente comuns pacientes sem doença orgânica que se apresentem com distúrbio fonatório e disártrico. Como no caso das pacientes descritas anteriormente, a perda da fala costuma ser abrupta na sequência de algum trauma psíquico: uma delas perdeu a mãe e a outra brigou com a enfermeira durante sua internação. A manipulação dessas pacientes é tamanha que as duas foram submetidas a procedimentos invasivos iatrogênicos, sendo que uma delas foi submetida à gastrostomia e à colocação de pinos nos côndilos mandibulares, e a outra, à cirurgia da mandíbula. É muito interessante a avaliação das duas pacientes. Estão sempre bem arrumadas, com maquiagem e adereços e ambas alegam sérias limitações para movimentar as mãos. As duas, por suas posturas e atitudes de que tudo está bem e que elas são felizes, são exemplos típicos da *belle indifférence*. Uma delas ainda mantém a fonação, porém, ao pedirmos para emitir o som "aaaa...", ela o faz com rouquidão que até então não tinha. São capazes de tossir, o que só se faz com a adução das cordas vocais, e a respiração delas não está prejudicada ou obstruída, demonstrando que suas cordas vocais estão abduzidas.

SEMIOTÉCNICA

A **fraqueza** do paciente de origem não orgânica é variável, pois é impossível se ter certeza da quantidade de força que exercemos. Assim, nas manobras de oposição (contrapor a força do examinador à do examinado, como em uma queda de braço), ora o paciente resiste mais, ora resiste menos. Além disso, para deixar claro sua debilidade, o paciente desiste de resistir ou, como alguns dizem, "dar passagem", enquanto na fraqueza de origem orgânica o mais fraco vai cedendo terreno progressivamente, não em saltos ou de repente. É possível, também, nas manobras de oposição avaliar a musculatura sinergista de determinado movimento e com isso estabelecer se o paciente de fato está colaborando com o exame, ou mesmo perceber força normal do músculo parético quando esse está sendo examinado de maneira indireta, como sinergista do movimento solicitado. Como exemplo, o membro inferior fraco exerce força normal quando se pede para o paciente, deitado na maca, abrir ou elevar o membro bom, e, vice-versa, o membro bom, apesar de apto, não se esforça para movimentar o membro parético. O teste de Hoover consiste em pedir para o paciente, em decúbito dorsal, comprimir o calcanhar contra a maca; o membro inferior fraco falha, porém ao se pedir para que ele eleve o membro bom, por sinergismo, o membro fraco comprime o calcanhar contra a maca. Já no paciente paraplégico ou tetraplégico, o primeiro passo é observar o "pé caído"; em seguida, podemos colocar o paciente em posição para a realização das manobras deficitárias para aqueles que não colaboram (rebaixamento de consciência), como na posição de Barré ou Raimiste. Pode-se notar que, em posição de equilíbrio, o paciente sem alteração orgânica tende a facilitar a queda para um dos lados e, dessa maneira, é possível perceber a contração muscular onde não havia nenhum movimento.

A falta de **sensibilidade** de um hemicorpo por doença orgânica nunca respeita exatamente a linha média, isto é, um paciente com hemianestesia orgânica passa a sentir um pouco antes de chegarmos à linha média. A simples e ingênua manobra de pedirmos para o paciente, de olhos fechados, dizer "sim" quando está sentindo e "não" quando não está sentindo demonstra que ele está sentindo o lado anestesiado, pois responde sempre "não" no exato momento em que está sendo tocado. Por fim, pode-se usar a manobra de Bowlus e Currier, em que, com as mãos rodadas de maneira que os polegares estejam apontando para baixo, cruzam-se os braços, entrelaçam-se os dedos das mãos, mas não os polegares, e então se rodam os braços por dentro até que eles fiquem junto ao esterno do paciente, de maneira que os polegares estarão do lado contrário a sua origem e os outros dedos estarão em seus respectivos lados. Então, testa-se a sensibilidade. Os somatizadores terão a probabilidade de errar, enquanto os factícios demonstrarão insegurança, falta de colaboração e lentidão na resposta, que deveria ser imediata, pois não é preciso pensar para dizer se sente ou não quando é tocado.

Por sua natureza subjetiva e por ser muito difícil de constatar, a dor é um sintoma frequente em pacientes com distúrbio factício. O sintoma doloroso sugere ser de natureza factícia por ser desproporcional à intensidade da dor referida ao estímulo que a provoque ou a possível lesão tecidual. Além disso, paciente com dor verdadeira perde a função do membro doloroso por guarda, diminuição do movimento, retirada e, às vezes, espasmo muscular, o que não acontece quando a dor não é orgânica. A natureza factícia da dor pode ser constatada pela ausência de reação autonômica como sudorese, taquicardia, hipertensão arterial e dilatação pupilar diante de um estímulo doloroso, o que nem sempre é fácil de constatar.

O paciente com alteração visual, que alegue cegueira, mas com a propriocepção (sensibilidade profunda) preservada, deveria acompanhar com os olhos que não enxergam seu dedo em movimento à sua frente, enquanto o paciente somatizador não o faz. No paciente completamente cego não deveria ocorrer o nistagmo optocinético (o ato de seguir o poste de dentro de um trem em movimento para, ao término da excursão, os olhos pularem para o próximo poste e assim por diante), porém, ao colocar-se à frente dos olhos do paciente com distúrbio factício uma faixa listrada em movimento, ele poderá apresentar o nistagmo optocinético, demonstrando visão, pois é difícil não fixarmos o olhar em um ponto. Caso a dúvida persista, pode-se solicitar eletroencefalograma, pois normalmente o ritmo alfa occipital desaparece ao se abrirem os olhos, demonstrando a preservação da visão.

No paciente que alegue perda da visão de um olho com preservação do outro é possível demonstrar visão preservada no alegado olho cego usando o diafragma de Harman. Para reproduzir esse diafragma, basta fazer um buraco em uma folha de papel e colocá-la a meio caminho de uma linha horizontal de números ou letras. Uma vez que não tem consciência de qual olho está usando para olhar através dessa passagem, o paciente enxerga os dois lados da fileira, demonstrando a visão do olho "cego". Outra manobra é a de se antepor um filtro vermelho à frente do suposto olho preservado e pedir que o paciente leia um texto com letras de diversas cores, inclusive a vermelha. Caso ele consiga ler, fica comprovada a preservação da visão do olho dito cego, uma vez que o filtro vermelho "apaga" as letras de mesma cor. Finalmente, no paciente que alegue cegueira que fique à frente de um espelho de porta de guarda-roupa, ao movimentar-se a porta os olhos do paciente irá mover-se, pois, como disse antes, é muito difícil não fixarmos o olhar.

Pode-se desvendar a queixa de perda de parte do campo visual em paciente com factício ou somatização aproximando-o e afastando-o de determinada cena, que em geral ele não respeitará a perspectiva adequada da cena, isto é, o limite entre o que se alega ver e a perda visual é fixo.

Movimentos involuntários são um dos sintomas mais frequentes em pacientes com distúrbio de somatização, e um pouco menos comuns em pacientes com distúrbio factício. Os movimentos involuntários não orgânicos mais comuns são, pela ordem decrescente de frequência: tremor, distonia, mioclonia e parkinsonismo. Alguns sinais de que a natureza dos movimentos involuntários não é orgânica são: início súbito, movimento bizarro, incongruência e inconsistência nos movimentos, normalização ou pelo menos diminuição na anormalidade com manobras de distração, lentidão excessiva para realizar movimento e às vezes resposta à sugestão. Em relação ao tremor não orgânico, pode-se solicitar para o paciente movimentar alternadamente outra parte do corpo em outra frequência, mais rápida ou mais lenta que a do tremor, e ele mudará a frequência do tremor para a frequência dos movimentos alternados; essa manobra é chamada de treinamento. Pode-se também segurar a porção que treme e observar o tremor migrar para outra articulação do membro ou mudar de plano, por exemplo, se a mão fazia um movimento alternado de flexão e extensão do punho o tremor passa à pronação e à supinação, o que não ocorre no de origem orgânica.

BIBLIOGRAFIA

Bowlus WE, Currier RD. A test for hysterical hemianalgesia. N Engl J Med 1963;269:1253-4.

De Jong RN. The neurologic examination. Philadelphia: Harper and Row; 1979.

Hallet M, Fahn S, Jankovic J et al. Psychogenic movement disorder – neurology and neuropsychiatry. Philadelphia: Lippincott Williams and Wilkins; 2006.

CAPÍTULO 12

Roteiro do Exame Neurológico*

EXAME NEUROLÓGICO
Modificado do roteiro de EXAME NEUROLÓGICO
Departamento de Neurologia da Faculdade de Medicina da USP

ANAMNESE	Início, ordem de aparecimento dos sintomas, surtos, agressões, medidas terapêuticas.
INTERROGATÓRIO ESPECIAL	Desmaios, convulsões, tonturas, vertigens, cefaleia, dores, desordens sensitivas, parestesias, distúrbios esfincterianos, alteração do sono.
ANTECEDENTES	Condições de nascimento, desenvolvimento neuropsicomotor, moléstias anteriores, passado venéreo, traumatismo, hábitos alimentares e vícios, moléstias hereditárias, drogas.
EXAME PSÍQUICO	Estado de consciência. Memória, atenção, afetividade, humor, miniexame do estado mental, escala de Glasgow.
LINGUAGEM	Compreensão e expressão (diafasias e afasias).
PRAXIA	Face e membros.
ATITUDE	Da cabeça e dos membros, decúbito, fácies.
EQUILÍBRIO	Romberg, astasia, abasia.

* Roteiro do Departamento de Neurologia da FMUSP.

MOTRICIDADE

A) Voluntária	Movimentos dos membros, tronco, cabeça, face. Força muscular. Velocidade dos movimentos. Manobras deficitárias: Mingazzini, Barré, membros superiores estendidos, Raimiste. Coordenação dos movimentos (olhos abertos e fechados): índex-nariz, índex-índex, calcanhar-joelho, tocar mão do médico com o pé. Dismetria. Dissinergias (manobras de Babinski): sentar-se no leito, inclinação do tronco, prova da cadeira. Diadococinesia.
B) Passiva	Tônus muscular (inspeção, palpação, movimentação e balanço passivos): hiper e hipotonia.
C) Automática	Marcha, fala, mímica, deglutição, mastigação, respiração.
D) Involuntária	Espontânea: hipercinesias (coreia, atetose, distonia, balismos, mioclonias), tiques, espasmos, câimbras, convulsões. Reflexa: 1. Reflexos (profundos e superficiais), tônicos (cervicais, de postura). 2. Clono e trepidações epileptoides. 3. Automatismos (beliscamento do dorso do pé, flexão forçada dos artelhos, percussões repetidas). 4. Sincinesias: globais, de imitação, de coordenação.

SENSIBILIDADE

A) Subjetiva	Dores, sede, irradiação, modo do aparecimento, natureza, intensidade, duração, frequência. Parestesias, distúrbios cinestésicos, sensibilidade visceral.
B) Objetiva	1. Superficial (tátil, dolorosa, térmica). 2. Profunda consciente (cineticopostural, palestésica, dolorosa). 3. Estereognosia, grafoestesia, esquema corporal, barognosia, topognosia.

SINAIS MENINGORRADICULARES

Rigidez de nuca	Lasègue	Kernig	Brudzinski

PERTURBAÇÕES TRÓFICAS

A) Pele e anexos: mal perfurante, escaras, pigmentação.
B) Musculares: atrofias, fasciculações, hipertrofias, pseudo-hipertrofias, retrações.
C) Ósseas.
D) Articulações: osteoartroses, deformações, retrações, anciloses.

DISTÚRBIOS NEUROVEGETATIVOS

A) Esfíncteres
B) Distúrbios vasomotores e secretores: dermografismo, eritemas, cianose, distermias, edemas, hiper e anidroses.
C) Potência sexual *coeundi*, libido.
D) Enoftalmo, síndrome de Horner.

NERVOS CRANIANOS

I – Olfatório: hiper, hipo e anosmia. Parosmia.
II – Óptico: acuidade. Campo visual (hemianopsias). Fundoscopia. Motricidade extrínseca ocular. Diplopias, desvio conjugado. Crises oculógiras.
III – Oculomotor: oblíquo inferior e retos medial, superior e inferior. Pupilas: diâmetro, conformação; reflexos à luz, acomodação, levantador das pálpebras.
IV – Troclear: oblíquo superior.
VI – Abducente: reto lateral.
V – Trigêmeo: músculos da mastigação, sensibilidade da face e mucosas, reflexo corneano.
VII – Facial: motilidade da face orbicular dos olhos, gustação dos 2/3 anteriores da língua. Secreção lacrimal e salivar.
VIII – Auditivo/vestibular: hiper, hipoacusia, zoadas, vertigens, nistagmo.
IX – Glossofaríngeo: deglutição, sinal da cortina, sensibilidade faríngea, reflexos faríngeos.
X – Vago: motricidade e sensibilidade do véu palatino, faringe, laringe, fonação, deglutição, respiração, circulação.
XI – Espinal (ou acessório): motricidade e troficidade do trapézio e esternocleidomastóideo.
XII – Hipoglosso: motricidade da língua, atrofia, fasciculação.

ESCALA DE COMA DE GLASGOW

Abertura Ocular [ ]:	Melhor Resposta Verbal [ ]:	Melhor Resposta Motora [ ]:
espontânea (4)	orientado (5)	obedece a ordens (6)
ao comando (3)	frases (4)	localiza dor (5)
à dor (2)	palavras (3)	reage com flexão (4)
não abre (1)	sons (2)	reage com flexão patológica (3)
	não emite som (1)	reage com extensão (2)
		não reage (1)

TOTAL DE (3 A 15), sempre usar a melhor resposta e do melhor lado.

Índice Remissivo

A

Acidentes vasculares cerebrais 27
Acinesia 190
Acuidade visual 112
   - campimetria por confrontação 112
   - tabelas de Snellen 112
   - teste de Jaeger 112, 113
Adie, pupila tônica de 139
Aestereognosia 86
Afasia 151
   - de Broca 151, 152, 154, 164
   - de condução 155
   - de Wernicke 152, 153, 155, 164
   - compreensão 157
     -- oral 153
   - escrita 153, 154
   - expressão 157
   - fala espontânea 153
   - global 156
   - leitura 153, 154
     -- em voz alta 154
     -- silenciosa 154
   - motora 154
   - nomeação 153-155
   - nominativa 156
   - repetição 153, 155
   - sulco de Sylvius 151
   - transcorticais 156
Agnosias 160
   - auditiva 161, 165
   - somestésica 165
   - tátil 166
   - visual 118, 165
Agrafia 154
Agrafoestesia 38, 86

Alexander, lei de 104, 105
Alteração visual 111
   - neurológica 111
   - oftalmológica 111
Alzheimer, doença de 220
Amaurose 117
Amnésia
   - anterógrada 170, 173
     -- Alzheimer, doença de 173
     -- encefalite herpética 173
     -- Korsakoff, síndrome de 173
   - funcionais 175
   - global transitória 175
   - retrógrada 174
Anacusia 140, 141
Anamnese 1
   - avaliação clínica 1
   - exame físico 1
   - exames complementares 1
   - fases da 1
   - grau de escolaridade 2
   - início dos sintomas 2
   - mão de preferência 2
   - neurológica 2
Ângulo pontocerebelar 141
Anisocoria 135, 136, 138, 139, 210
   - causas 138
   - fisiológica 136, 138, 211
     -- diagnóstico diferencial 138
Anormalidades pupilares 134, 137
   - lesões neurológicas 137
   - motricidade pupilar 134
Anosmia 220
Ansiedade 22
Antecedentes familiares 25, 27

Apneia
- do sono 24
- obstrutiva do sono 24
Apraxias 160
- bucolinguofacial 168
- cinética 166, 167
- de condução 167
- dissociativa 167
- ideatória 167
- ideomotora 167
Aprosódia 158
- global 158
- motora 158
- sensitiva 158
Área reflexógena 36
Argyll-Robertson, pupila de 139
Arterite temporal 8
Artrestesia 102
- apendicular 99
- axial 99
Ataxia 90, 91, 98
- cerebelar 90, 100, 107
-- hipotonia 98
-- perda do equilíbrio 98
- diagnóstico diferencial 101
- frontal 106
- global 99
- não cerebelar 90
- sensitiva 82, 101, 107
-- marcha a pequenos passos 106
-- órgãos neurotendinosos 101
-- perseveração motora 106
-- sinal de Romberg 101
- vestibular 101, 104
Atenção seletiva 162
- área cortical 162
- área pré-frontal 162
- área temporoparietal 162
Atetose 188, 191, 197
Atrofia
- muscular 45
- olivopontocerebelar 192
Ausência 16

B

Babinski, sinal de 37, 66, 81, 100, 108, 206
Babinski-Weil, marcha em estrela de 103, 107

Balismo 188, 191
Bárány, manobra de 104
Barré
- manobra de 55
- posição de 225
Belle indifférence 224
Bera – *brainstern evoked response audiometry* 143
Bowlus e Currier, manobra de 225
Bradicinesia 190
Broca, área de 151, 152, 155, 156, 168
Brown-Séquard 82
Bruxismo 25

C

Campimetria por confrontação 112, 119, 120
Campo nasal 114
Campo temporal 114
Cápsula interna 39
Carcinomatose meníngea 26, 27
Cefaleia
- classificação internacional 6
- corriqueira 6
- crônica diária 7
- de Horton 8
- em crescendo 8
- em salvas 8
- enxaqueca 5, 27
- tipo tensão 6
Cerebelo 93
- cérebro-cerebelo 93, 94, 97
- espino-cerebelo 93, 95, 96
- vestíbulo-cerebelo 93
Charcot-Bouchard, microaneurismas de 39
Cheyne-Stokes, respiração de 208
Choque medular 81
Classificação da Liga Internacional contra a Epilepsia 15
Claude Bernard-Horner, síndrome de 39
Clônus 36
Colírio de anfetamina 138
Colírio de cocaína, 138
Coma
- avaliação diagnóstica 207
- avaliação neurológica 201, 208

-- abordagem 207
-- alteração multifocal ou difusa 208
-- escala de coma de Glasgow 215
-- história 207
-- lesão focal 208
-- motricidade ocular extrínseca 211
-- motricidade somática 213
-- pupilas 210
- exame físico geral 207
-- hérnia uncal ou do lobo temporal 216
Constrição pupilar 211
Convulsão 9
Coreia 188, 191, 196, 197
Corno anterior da medula 46
Córtex cerebral 37
Creutzfeldt-Jacob 199
Crise epiléptica 9
- diagnóstico diferencial 17, 18

D

Dança dos tendões 99, 101, 106
Decomposição do movimento 99
Déficit de força muscular 29
Déficit neurológico
  - central 3
  - periférico 3
Déficit neurológico não orgânico 223
  - avaliação neurológica 224
  - semiotécnica 225
    -- falta de sensibilidade 225
    -- fraqueza 225
    -- movimentos involuntários 226
    -- visual 226
Degeneração estriatonigral 192
Demência, causas
  - Alzheimer, doença de 169, 171
  - frontotemporal 161, 174
  - Huntington, doença de 174
  - Parkinson, doença de 174
  - Pick, doença de 172, 174
Dermátomos 76
Desmaio 9
  - diagnóstico diferencial 17, 18
  - pré-síncope 9
  - síncope 9, 10
Diabetes mellitus 25

Diadococinesia 107
Diplopia 111, 120, 121, 134
  - causas neurológicas 121
  - causas não neurológicas 121
Diplopia monocular 130
Disartria 145, 149, 150
Disdiadococinesia 99, 100, 108
Disfagia 146, 147, 148
Disfonias 145
Dislalia 146
Dismetria 99, 100
Dissinergia 100
Distonia, 188, 197, 198
  - classificação 197
  - focal 197
  - generalizada 197
  - idiopáticas
    -- primárias 198
    -- secundárias 198
  - *musculorum deformans* 197
  - não orgânica 226
  - segmentar 197
  - tratamento 198
Distúrbios
  - auditivos 140
  - da deglutição 147, 148
    -- disfagia 147
    -- odinofagia 147
  - da fala 144, 148
    -- disartria 145
    -- disfonias 145
  - da junção neuromuscular 45
  - da unidade motora 45
  - de linguagem 151
    -- afasias 151
    -- não verbal
    -- verbal 15
  - localização 74
  - sensoriais 74
Dix-Hallpike 104, 108, 109
Doença
  - articular 25
  - de Huntington 27
  - de Parkinson 36
  - de Wegener 25
  - orgânica 223
Doenças
  - do tecido conjuntivo 25

- heredodegenerativas 27
- neurológicas 4
Dor e cefaleia 4

E

Edema de papila 120
Edinger-Westphal, núcleo de 127, 135, 210
Encefalopatia de Werneckie 26, 207
Enxaqueca 5, 27
    - critérios diagnósticos 7
Epilepsia 13, 27
    - classificação 14, 15
    - crises epilépticas 13
      -- atônicas 16
      -- convulsiva bilateral 14
      -- de ausência 16
      -- generalizadas 16
      -- grande mal 16
      -- não orgânicas 16
      -- parciais 14
      -- pequeno mal 16
      -- tônico-clônicas 16
Escala de coma de Glasgow 215
Esclerose lateral amiotrófica (ELA) 52
Escotomas 116, 117
    - altitudinal 117
    - em ilhas 117
Esotropia 130
Estrabismo 120
    - comitante 123
    - convergente 120
    - divergente 123, 130
    - não paralítico 123
    - paralítico 123
Exame neurológico
    - roteiro 228
Exciclodução 131
Expressão e fala 144
Exterocepção (somestesia) 67
Extrapiramidal 32

F

Factício 223
Fala 144, 148
    - escandida 146

Fasciculações 46
Festinação 190
Foiville, síndrome de 133
    - inferior 133
    - superior 133
Foix-Thevenárd, reflexo de 190
Fonação 144
Fonema 144
Força muscular 53
    - graduação 53
Fraqueza 29
Frontotemporal 161, 174
    - Huntington, doença de 174
    - Parkinson, doença de 174
    - Pick, doença de 172, 174
Fukuda, marcha de 101, 103, 107

G

Gilles de La Tourette, síndrome de 199
Glasgow, escala de coma de 215
Glaucoma 117
Golgi, órgãos de 73

H

Hábitos pessoais 26
Hallervord-Spatz, doença de 198
Halmagyi, manobra de 108, 110
    - reflexo vestibular 108
Harman, diafragma de 226
Hemianopsias 116
    - bitemporal 117
    - heterônimas 116, 117
    - homônimas 117, 118
      -- congruentes 117, 118
      -- incongruentes 117
    - nasal 117
Hemibalismo 188, 197
Hemicoreia 188, 197
Hemiparesia (ou plegia) 2, 146
    - alterna 37, 39
    - de instalação rápida 2
      -- quadro hemorrágico 2
      -- quadro isquêmico 2
      -- quadro vascular 2
    - instalação em algumas horas 2
      -- esclerose múltipla 2

- desproporcional 37
- incompleta 37
- proporcional 37
Hemiplegia (paresia) 30
- completa 39
- microaneurismas de Charcot-Bouchard 39
Hemissecção da medula 82
Hérnia uncal 216
Higiene do sono, 24
Hipercinesia 190
Hipermetria 100
Hiperosmia 220
Hiper-reflexia 36
Hipertensão
 - arterial sistêmica 25
 - intracraniana 8
Hipertonia
 - cérea 190
 - piramidal 190
 - plástica 190
 - roda denteada 190
 - sinal do canivete 36
Hipoacusia 140, 141, 143
 - contralateral 141
 - de condução 141
 - neurossensorial 141
 - periférica 141
 - unilateral 141
Hipocinesia 190
Hipoestesia 87,89
Hipoglicemia 17
Hipometria 100
Hiposmia 210
Hipotimia 190
Hipotonia 99
Holmes, prova de 100
Hoover, teste de 225
Horner
 - pupila de 138
 - síndrome de 85, 210
Huntington, doença de 196, 198, 199

I

Inciclodução 131
Incoordenação 90, 98

Infarto do miocárdio 27
Insônia 23
Interocepção 67

J

Jaeger, teste de 112, 113
Junção neuromuscular 51

K

Kayser-Fleischer, anel de 194

L

Lemnisco medial 73
Lesões centrais 80
 - compressão da medula por tumor 84
 - córtex 86
  -- aestereognosia 86
  -- agrafoestesia 86
 - hemissecção medular 82
  -- síndrome de Brown-Séquard 82
  -- trato de Lissauer 82
  -- trato espinotalâmico anterior 82
  -- trato espinotalâmico lateral 82
 - isquemia da artéria espinhal anterior 84
  -- tratos espinotalâmicos e corticoespinhal 84
 - lesões do funículo posterior 82
  -- ataxia sensitiva 82
  -- choque medular 81
  -- nível de anestesia 81
  -- *tabes dorsalis* 82
 - medula 80
 - secção medular e/ou mielite transversa 81
 - síndrome siringomiélica 82
 - tálamo 86
 - tronco cerebral 84
  -- nervos bulbares 85
  -- síndrome dos nervos cranianos 85
  -- síndrome piramidal 85
  -- vias espinotalâmicas e proprioceptiva (lemnisco medial) 85
Lesões periféricas 77
 - nervo periférico ou nervo craniano 77
  -- mononeuropatia 77
  -- mononeuropatia múltipla 77
  -- polineuropatia 77, 78

- raiz posterior 79
  -- dor 79
  -- dor referida 79
Lewy, corpos de 193
Linguagem 164
Lissauer, trato de 82

M

Manobra
  - deficitária 54, 55
  - dos olhos de boneca 212
  - de Mingazzini 54, 55
  - de Valsalva 108
Marcha
  - ceifante 37
  - ebriosa 99, 107
  - em estrela de Babinski-Weil, 103, 107
  - escarvante 46
  - Fukuda, marcha de 101, 103, 107
Marcus Gunn, pupila de 137
Medicamentos 26
Medula espinal 40
Meissner, corpúsculos de 73
Membros superiores, avaliação 54
  - manobra 54
    -- deficitária 54, 55
    -- dos braços estendidos 54
    -- de Raimiste 54
    -- de Mingazzini 54
Membros inferiores, avaliação 55
  - manobra 55
    -- de Barré 55
    -- deficitária 55
    -- de Mingazzini 55
Memória 168
  - anterógrada 169
  - causa 172
  - consciente 170
  - déficit de 172, 174
  - episódica 171
  - imediata 169
  - implícita 170
  - operacional 170
  - recente 169
  - remota 170
  - semântica 171
Mènière, síndrome de 105

Meningites 9
Meyer, alça de 115
Meynert, núcleo basal de 168, 173
Mialgia 45
Miastenia gravis 45, 51
Midríase 132, 134, 135
  - fixa 132
  - paralítica 132
Mingazzini, manobra de 54, 55
Miniexame do estado mental 159, 161, 175-177
Mioclonias 188, 191, 195, 199, 200
  - causas 199
  - classificação 199
  - diagnóstico diferencial 199
  - doença de Creutzfeldt-Jacob 199
  - subcorticais 199
Miopatia, 27
  - de Steinert 51
  - de Thonsem 51
  - dermatomiosite 52
  - distrofia
    -- de Becker 52
    -- de Duchenne 46, 52
  - paramiotonia 51
  - polimiosite 52
Miose 134
MoCA, teste 159, 161, 180
Mononeuropatia 50, 51
  - múltipla 50, 51
Monoplegia (paresia) 3
Morte encefálica 216
Motricidade
  - do segmento cervical 53
  - do tronco 53
  - involuntária 52
  - ocular 130
    -- diagnóstico diferencial 130
    -- extrínseca 211
      --- elevação passiva das pálpebras 211
      --- manobra dos olhos de boneca 212
      --- prova calórica 213
      --- síndrome de Foville inferior 212
      --- síndrome de Foville superior 212
    -- lesões da 130-133
    -- lesões centrais relacionadas à 132
      --- do mesencéfalo 132
      --- pontinas 132
      --- do trato corticoespinhal 133

- passiva 52
- somática 213
  -- em descerebração 214
  -- pé caído 214
    --- em decorticação 214
  -- posturas 214
- voluntária 52
Movimentação ocular extrínseca 120
Movimentos oculares
  - de convergência 129
  - horizontais 129
Musculatura ocular extrínseca 122, 130
  - lesões 130-133
  - músculo lateral 122
  - músculo oblíquo inferior 125
  - músculo oblíquo superior 125
  - músculo reto medial 122
  - músculo reto inferior 125
  - músculo reto superior 125

N

Narcolepsia 24
Narcóticos 27
Neologismos 153, 155
Nervos cranianos
  - abducente 125-128
  - acessório 48
  - facial 39, 42-44, 48, 63, 64, 127, 150
  - glossofaríngeo 145-147, 149, 151
  - hipoglosso 145-147, 149, 151
  - múltiplos 221
  - oculomotor 125-129
  - olfatório 219, 22
  - óptico 112-118, 120
  - patético 131
  - trigêmeo 72, 74, 75, 85, 88, 150
  - troclear 125-128, 131
  - vestibulococlear (VIII nervo) 94, 98, 102-105
  - vago 145-147, 149, 151
Nervos motores oculares 125, 127
  - abducente ou VI nervo craniano 132
  - lesões dos 131
  - núcleos dos 127
  - oculomotor ou III nervo craniano 131
  - troclear ou IV nervo craniano 131
Nervos periféricos 47
Neurinoma do acústico 141

Neurite retrobulbar 117
Neurônio motor 30
  - axônio 30
  - corpo celular do 30
  - diagnóstico diferencial 38
  - fibras musculares 30
  - inferior 42, 44
  - junção neuromuscular 30
  - superior 34, 35
Neuropatia periférica 50
  - alteração de sensibilidade 50
Nistagmo, 102, 133
  - evocado pelo olhar 100

O

Odinofagia 147
Oftalmologia internuclear 129, 133
Olhar conjugado 128
  - fascículo longitudinal medial 128
Órgão de Corti, células ciliadas do 141

P

Parafasias, 153, 155
  - fonêmicas 153
  - semânticas 153
Paralisia supranuclear progressiva 193
Paralisias faciais 42, 43
  - do neurônio motor superior ou supranuclear 42
  - neurônio motor inferior – nuclear ou infranuclear 42
  - periférica 42
    -- central 44
    -- desvio da rima bucal 44
Paraplegia (paresia) 30
Parassonia 24
Paresia 30
Parkinson 190-194
  - *plus* síndromes de 192
Parkinsonismo não orgânico 226
Parosmia 210
Pé caído 214, 225
Percepção do sono, alteração na 24
Perda da consciência 9
Perda da olfação, causas 220
  - doença de Alzheimer 221

- doença de Parkinson 221
- doença dos corpúsculos de Lewi 221
- esquizofrenia 221
- idade 220
- meningioma da goteira 221
- pólipo nasal 221
- sinusite etmoidal 221
- tumor de lobo frontal 221
- tumor na mucosa olfatória 221

Pin-hole 118, 119
Plegia 30
Plexo 49
Polineuropatias 50
Poliomielite 45, 46
Polipose intestinal 26
Polirradiculoneurite 49
Propriocepção 67
Prosódia 152, 157
- avaliação 158
- global 158
- motora 158
- sensitiva 158

Prosopagnosia 165, 174
- Alzheimer, doença de 169, 171-174

Provas
- calcanhar-joelho 100, 102, 107
- do rechaço 100
- índex-índex 100
- índex-nariz 100, 102, 107

Pseudo-hipertrofia 46
Pseudo-Romberg 100, 103
Ptose palpebral 132
Pupilas
- Argyll-Robertson, pupila de 139
- Claude Bernard-Horner, síndrome de 39
- Horner, pupila de 138
- midriáticas 210
- mióticas 136

Purkinje, células de 91

Q

Quadrantoanopsia 118

R

Raimiste, manobra de 54
- posição de 225

Raiz anterior da medula 49
Raízes 47
Rebaixamento da consciência, causas 209
Reflexo 210
- acomodação 211
- corneano 150
- faríngeo 149
- fotomotor direto 211
- palatino 149

Reflexos 56
- aquileu 60
- bicipital 59
- costoabdominal 60
- da face 63
-- mandibular (mentoniano) 64
-- orbicular das pálpebras (ou glabelar) 63
-- orbicular dos lábios 64
- dos adutores da coxa 60
- dos flexores dos dedos, 60
- estilorradial 58
- patelar 60
- pendulares 99
- policinéticos 36
- profundos 56, 57
- superficiais 56, 65
-- cutaneoabdominal 65
-- cutaneoplantar 65
- tricipital 59, 60

Rexed, lâmina I de 69
Rinne, prova de 143, 144
Rins policísticos 26
Romberg
- sinal de 82, 88, 99, 101
- vestibular 101, 103

Ruffini, corpúsculos de 73

S

SARA (sistema ativador reticular ascendente) 204-206, 209
Sensibilidade 67
- especial (telecepção) 67
-- audição 67, 68
-- gustação 67, 68
-- labiríntica 67, 68
-- olfação 67, 68
-- visão 67, 68

- distúrbios de 67
-- subjetiva 68
- geral 67
- profunda 73, 88
-- artrestesia 88
-- cineticopostural 88
-- equilíbrio estático 88
-- palestesia 88
-- vibratória 88, 89
- superficial 87
-- dolorosa 87
-- tátil 87
-- térmica 87
Shy-Drager, doença de 192
Sinal
- da cortina 149
- da roda denteada 190
- do canivete 36
Síncope 9, 10
- cardíaca 12
- causas 12
- convulsiva 20
- diagnóstico diferencial 17, 18
- hipersensibilidade do seio carotídeo 12
- neurocardiogênica 11
- ortostática 12
- postural 12
- vasovagal 11
Síndrome
- cerebelares 98
-- apendicular 99
-- arquicerebelo 98
-- axial 99
-- global 99
-- neocerebelo 98
-- paleocerebelo 98
- coreicas 196
-- coreia induzida por drogas 196
-- doença de Huntington 196
-- hemibalismo 197
-- núcleo subtalâmico de Luys 197
- da hemi-inatenção 163
- da heminegligência 163
- das pernas inquietas 25
- de negligência 163
- distônicas 197
- do neurônio motor inferior 44
- do neurônio motor superior 35

- extrapiramidais 188, 191
-- diagnóstico diferencial 191
-- hipercinéticas 189, 194
-- hipocinéticas 189, 191
-- núcleos subcorticais 189
--- caudado 189
--- globo pálido 189
--- núcleo subtalâmico de Luys 189
--- putâmen 189
--- substância negra 189
- piramidal 81
- sensitivas 74, 75
- siringomiélica 82
- vestibulares 105
Sinreflexia 57
Sinusites 9
Siringomielia 82
Sistema nervoso, doenças recorrentes 4
Snellen, tabelas de 112
Somatoforme 223
Sonambulismo 25
Sonolência 22
Stewart, prova de 100
Sydenham, febre reumática de 196
Sylvius, sulco de 151

T

Tabes dorsalis 82, 102
Taquipneia neurogênica 208
Telecepção 67
Terror noturno 24
Teste
 - de conexão 164
 - fonêmico 164
 - semântico 164
Tetraplegia (paresia) 30
 - diplegia (paresia) 30
Tipos de movimentos involuntários 187, 188
Tiques 188, 191
 - classificação 198
 - diagnóstico diferencial 198
 - síndrome de Gilles de La Tourette 199
Tontura 104
 - manobra de Bárány 104
 - manobra de Dix-Hallpike 104, 108
 - vertigem posicional paroxística benigna 104

Tônus e trofismo muscular 56
 - balanço passivo 56
 - inspeção 56
 - movimentação passiva 56
 - palpação dos músculos 56
 - postura de Wernicke-Mann 56
Tônus muscular 36, 45
Trato
 - corticoespinhal 32, 41
   -- anterior 32
   -- decussação das pirâmides 32
   -- lateral 32
 - corticonuclear 32
 - justapiramidal 33
 - piramidal 32
Tremor 187
 - causas 196
   -- agonistas beta-adrenérgicos
   -- antagonistas dopaminérgicos 196
   -- antidepressivos 196
   -- condições metabólicas alteradas 196
   -- metilxantinas 195
   -- vasodilatadores 196
 - cerebelar 196
 - diagnóstico diferencial 195
 - distônico 196
 - essencial 196
 - fisiológico 195
   -- exacerbado 195
 - não orgânico 226
 - ortostático 19
 - treinamento do 226
Tronco cerebral 39
 - síndrome de Claude Bernard-Horner 39
Túlio, fenômeno de 108

V

Valsalva, manobra de 108
Vérmis 91
Vertigem 21
 - fóbica 105
 - posicional paroxística benigna (VPPB) 22

Vias da propriocepção consciente, tato epicrítico e sensação vibratória 73
 - fascículo cuneiforme 73
 - fascículo grácil 73
 - impulsos táteis 74
 - tratos grácil e cuneiforme 73
Vias ópticas 112
 - fóvea central 112
 - lesões das 116
   -- da radiação óptica 118
   -- da retina 117
   -- do córtex visual 118
   -- do córtex visual secundário 118
   -- do nervo óptico 117
   -- do quiasma óptico 117
   -- do trato óptico 118
 - mácula 112
Vias sensoriais, anatomia e fisiologia 69
 - córtex cerebral 69
 - discriminação sensorial 69
 - distúrbios sensitivos contralaterais 69
 - dor epicrítica 69
 - pressão e tato protopático 73
 - primeiro neurônio 69
 - receptores 69
 - segundo neurônio 69
 - sintomas homolaterais 69
 - tálamo 69
 - terceiro neurônio 69
 - trato espinorreticular 73
 - trato espinotalâmico anterior 73
 - trato espinotalâmico lateral 69
 - via neoespinotalâmica 69
 - via paleoespinotalâmica 72
Vírus HIV 26

W

Weber, prova de 143, 144
Wernicke, área de 152, 153, 155, 156
Wernicke-Mann, postura de 37, 56
Wilson, doença de 194

Z

Zinn, anel de 122, 125